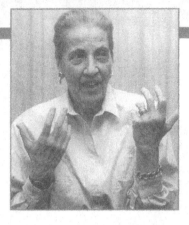

Susanne Klein-Vogelbach

Susanne Klein-Vogelbach (1909–1996) ist die Begründer
des Behandlungskonzepts der Funktionellen Bewegungsle
Sie absolvierte zunächst eine Ausbildung an der Schauspi
schule in München und anschließend eine Ausbildung zur
Lehrerin für rhythmische Gymnastik am Konservatorium
Basel. Dies bildete die Grundlage für ihre spätere Arbeit a
Physiotherapeutin.
Neben ihrer Arbeit in der eigenen Praxis gründete sie die
Physiotherapieschule am Kantonsspital Basel. Ab 1963 g
sie Fortbildungskurse im In- und Ausland, und ab 1976 ve
faßte sie mehrere Lehrbücher zur Funktionellen Bewegungslehre.
1979 wurde ihr von der medizinischen Fakultät der Universität Basel der Ehrendoktor verliehen
1993 startete sie das Forschungsprojekt für Musikerkrankheiten FBL Klein-Vogelbach
und gründete mit Irene Spirgi-Gantert eine Praxisgemeinschaft in Bottmingen (Schweiz).
In ihren letzten Jahren behandelte sie hauptsächlich Musiker mit tätigkeitsbedingten Gesundheit
problemen und erarbeitete das Basisprogramm für Musiker zur Vorbeugung von Spielschäden.

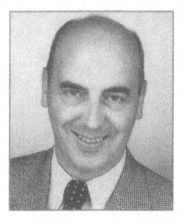

Albrecht Lahme

Dr. Albrecht Lahme ist Berufsmusiker als Violinist. Nach
Medizinstudium und Ausbildung zum Facharzt für Orthop
die legte er den Schwerpunkt seiner ärztlichen Tätigkeit au
die gesundheitlichen Probleme von Musikern und gründete
das Europäische Institut für Bewegungsphysiologie (EISA
in München.
Er ist Dozent für Musikermedizin und Musikphysiologie
der Hochschule für Musik und Theater in München und
zukünftig an der Universität Mozarteum in Salzburg. Er leitet auch die dortigen Sprechstunden
Musiker. Er gilt als einer der Pioniere im Bereich der Musikermedizin im europäischen Raum.

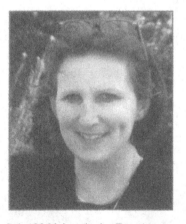

Irene Spirgi-Gantert

Irene Spirgi-Gantert machte von 1980 bis 1983 eine Aus
bildung zur Physiotherapeutin in Basel und schloß im Ja
1987 ihre Instruktoren-(Lehrtherapeuten-)Ausbildung be
Susanne Klein-Vogelbach ab.
Sie arbeitete mehrere Jahre in der gemeinsamen Praxis m
Susanne Klein-Vogelbach in Bottmingen (Schweiz) zusa
men und war als Lehrerin für Funktionelle Bewegungsle
an der Physiotherapieschule in Basel tätig.
Seit 1996 leitet sie das Forschungsprojekt für Musikerkrankheiten FBL Klein-Vogelbach und
behandelt Patienten in der eigenen Praxis.

S. KLEIN-VOGELBACH   A. LAHME   I. SPIRGI-GANTERT

Musikinstrument und Körperhaltung

Springer
*Berlin
Heidelberg
New York
Barcelona
Hongkong
London
Mailand
Paris
Singapur
Tokio*

S. Klein-Vogelbach   A. Lahme   I. Spirgi-Gantert

Musikinstrument
und
Körperhaltung

Eine Herausforderung für Musiker, Musikpädagogen,
Therapeuten und Ärzte

Gesund und fit im Musikeralltag

Mit einem Geleitwort von Natalia Gutman

Mit 187 Abbildungen und 7 Tabellen

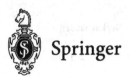 Springer

Dr. med. Albrecht Lahme
Belfortstr. 5
D-81667 München
und
c/o Richter-Herf-Institut
für Musikalische Grundlagenforschung
Universität Mozarteum
A-5020 Salzburg

Susanne Klein-Vogelbach †
Georg und Susanne Klein-Vogelbach-Stiftung
Wiesentalstraße 126
CH-7000 Chur

Irene Spirgi-Gantert
Haasenbergstr. 6
CH-6044 Udligenswil/Luzern

Das Buch wurde initiiert von Susanne Klein-Vogelbach, Dr. med. h.c.
Leider konnte sie es in Zusammenarbeit mit den Autoren nicht mehr abschließen.
Der Verlag und die Georg und Susanne Klein-Vogelbach Stiftung danken Herrn Dr. A.
Lahme, daß er die Autoren bis zum Abschluß des Buches herausgeberisch betreut hat.

ISBN 3-540-64537-3 Springer-Verlag Berlin Heidelberg New York

Die Deutsche Bibliothek – CIP-Einheitsaufnahme
Klein-Vogelbach, Susanne; Lahme, Albrecht; Spirgi-Gantert, Irene:
Musikinstrument und Körperhaltung: Eine Herausforderung für Musiker, Musikpädagogen,
Therapeuten und Ärzte; Gesund und fit im Musikeralltag / Susanne Klein-Vogelbach; Albrecht Lahme; Irene Spirgi-Gantert. – Berlin; Heidelberg; New York; Barcelona; Hongkong;
London; Mailand; Paris; Singapur; Tokio: Springer, 2000
(Hilfe zur Selbsthilfe)
ISBN 3-540-64537-3

Umschlaggestaltung: Bayerl & Ost GmbH, Frankfurt am Main
Zeichnungen: Regine Gattung-Petith und Albert R. Gattung, Edingen-Neckarhausen
Satz: K+V Fotosatz GmbH, Beerfelden

Gedruckt auf säurefreiem Papier   SPIN: 10120496   22/3133 is – 5 4 3 2 1 0

Geleitwort

Der Musikerberuf ist in geistiger, physischer und psychischer Hinsicht ein Hochleistungsberuf. Durch die alltäglichen Belastungen wie Proben, tägliches Üben, die Analyse der musikalischen Strukturen, aber auch durch internationale Reisetätigkeit, Unregelmäßigkeiten im täglichen Ablauf stößt der Musiker mitunter an die Grenzen seiner Belastbarkeit.

Deshalb freue ich mich, daß nun endlich ein Werk erschienen ist, in dem den Musikern durch Pädagogen und praktizierende Musiker, speziellen Musikermedizinern, Physiotherapeuten und Handtherapeuten konkrete Hilfen zur Bewältigung ihrer hochqualifizierten Tätigkeit in kompetenter Weise angeboten werden.

Ich wünsche diesem Werk auf seinem Gebiet den Stellenwert, den es verdient.

Im Oktober 1999   Natalia Gutman

Vorwort

Die Idee zu diesem Buch entstand vor 6 Jahren nach dem 1. Europäischen Kongreß für Musikermedizin. Es zeigte sich dort sehr deutlich, dass bis zu diesem Zeitpunkt die Probleme am Bewegungssystem von Musikern erst von wenigen Ärzten und Therapeuten ernst genommen wurden, und dass eine gute interdisziplinäre Abstimmung zwischen Medizinern, Physiotherapeuten und Musikpädagogen in der Behandlung von Musikern unbedingt notwendig ist.

Dank der Mitwirkung von Ärzten, die langjährige Erfahrungen in der Behandlung von Musikererkrankungen gesammelt haben, und von engagierten Musikpädagogen konnte das komplexe Thema in einem zweibändigen Buchprojekt umfassend dargestellt werden.

Die Arbeit an dem Werk wurde vom Tod von Susanne Klein-Vogelbach im Jahr 1996 überschattet. Sie hatte ihre Aufgabe im „Orchester der Behandler und Betreuer" vor allem darin gesehen, die Patienten mit ihrem physiotherapeutischen Behandlungskonzept anzuleiten, zu einem natürlichen Bewegungsverhalten zurückzufinden und es sich zu erhalten. Nach ihrem Tode war es uns ein grosses Anliegen, Susanne Klein-Vogelbachs Mitwirkung an diesem Buch in ihrem Sinne zu Ende zu führen.

Berufsmusiker betreiben quasi Spitzensport. Sie sind einer enormen physischen und psychischen Belastung ausgesetzt. Zur einseitigen körperlichen Belastung kommen noch Streßfaktoren wie unregelmäßige Dienste und ungünstige Arbeitsbedingungen (enger Orchestergraben, schlechte Sitzgelegenheiten usw.) hinzu.

Diese komplexe Situation erfordert von den Behandlern ein grosses Wissen um die Besonderheiten des Musikeralltags und viel Verständnis für die speziellen Probleme der Musiker. Idealerweise sollten die Behandler selbst über gute Instrumentalkenntnisse und, wenn möglich, über Erfahrungen in der Orchester- und Kammermusikpraxis verfügen.

Schon in der *Krankheitsvorbeugung (Prävention)* sollte der Musiker mit seinem Arzt, mit den Therapeuten und Pädagogen eng zusammenarbeiten. Deshalb stellen wir ihm in diesem Buch die wichtigsten Ansätze zur Prävention und Behandlung aus der Sicht all dieser Ansprechpartner vor.

Die Vielfalt der Beiträge zeigt, dass es dabei selten eine einzige absolut gültige „Lehrmeinung" gibt. Manchmal werden auch divergierende Auffassungen vertreten, und es liegt dann am Leser zu entscheiden, welcher Weg für ihn der richtige ist.

Das vorliegende Buch erhebt nicht den Anspruch, ein Lehrbuch für Mediziner zu sein; in erster Linie ist es ein *Ratgeber* für die Musiker und ihre behandelnden Therapeuten und ein *Nachschlagewerk* für interessierte Ärzte. Physiotherapeuten finden hier *Informationen für die Untersuchung der Bewegungsabläufe am Instrument* und lernen die *Schwerpunkte der Therapie für Musiker* kennen.

Wir haben uns bemüht, die medizinische Sprache soweit zu vereinfachen, dass sie auch Nichtmedizinern zugänglich ist. Die Begriffe, die mit ◆ gekennzeichnet sind, gehören zur „Fachsprache" der Funktionellen Bewegungslehre (FBL) Klein-Vogelbach; sie werden in den physiotherapeutisch ausgerichteten Abschnitten über Bewegungsverhalten und in den Übungsanleitungen verwendet und sind im Glossar (S. 397) allgemeinverständlich erläutert.

In diesem Ratgeber-Buch steht das normale Bewegungsverhalten und die Krankheitsvorbeugung (primäre Prävention) im Vordergrund. Die Beschreibung von normaler Haltung und Bewegung basiert auf einer „hypothetischen Norm". Sie ist als „Leitbild" gedacht und soll dem Leser eine Vorstellung davon vermitteln, wohin ihn das hier vorgestellte Gesundheitsprogramm führen will.

Musiker und Musikpädagogen lernen zunächst die Grundlagen der Anatomie, Physiologie und Neurologie kennen, die es ihnen erleichtern können, vorhandene Gesundheitsprobleme besser zu verstehen.

Das Kapitel über Instrumentaltechnik zeigt, wie wichtig die Präventionsarbeit schon in der Ausbildung ist. Mehrere Pädagogen und Musiker beschreiben die Besonderheiten der einzelnen Instrumentengruppen (hohe und tiefe Streicher, Blechblas-, Holzblas-, Tasten-, Zupf-, Schlaginstrumente und Gesang).

Die Rolle des individuellen Körperbaus (*Konstitution*) wird bei der Wahl eines Instrumentes oft vernachlässigt. Wir haben versucht aufzuzeigen, wie ungünstig sich Abweichungen von der idealen Konstitution (der hypothetischen Norm) auf die Handhabung eines Instrumentes auswirken können.

Im Abschnitt über Ergonomie werden Hilfsmittel für die einzelnen Instrumente vorgestellt, d. h. eine Auswahl von Hilfsmitteln, die sich in der Praxis bewährt haben. Es kommen ständig neue Produkte auf den Markt, und es scheint uns besonders wichtig zu sein, dass jeder Musiker Kriterien kennt, nach denen er die richtige Auswahl treffen kann.

Das *Basisprogramm der Funktionellen Bewegungslehre (FBL) Klein-Vogelbach* ist ein Präventionsprogramm, das es dem Musiker – gemeinsam mit seinem Physiotherapeuten – ermöglicht, sich ein individuelles Übungsprogramm mit den Schwerpunkten

- Verbesserung der Geschicklichkeit,
- Atmungsschulung und
- Haltungsschulung im Sitz/Stand

zusammenzustellen.

Für den Therapeuten wichtige Hinweise für die Behandlung und für die Bewegungsanalyse sind im Text hervorgehoben und entsprechend gekennzeichnet.

In dem ergänzenden Buch von Lahme et al. (2000), *„Berufsbedingte Erkrankungen bei Musikern. Gesundheitserhaltende Maßnahmen, Therapie und sozialmedizinische Aspekte"* wird vor allem auf die sekundäre und tertiäre Prävention eingegangen, d.h. auf funktionelle Störungen und klinische Erkrankungen. Die Fallbeispiele dokumentieren die wichtige interdisziplinäre Arbeit von Orthopäden, Neurologen, Zahnarzt, Physiotherapeut und Handtherapeut, ohne die eine erfolgreiche Therapie nicht möglich ist. Die sozialmedizinischen Aspekte aus der betriebsmedizinischen Praxis runden das Gesamtbild der Musikermedizin ab.

Unser Dank gilt:

- den Koautoren, die mit ihren Beiträgen zur Vielfalt des Buchs beigetragen haben,
- allen Musikern, die uns zu diesem Projekt angespornt haben,
- Marga Botsch (Springer-Verlag), die uns unermüdlich zum Arbeiten ermunterte,
- Stephanie Kaiser Dauer für die sorgfältige Durchsicht des Manuskripts,
- Isolde Gundermann und allen, die an der Herstellung des Buchs beteiligt waren,
- Albert Gattung (Grafiker) für die Zeichnungen,
- Frau Schor (Fotoabteilung des Frauenspitals Basel), für die professionellen Abbildungen,
- Carmen Salathe, die mit viel Geduld für die Abbildungen im Basistraining Modell stand,
- unseren akademischen Lehrern, der Georg und Susanne Klein-Vogelbach-Stiftung
- und allen, die uns in unserer Arbeit unterstützt haben.

Im August 1999

A. Lahme
I. Spirgi-Gantert

Literatur

Lahme A, Klein-Vogelbach S, Spirgi-Gantert I (2000) Berufsbedingte Erkrankungen bei Musikern. Gesundheitserhaltende Maßnahmen, Therapie und sozialmedizinische Aspekte. Springer, Berlin Heidelberg New York

Inhaltsverzeichnis

3   Glossar zur Physiotherapie:

   I. Spirgi-Gantert

Beitragsautorinnen und -autoren

PIA BUCHER
Tromboasis
CH-4539 Farnern

Prof. JOAQUÍN CLERCH
Thunstraße 5
A-5400 Hallein

HILDE FINDEISEN
Zwanzigerstraße 16
D-88131 Lindau

GISELA HEINEMANN
Eichbühlweg 40
D-88131 Lindau

Dr. med. JOSEF HEINZLER
Thaddäus-Eckstraße 11
D-81247 München

Dr. med. HORST HILDEBRANDT
Musikhochschule Zürich
Florhofgasse 6
CH-8001 Zürich

Dr. med. ALBRECHT LAHME
Belfortstraße 5
D-81667 München

JÜRGEN NORMANN
Heinrichstraße 24
D-30175 Hannover

FLORIAN PREY
Hangstraße 121
D-82131 Gauting

STEPHAN SCHARF, Dipl. med.
Hochschule für Musik und Theater
Grassistraße 8
D-04107 Leipzig

Dr. med. ANDREAS SCHNEIDER
Schützenstraße 2
D-22761 Hamburg

Prof. KLAUS SCHOCHOW
Wülpensand 19
D-22559 Hamburg

IRENE SPIRGI-GANTERT
Haasenbergstraße 6
CH-6044 Udligenswil/Luzern

MARKUS STECKELER
Eisenbahnstraße 26a
D-82110 Germering

Prof. HELGA STORCK
Siebertstraße 1
D-81675 München

Prof. WERNER THOMAS-MIFUNE
Denninger Straße 100
D-81925 München

GERHARD WOLF
Promenadestraße 1a
D-86825 Bad Wörishofen

Einleitung

Was will dieses Buch?

Um dieses Projekt zu verwirklichen, haben erstmals

- Ärzte verschiedener Fachrichtungen mit zusätzlicher Ausbildung als Berufsmusiker,
- Physiotherapeuten mit Schwerpunkt Bewegungsanalyse und Bewegungstherapie,
- Berufsmusiker und
- Pädagogen der wichtigsten Instrumentengruppen
  interdisziplinär (fachübergreifend) zusammengearbeitet.

Im Mittelpunkt steht der Musiker.

Statistiken zu gesundheitlichen Problemen von Musikern sind hier nicht von Bedeutung: Das Buch will *konkrete Wege* zur Lösung *individueller Probleme* betroffener Musiker zeigen. Dabei wird bewußt auf Patentrezepte verzichtet, die oftmals nur Verwirrung stiften. Zudem werden ergonomische Aspekte am Arbeitsplatz des Musikers berücksichtigt.

Was ist Musikermedizin?

Musikermedizin heißt: Prävention, Diagnose und Therapie von instrumentenbedingten Überlastungsbeschwerden bzw. Erkrankungen bei Musikschülern, Musikstudenten und Berufsmusikern. Die Betreuung erfolgt nach Instrumentengruppen: hohe Streicher, tiefe Streicher, Tasteninstrumente, Zupfinstrumente, Holzbläser, Blechbläser, Schlaginstrumente. Auch Sänger werden selbstverständlich mitbetrachtet.

Einfach gesagt, handelt es sich bei der Musikermedizin um eine Art instrumentenspezifische sportmedizinische fachärztliche Betreuung. Wie jedes Fußballteam seinen medizinischen Betreuer hat, sollten in Zukunft auch Musiker entsprechend fachgerecht unterstützt werden.

Stehen jedoch beim Profisport Kraft, Ausdauer und die Koordination leistungsoptimierender Bewegungsabläufe im Vordergrund, geht es beim Instrumentalspiel in erster Linie um höchst differenzierte Bewegungsabläufe der Feinmotorik. Hinzu kommt die geistige Arbeit: Lesen des Notentextes, musikalische Analyse, Auswendigspielen.

An deutschsprachigen Musikhochschulen hört man bereits seit längerer Zeit die Forderung nach musikmedizinischen Instituten, um so eine Basis für die Grundlagenforschung zu schaffen. Zur Erweiterung des Lehrangebots werden bereits musikphysiologische Vorlesungen und Seminare von medizinischen Fachspezialisten angeboten. Was im Sportstudium selbstverständlich ist, sollte auch für das Musikstudium gelten: Grundlagen der funktionellen Anatomie, der Muskelphysiologie und der Neurophysiologie gehören zum Pflichtprogramm. Nur so kann auch das Verständnis für sinnvolle Präventionsmaßnahmen geweckt werden.

Das Münchner/Basler Modell
„Musikermedizin und Bewegungstherapie"

Das Buch stellt erste Ergebnisse des Münchner/Basler Modells „Musikermedizin und Bewegungstherapie" vor. Dieses Modell entstand aus einer
mehrjährigen Zusammenarbeit des Europäischen Instituts für Bewegungsphysiologie – Musikermedizin, Tänzermedizin und Sportmedizin – (Lei-
tung: Dr. Albrecht Lahme) in Verbindung mit der Hochschule für Musik in
München und des Forschungsprojekts für Musikerkrankheiten (FBL Klein-
Vogelbach/Spirgi-Gantert) in Basel. Die Abb. 0.1 zeigt, wie sich unterschiedliche Lehrinhalte zu einer sinnvollen Synthese verbinden.

**Europäisches Institut für Bewegungs-
physiologie (EISAM)
– Musikermedizin, Tänzermedizin
und Sportmedizin –**

Inhalte:

- Vermittlung von Grundkenntnissen
  der funktionellen Anatomie, der
  Muskel- und Bewegungsphysiologie
  und der Entwicklungsgeschichte
- Aufzeigen von instrumentenspezifischen Überlastungsbeschwerden
  und orthopädischen Erkrankungen,
  eingeteilt nach Instrumentengrup-
  pen
- Videoanalyse
- Dreidimensionale Wirbelsäulenana-
  lyse, Bewegungsanalyse, Ganganaly-
  se, Feinmotorikanalyse
- Physiotherapeutisches Präventions-
  programm zur Vermeidung von be-
  rufsspezifischen Erkrankungen bei
  Musikern, Tänzern und Sportlern
- Übungen zur Ökonomisierung des
  Kraftaufwandes beim Instrumenten-
  spiel auf physiologischer Grundlage
- Interdisziplinäre Therapie durch
  Ärzte verschiedener Fachrichtungen,
  Therapeuten, Handtherapeuten und
  Pädagogen für MusikerInnen, Tän-
  zerInnen, und SportlerInnen
- Versorgung mit sinnvollen (ergo-
  nomischen) Hilfsmitteln
- Entwicklung einer internationalen
  Datenbank mit ÄrztInnen und The-
  rapeutInnen mit Spezialgebiet Musi-
  ker-, Tänzer-, Sportmedizin

**Forschungsprojekt Funktionelle Bewe-
gungslehre (FBL):**

Inhalte:

- Analyse von Haltung und Bewegung
- Bewegungsschulung angepaßt an
  Kondition und Konstitution
- Basisschulung
  – Wahrnehmungstraining
  – Training der Feinmotorik
  – Koordinationstraining
  – Haltungsschulung
  – Schulung des Körperschemas
  – Selbsterfahrung
- Videoaufzeichnungen des indivi-
  duellen Übungsprogramms zur Un-
  terstützung des Trainings zu Hause
- Kleingruppen-/Einzelunterricht
- Prävention an Musikschulen
- Seminare
- Beratung in Orchestern
- Behandlung im Bereich des Stütz-
  und Bewegungsapparates

Synthese:

- Analyse von Bewegungsabläufen, Koordinationstraining, Behandlung von Musikerkrankheiten nach holistischem Ansatz
- Einbau des Münchner/Basler Modells Musikermedizin (Integration des Basistrainings für Musiker nach Lahme/Klein-Vogelbach/Spirgi-Gantert)

Abb. 0.1. Lehrinhalte des Europäischen Instituts für Bewegungsphysiologie – Musikermedizin, Tänzermedizin und Sportmedizin

Gesundheit (Integrität)

Definition

Gesundheit ist nach Definition der WHO (World Health Organization) der Zustand völligen körperlichen, seelischen und sozialen Wohlbefindens. Im eigentlichen Sinne ist Gesundheit das *subjektive* Empfinden, daß keine körperlichen, geistigen und seelischen Störungen oder Veränderungen vorliegen. Somit bezeichnet der Begriff einen Zustand, in dem Erkrankungen und pathologische Veränderungen nicht nachgewiesen werden können.

1.1 Gesundheit und Musikerberuf

(ALBRECHT LAHME)

...

ÜBERSICHT

Für *Musiker* bedeutet Gesundheit zunächst das völlige körperliche, geistige und seelische Wohlbefinden beim Instrumentalspiel. Allerdings ist der Musikerberuf in jeder Beziehung ein Hochleistungsberuf: Das professionelle Spiel eines Instruments stellt eine höchst komplexe Tätigkeit dar. Eine gute Gesundheit im genannten Sinn und damit die Möglichkeit, die künstlerische Idealvorstellung zu realisieren, ist daher oft schwierig zu erreichen.

Nach Galamian (1983) und Schnorrenberger (1991) umfaßt das Instrumentalspiel ganz verschiedene Komponenten auf mehreren Ebenen:

- *Hören:*
  - Wahrnehmen,
  - das Gehörte erkennen,
  - Intonation;

- *Sehen:*
  - Notentext/Notenbild;

- *Musikalität:*
  - Verständnis,
  - Analyse,
  - Vorausdenken;

- *Instrumentaltechnik*;

- *Üben* (Training am Instrument: Feinmotorik/Koordination);

- *Bewegung* (Körperbalance);

- *Körpergefühl* (subjektiv);

- *Atmung* (vor allem beim Singen),

- *Vorstellung* (Imagination/Fantasie);

- *Klang/Klangfarbe*;

- *Persönlichkeit* (sich ausdrücken).

All diese Komponenten müssen im Laufe der Instrumentalausbildung berücksichtigt und gefördert werden.

Für die physische Gesundheit und Leistungsfähigkeit des Musikers setzen sich im „Konzert der Musikermedizin" die folgenden Berufe ein:

- Musikpädagogen,
- Musikermediziner (Arzt/Facharzt und im Idealfall gleichzeitig Berufsmusiker),
- Ärzte interdisziplinärer Fachgebiete,
- Physiotherapeuten,
- Atemtherapeuten,
- Ergotherapeuten (Handtherapeuten),
- die Instrumentalisten selbst und
- bei Musikschülern die Eltern.

Zur Aufnahme an einer Musikschule, einem Konservatorium oder einer Musikhochschule wäre demnach neben dem künstlerischen Eignungstest auch ein *körperlicher Eignungstest* notwendig, der am Beginn der musikalischen Ausbildung stehen sollte. So könnte man dem kleinen Musikschüler die Wahl des geeigneten Instruments erleichtern, und der erste Schritt zur Prävention wäre bereits getan.

Ein solcher körperlicher Eignungstest, bei dem vor allem die konstitutionellen Gegebenheiten berücksichtigt werden, gehört in den Bereich der Orthopädie und Physiotherapie. Untersucht wird im Hinblick auf die Eignung für ein spezielles Instrument. Bei problematischen körperlichen Voraussetzungen sollten bei den Anfängern entsprechende Einschränkungen geltend gemacht werden. Eventuell kann auf ein anderes, geeigneteres Instrument verwiesen werden. Allerdings ist folgendes zu bedenken: Selbst bei körperlich ungünstigen Voraussetzungen sollte die Neigung bzw. der eindringliche Wunsch (z.B. Geige zu spielen) ausschlaggebend sein.

Ist die Entscheidung bereits gefallen, lassen sich durch entsprechend abgestimmte Instrumentaltechniken, eine ergonomische Anpassung des Instruments und ggf. durch eine physiotherapeutische Begleittherapie vorzeitige Überlastungsschäden vermeiden. In einem solchen Fall ist auch zu bedenken, ob der Wunsch nach einer Karriere als Berufsmusiker besteht.

Neben der körperlichen Eignung spielt außerdem der Aspekt der *Disposition* - sowohl körperlich als auch künstlerisch - eine wichtige Rolle. Einfach ausgedrückt, bezeichnet der Begriff „Disposition" die jeweilige *Tagesform*.

Die Disposition läßt sich durch folgende Faktoren positiv beeinflussen:

- sinnvoller Tag-/Nachtrhythmus,
- ausreichend Schlaf,
- ausgewogene Ernährung,
- Verzicht auf Alkohol, Nikotin, Drogen,
- regelmäßiges Üben (Training der Feinmotorik und Koordination am Instrument).

Die berühmte Violinsolistin und Pädagogin Isabella Petrosjan war sich der Bedeutung der jeweiligen Disposition sehr bewußt. So sagte sie einmal, jedes Werk müsse zu 150 Prozent einstudiert werden, damit am Tage des Konzerts trotz schwankender Tagesform und Lampenfieberproblematik noch 100 Prozent an Qualität blieben.

Wichtig ist also die Erkenntnis, daß unser Körper das eigentliche „Lebensinstrument" darstellt. Die Tatbereitschaft des Körpers ist die Vorbedingung jeder Lebensgestaltung. Demnach ist Disposition als „ungehemmte Ausdrucksfähigkeit des Körpers" zu verstehen, Indisposition hingegen als Ausdruckshemmung.

Mit Hilfe des Musikinstruments verfügt der Musiker über ein subtiles Ausdrucksmittel für sein Innenleben. Die Auseinandersetzung mit der Gesamtkörperbewegung ist Aufgabe des Pädagogen, des Arztes, des Physiotherapeuten und letztlich des Musikers selbst. Ist der Körper gehemmt, kann er zur Schranke zwischen Innen- und Außenwelt werden. Der gehemmte Körper ist viel eher „indisponiert" als der in seiner physiologischen Bewegung ungehemmte. Diese Indisposition behindert dann vor allem die Feinmotorik.

Begabung allein genügt nicht, um aus einem Musiker einen ausgezeichneten Musiker, einen Künstler zu machen. Die körperliche Verfassung bzw. die Disposition spielen eine ebenso große Rolle.

August Everding begrüßte seine neuen Studenten an der Hochschule für Musik und Theater in München mit folgenden Worten: „Sie wissen, daß Sie hier nicht Neigungen und Vorlieben ausleben sollten. Sie wissen, daß dieses Studium zur Professionalität führen soll. Das hat nichts mit Strebertum zu tun, d.h. daß hier das Handwerk vor der Kunst steht. Dies ist keine Kaderschmiede für Genies – die brauchen keine Hochschule –, aber üben müssen die auch, auf daß ihr Genie sichtbar werde. Dies ist auch keine Kadettendrill-Paukschule. Hier wird gelehrt, geübt, untersucht, vor allem aber werden die Voraussetzungen vermittelt, die von Nöten sind, die Werke der Meister adäquat und darüber hinaus persönlich zu interpretieren. Nachschaffende Künstler kommen nicht nach dem Schaffen der Komponisten, sie schaffen den Komponisten nach und neu. Sie lernen, die Autoren zu interpretieren, daß diese selbst erstaunt sind, was in ihrem Werk verborgen ist. Dazu gehört aber Quellenstudium, Analyse und das Allerwichtigste, das dem Menschen verliehen wurde: ‚Fantasie'."

Das Instrumentalspiel ist also nicht nur „Performing Art". Der schöpferische, der sog. nachschaffende Aspekt bildet letztlich die Verbindung zwischen Innen- und Außenwelt, Seele und Körper (Psyche und Soma) des Künstlers und entscheidet über die Qualität der Interpretation.

Literatur

Galamian I (1983) Principles of Violin Playing and Teaching. Prentice Hall, Englewood Cliffs/NY
Schnorrenberger CC (1991) Körpergefühl beim Musizieren. Das Orchester 9:966–978, Schott Verlag, Mainz

1.2 Das normale Bewegungsverhalten – Leitbild in der Funktionellen Bewegungslehre
(SUSANNE KLEIN-VOGELBACH, IRENE SPIRGI-GANTERT)

Der *Musiker* wird im folgenden mit den Grundlagen des normalen Bewegungsverhaltens vertraut gemacht. Er gewinnt dadurch ein besseres Verständnis für die Faktoren, die in seinem Alltag auf Haltung und Bewegung Einfluß nehmen.

Der *Musikpädagoge* lernt einige grundlegende Kriterien zur Unterscheidung zwischen normaler und anormaler Bewegung kennen. So wird er dafür sensibilisiert, vorhandene Haltungs- oder Bewegungsprobleme bei Schülern und Studenten frühzeitig zu erkennen und sie dann auf geeignete therapeutische Maßnahmen hinzuweisen.

Der *Therapeut* erfährt, wie die ihm vertrauten Grundlagen der Funktionellen Bewegungslehre Klein-Vogelbach speziell auf die berufs- bzw. tätigkeitsbedingten Probleme von Musikern hin interpretiert werden können und wie man dem Patienten diese Grundlagen auf leicht verständliche Art zugänglich macht.

Die Funktionelle Bewegungslehre Klein-Vogelbach ist durch Beobachtung und Erprobung entstanden. Um Bewegung zu lernen und zu lehren, braucht der Therapeut ein Leitbild oder ein Bezugssystem, das an die physischen Gegebenheiten eines jeden Menschen individuell angepaßt werden kann.

Das Leitbild und Bezugssystem der Funktionellen Bewegungslehre Klein-Vogelbach ist das *normale Bewegungsverhalten des gesunden Menschen*, die *„hypothetische Norm"*. Dieses Leitbild ermöglicht dem Therapeuten, Abweichungen im Bewegungsverhalten zu erkennen und zu interpretieren. So kann er eine angepaßte Bewegungsschulung planen und durchführen.

Die *hypothetische Norm* basiert auf der Annahme, daß bei einem gesunden Körper Haltung und Bewegung ◆*ökonomisch* und *differenziert* sind. Das Bewegungsverhalten resultiert aus Lebensalter und Lebensführung. Das Bewegungsrepertoire des Einzelnen ist von seiner Veranlagung, seinem sozialen und kulturellen Umfeld und seinen körperlichen Aktivitäten abhängig.

1.2.1 Normales Bewegungsverhalten

Die physische Belastung eines Musikers ist mit der eines Spitzensportlers zu vergleichen: Sie geht weit über den Rahmen normalen Bewegungsverhaltens hinaus. Um den Anforderungen des Berufsalltags gerecht zu werden, müssen Musiker und Spitzensportler sehr viel mehr trainieren als Vertreter anderer Berufsgruppen.

Ökonomische Aktivität

Beim Instrumentenspiel sollte der Musiker die Belastungen auf seinen Bewegungsapparat so gering wie möglich halten. Nur dann kann er das anspruchsvolle Pensum ohne gravierende Beschwerden auch langfristig bewältigen. Ziel ist ein ökonomisches Bewegungsverhalten. Die Funktionelle Bewegungslehre hat dafür den Begriff „Ökonomische Aktivität" geprägt.

➡ *Ökonomische Aktivität* heißt: mit einem Minimum an Kraft ein optimales Erscheinungsbild in Haltung und Bewegung erreichen (Abb. 1.1).

! **Zu hohe Aktivität macht den Körper steif, und zu niedrige Aktivität belastet die ◆ passiven Strukturen.**

- Zu hohe Aktivität bei „militärischer Haltung": Die Schultergürtelmuskulatur wird zur Wahrung der aufrechten Haltung eingesetzt und kann die differenzierten Bewegungen der Hände/Arme nicht mehr ausreichend unterstützen (Abb. 1.2).

- Zu niedrige Aktivität der Rückenstrecker im Stehen: schlechte Haltung und dadurch vermehrte Belastung der ◆ passiven Strukturen der Wirbelsäule (Abb. 1.3).

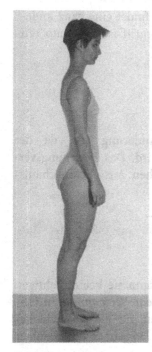 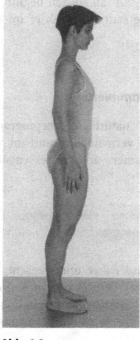 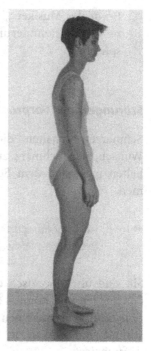

Abb. 1.1
Ökonomische Haltung

Abb. 1.2
Militärische Haltung

Abb. 1.3
Schlacksige Haltung

Zielsehnsucht – Vorprogrammieren von Muskelaktivitäten

Beim normalen Bewegungsverhalten veranlaßt bereits die *Absicht*, etwas zu tun, die Koordination der notwendigen Muskelaktivitäten. In der Funktionellen Bewegungslehre wird die Vorstellung von Richtung und Zeitmaß der Bewegung als „Zielsehnsucht" bezeichnet.

Die *Zielsehnsucht* veranlaßt den Körper dazu, die Muskelaktivitäten und ein entsprechendes Tempo für den gewünschten Bewegungsablauf vorzuprogrammieren.

!

Der Schlüssel zur Vorprogrammierung der erforderlichen Muskelaktivitäten liegt darin, daß man sich Bewegungen, Rhythmen und Klänge vorstellt und sie vorausspürt.

Bevor der Musiker „legato" zu spielen beginnt, findet eine ganz andere Vorprogrammierung statt, als wenn er im Begriff ist, „staccato" zu spielen.

Störungen der Vorprogrammierung

Schmerzen schalten die natürliche Vorprogrammierung aus, da der Wunsch, den Schmerz zu vermeiden, dominant wird. Das Bewegungsverhalten paßt sich dem Schmerz an, und es entstehen Ausweichmechanismen.

➡ *Ausweichmechanismen* sind Bewegungen, die von der gewünschten Bewegungsrichtung abweichen.

Sie sind unökonomisch und daher unerwünscht, denn sie beeinträchtigen das Spielen und können zu *Überbelastungen* und/oder *Verspannungen* führen. Häufig übernehmen Muskeln dann Funktionen, für die sie nicht bestimmt sind, und in der Folge wird die Bewegung langsamer und weniger differenziert.

- Schmerzen im Bereich der Schulter führen dazu, daß bei Bewegungen des Arms die ganze Schulter mitbewegt wird. Dadurch kommt es zu Verspannungen im Bereich der Schultergürtel- und Nackenmuskulatur.
- Um gerade zu sitzen, zieht der Musiker die Schultern nach hinten. Dadurch ist der Schultergürtel auf dem Brustkorb fixiert, und eine koordinierte Aktivität der Schultergürtelmuskulatur während der Bewegungen der Arme ist nicht mehr möglich.

Der Patient nimmt diese Veränderung in seinem Bewegungsverhalten zunächst nicht wahr, denn sie kann bei der Bewältigung von Alltagsbewegungen nützlich sein, um ein gewünschtes Ziel trotz Schmerzen zu erreichen.

Die differenzierten Bewegungsabläufe am Instrument allerdings erlauben keine derartigen Vereinfachungen. Beim Musizieren äußern sich bereits kleinste Veränderungen im Bewegungsverhalten in einer Verschlechterung des Klangs. Der Musiker erkennt, daß das Klangbild nicht stimmt; er „bemüht" sich um so mehr und verkrampft sich. Ein Teufelskreis entsteht.

Der Körper findet in solchen Situationen meist nicht mehr alleine zum normalen Bewegungsverhalten zurück. Bewegungsvielfalt und Leichtigkeit der Bewegung sind verloren gegangen.

Die Freude des Musikers am Spielen und seine künstlerische Leistung werden durch solche Störungen beträchtlich gemindert. Doch passiert es aufgrund der hohen Anforderungen und des Leistungsdrucks im Berufsalltag häufig, daß sich der Musiker erst dann mit seinen Verspannungen und Schmerzen auseinandersetzt, wenn sie bereits zu Spielunfähigkeit geführt haben.

Wiedererlernen des normalen Bewegungsverhaltens

Der menschliche Körper kann das normale Bewegungsverhalten durchaus wiedererlernen. Mit anderen Worten: Er muß nochmals das lernen, was ihm von der Natur mitgegeben wurde, was ihm aber im Laufe der Zeit verloren ging. Der Patient muß zunächst seine Fehler im Bewegungsverhalten erkennen und abbauen, bevor er neue Bewegungsmuster aufbauen kann.

In diesem Lernprozeß durchläuft der Patient die drei folgenden Phasen:

- *Phase 1: Den Schmerz akzeptieren.*
  Verstehen, daß der Schmerz ein lebenserhaltendes Phänomen ist: Der Schmerz teilt dem Menschen mit, daß etwas nicht in Ordnung ist und verändert werden muß. So gesehen kann der Schmerz durchaus als „Freund" betrachtet werden.

- *Phase 2: Die Ursache des Schmerzes verstehen.*
  Erkennen, daß haltungsbedingte Schmerzen dadurch verursacht werden, daß bestimmte Eigengewichte des Körpers plötzlich Muskeln belasten, die dafür nicht zuständig sind.

- *Phase 3: Natürliche Haltung und Bewegung neu lernen.*
  Sich durch Üben und Trainieren wieder die normale Haltung und ökonomische Bewegungsabläufe aneignen.

Der Therapeut unterstützt den Patienten in diesem Prozeß. Eine genaue Untersuchung von Haltung und Bewegung (◆funktioneller Status) ermöglicht dem Therapeuten, das ◆funktionelle Problem zu finden und es dem Patienten zu erklären. Daraus ergibt sich das therapeutische Vorgehen (siehe Lahme et al. 2000, Abschn. 1.1.3).

Der Einfluß der Schwerkraft auf die muskulären Aktivitäten

Der menschliche Körper ist ein in sich bewegliches System, das sein Gesamtgewicht zu größeren oder kleineren *Teilgewichten* formieren kann, die bei Einnahme einer beliebigen Stellung oder im Verlauf einer Bewegung im Gleichgewicht bleiben. Die Forderung nach Gleichgewicht muß erfüllt sein, weil der Raum, in dem wir leben und uns bewegen, vom Einfluß der Schwerkraft geprägt ist.

Der Körper reagiert bei jeder Gewichtsverschiebung mit einem ◆ *ausgleichenden Gewicht* in die Gegenrichtung, Veränderung der Unterstützungsfläche oder mit ◆ *fallverhindernden Muskelaktivitäten.*

BEISPIEL

In der aufrechten Haltung sind Becken, Brustkorb und Kopf in eine gemeinsame Achse, die ◆ *Körperlängsachse,* eingeordnet (siehe Abschn. 2.1.2).

- Ist der Kopf in Relation zum Brustkorb nach vorn verlagert, so werden die Schultern nach hinten gezogen, oder es kommt zu einer vermehrten Spannung der Nackenmuskulatur.

- Sobald der Musiker sein Instrument (z. B. eine Posaune) anhebt, verschiebt sich der Brustkorb etwas nach hinten, um das zusätzliche vordere Gewicht auszugleichen (Abb. 1.4).

Abb. 1.4
Posaunist

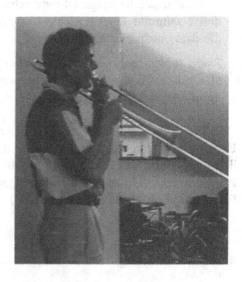

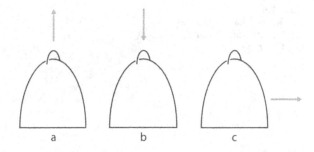

Abb. 1.5
a Positive Hubarbeit,
b negative Hubarbeit,
c hubfreie Arbeit

Die Schwerkraft hat aber nicht nur Einfluß auf die Haltung, sie bestimmt
während der Bewegungen auch die Art der muskulären Aktivitäten. In der
Funktionellen Bewegungslehre unterscheidet man folgende Arten von Muskelaktivitäten:

- Werden Gewichte nach oben bewegt (Abb. 1.5a), leistet die Muskulatur
  positive Hubarbeit (dynamisch konzentrisch).

- Werden Gewichte nach unten bewegt und kontrolliert gesenkt (Abb. 1.5b),
  leistet die Muskulatur *negative Hubarbeit* (dynamisch exzentrisch).

- Werden Gewichte horizontal bewegt (Abb. 1.5c), arbeitet die Muskulatur
  hubfrei (dynamisch konzentrisch).

- Werden Gewichte am Ort gehalten und am Fallen gehindert, arbeitet die
  Muskulatur *fallverhindernd* (statisch).

Der Therapeut beobachtet, wie die Teilgewichte des Körpers im Raum bewegt werden, und interpretiert anhand dieser Informationen, in welcher
Form die Muskulatur arbeitet. Das Verständnis der *„Hubarbeit"* ist die
Voraussetzung, um für den Patienten Übungen kreieren und die Bewegungsabläufe am Instrument analysieren zu können.

Das Bezugssystem des Individuums

Bewegung lernt und lehrt man im Bezug zum *Raum*, in dem sie sich ab-
spielt, und zur *Zeit*, in der sie stattfindet. Sowohl die Richtung als auch
der Zeitaufwand eines Bewegungsablaufs sind für den Patienten wahrnehmbare Phänomene. Nur durch ihre bewußte Wahrnehmung kann er
Veränderungen in seinem Bewegungsverhalten erreichen.

Therapeut und Patient können auf analoge Sinneseindrücke zurückgreifen. Wenn der Therapeut während der Behandlung Bewegungsaufträge erteilt, müssen seine Worte für den Patienten konkret verständlich sein – nur

Abb. 1.6
Der Körper hat an mehre-
ren Stellen Kontakt zu einer Unterlage

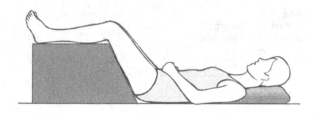

Abb. 1.7
Abstützen an einer Wand

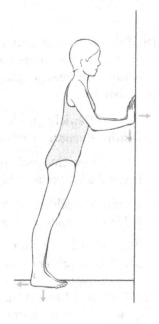

dann kann der Patient die Aufträge auch umsetzen. Der Therapeut apel-
liert dabei an folgende „Orientierungen des Individuums":

- Orientierung des Körpers im Raum,

- Orientierung vom eigenen Körper aus,

- Orientierung am eigenen Körper.

Die *Orientierung des Körpers im Raum* ist durch die Schwerkraft geprägt.
Daraus resultiert das Bezugssystem *oben* und *unten*. Der Mensch nimmt
sein Körpergewicht durch den Kontakt mit seiner Umwelt wahr, der auf
verschiedene Arten zustande kommen kann:

- Mit einer Unterlage (Abb. 1.6). Der Körper hat an einer oder an mehreren Punkten Kontakt zur Unterlage.

Abb. 1.8
Die Tür dient als Hängevorrichtung

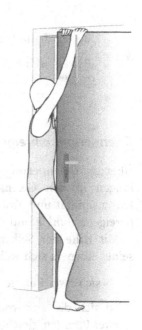

- Mit einer Abstützvorrichtung (Abb. 1.7). Der Körper hat Kontakt zu einer Wand, einem Tisch oder einer ähnlichen Fläche, an der er sich abstützen kann.

- Mit einer Hängevorrichtung (Abb. 1.8). Der Körper selbst oder ein Einrichtungsgegenstand, z. B. der Türrahmen, wird als Hängevorrichtung benutzt.

Auf diese Weise können dem Körper Teilgewichte abgenommen werden, um eine bestimmte Region zu entlasten (siehe Lahme et al. 2000, Abschn. 1.3.2).

Orientierung vom eigenen Körper aus

Die Orientierung vom eigenen Körper aus funktioniert vor allem in der aufrechten Haltung. Mit Hilfe der Augen und Ohren unterscheidet man die folgenden Richtungen:

- *vorn/hinten,*

- *rechts/links,*

- *zur Seite/zur Mitte.*

Der Therapeut nutzt diese Orientierung, um dem Patienten die Richtung eines Bewegungsablaufs vorzugeben.

- „Beweg deine Hand nach vorn!"

- „Beweg deinen Brustkorb nach rechts und wieder zurück zur Mitte!"

Orientierung am eigenen Körper

Über die Orientierung am eigenen Körper nimmt man die jeweiligen Stellungen in den Gelenken oder deren Veränderung wahr. Dank ◆Tiefensensibilität und Tastsinn kann der Mensch durch ◆*Selbstpalpation* körpereigene *Punkte* und die Veränderung ihrer *Abstände* wahrnehmen.

Mit Hilfe der Selbstpalpation kann der Patient spüren, welche Punkte seines Körpers sich wohin bewegen. Er kann spüren,

- ob sich zwei Punkte voneinander entfernen oder sich einander nähern,

- ob sich der eine vom anderen entfernt, oder ob der Abstand zwischen zwei Punkten gleichbleibt.

Die Selbstpalpation wird vor allem beim Erlernen der Bewegungen von *Becken*, *Brustkorb* und *Kopf* eingesetzt.

Während der Neigung des ◆Türmchens (Becken, Brustkorb, Kopf) nach hinten tastet der Übende den Abstand Bauchnabel/Brustbeinspitze (X) und den Abstand Schambein/Bauchnabel (Y). Während der Bewegung des Türmchens nach hinten darf sich Abstand X nicht verändern, während Abstand Y geringfügig kleiner wird. In der Folge bleiben Becken, Brustkorb und Kopf in die ◆Körperlängsachse eingeordnet, und die Wirbelsäule bleibt in Nullstellung. Der Übende kann so die Bewegung kontrollieren und kann Fehler im Bewegungsverhalten ausschließen (Abb. 1.9).

Abb. 1.9
Tasten der Abstände Bauchnabel-Brust-
beinspitze (X) und Schambein-Bauchnabel (Y)

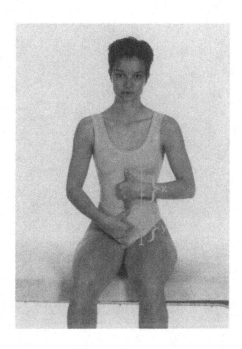

Tempo eines Bewegungsablaufs

➡ In der Funktionellen Bewegungslehre ist das Tempo als *Anzahl der Bewegungen pro Zeiteinheit* definiert.

Tempo hat hier also nichts mit „Geschwindigkeit" zu tun, die eine zurück-gelegte Wegstrecke pro Zeiteinheit angibt.

Es gibt Bewegungsabläufe, die an ein bestimmtes Tempo gebunden sind, und andere, die in einem beliebigen Tempo ausgeführt werden können. Bewegungsabläufe können in Takt oder Rhythmus variiert werden. Dies erfordert eine zusätzliche Koordinationsleistung (siehe Abschn. 2.6).

Literatur

Klein-Vogelbach S (1990) Funktionelle Bewegungslehre, 4. Aufl. Springer, Berlin Heidelberg New York Tokyo
Klein-Vogelbach S (1993) Therapeutische Übungen zur Funktionellen Bewegungslehre, 3. Aufl. Springer, Berlin Heidelberg New York Tokyo
Klein-Vogelbach S (1995) Gangschulung zur funktionellen Bewegungslehre, Springer, Berlin Heidelberg New York Tokyo

2 Vorbeugung: Primäre Prävention

Definition

Der Begriff *Prävention* steht für alle medizinischen und sozialen Anstrengungen, die Gesundheit zu fördern und Krankheiten und Unfälle zu verhüten bzw. negative Folgen so gering wie möglich zu halten.

Die Früherkennung von Krankheiten ist ebenso als Prävention zu verstehen wie Maßnahmen, die das Fortschreiten einer Krankheit verhindern oder verlangsamen. „Primäre Prävention" meint dabei quasi „Vorsorge".

Die *primäre Prävention* setzt bereits vor dem Auftreten von Symptomen oder medizinisch erkennbaren Veränderungen ein.

2.1 Die richtige Körperhaltung als Basis der Prävention

···

ÜBERSICHT

Für den Musiker bedeutet Prävention konkret:

- allgemeine Maßnahmen zur Gesundheitsförderung,
- physiologische Körperhaltung,
- Körperbewußtsein,
- sinnvolle Ergonomie am Instrument.

Der erste Teil des Kapitels setzt sich mit der Frage nach der physiologischen Körperhaltung auseinander: In Abschn. 2.1.1 werden dem *Musiker* und dem interessierten *Arzt* die Grundlagen zur richtigen Körperhaltung und zur physiologischen Belastung der Wirbelsäule vermittelt. Dies ist vor allem deshalb wichtig, weil eine schlechte allgemeine Körperhaltung in Kombination mit einer instrumentenspezifischen Fehlhaltung frühzeitig zu Überlastungsbeschwerden führen kann.

In Abschn. 2.1.2 wird *Musikern, Musikpädagogen* und *Therapeuten* demonstriert, daß korrekte Haltung und normale Atmung in direktem Zusammenhang stehen und sich gegenseitig bedingen. Sie lernen auch das Phänomen der funktionellen Fehlatmung und seine negativen Auswirkungen auf den Bewegungsapparat kennen.

2.1.1 Physiologische Körperhaltung
(ALBRECHT LAHME)

Die Wirbelsäule des Menschen wird – selbst in sog. „Rückenschulen" – häufig als Schwachpunkt bzw. „Irrläufer der Evolution" bezeichnet. Nach Auffassung der funktionellen Anatomie ist die Wirbelsäule hingegen eine geniale Schöpfung der Natur: Sie funktioniert nach dem Konstruktionsprinzip der *Doppelfeder*, deren günstige Form durch die Muskulatur hergestellt wird (Abb. 2.1). Bandscheiben verschleißen nicht von selbst. Der Ver-

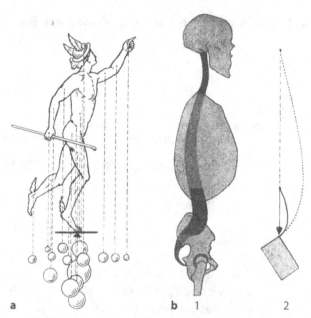

Abb. 2.1. a Equilibrium einer Plastik. Die einzelnen Körperteile sind durch Gewichte angedeutet, welche der Größe und dem Abstand von der Senkrechten entsprechend für jeden Körperteil berechnet sind. Die Gewichte sind so verteilt, daß der Waagbalken, auf dem die Fußspitze befestigt ist, auf der Schneide der Waage im Gleichgewicht steht. **b** Die Wirbelsäule als Feder. Vereinfachte Darstellung des Rumpfes in Seitenansicht (1), Schema des Beckens und einer durch Gegengewicht ausbalancierten frei schwebenden Feder (die große punktierte Feder ist eine Vergrößerung der kleinen ausgezogenen Feder) (2) (Braus u. Elze 1954)

Abb. 2.2
Skelett eines Hundes (Braus u. Elze 1954)

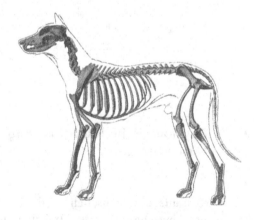

schleiß ist die Folge des falschen Umgangs mit der Wirbelsäule. Mit einer *physiologischen Körperhaltung* gelingt es, die Belastung von Wirbelkörpern und Bandscheiben zu minimieren.

Anders als der Mensch ist der Vierfüßler (z. B. Hund) mit einer Wirbel-
brücke ausgestattet. Je schwerer ein Tier, desto größer ist die Brücke. Das
Prinzip der geschlossenen Bewegungskette ist energetisch günstiger und
somit ökonomischer (Abb. 2.2).

Physiologische Belastungen der menschlichen Wirbelsäule, die z. B. beim
Drehen des Rumpfes oder beim Beugen und Strecken entstehen, sind zur
Bewegung notwendig. Der Druck, der auf die zwischen den Wirbelkörpern
liegenden Bandscheiben ausgeübt wird (intervertebraler Druck), sollte jedoch weitgehend minimiert werden.

Unphysiologische Belastungen hingegen sind statische Belastungen ohne
Bewegungsmoment. Solche statischen Zwangshaltungen führen zu Band-
scheibenverschleiß mit späterer Instabilität der jeweiligen Wirbelsegmente
und damit zum Verschleiß der Knochensubstanz (knöcherne Abstützreak-
tionen bzw. Arthrosen der Facettengelenke). Überlastungen sind demnach
ein wesentlicher Faktor bei Schädigungen im Bereich der Wirbelsäule.

**Die Lösung des Belastungsproblems liegt in der *Dynamik un-
ter Belastung*.**

Eine Dynamik unter Belastung im Stehen läßt sich erreichen durch:

- eine Vergrößerung der Standfläche bei aufrechter Haltung (z. B. breitbei-
  nig stehen bzw. ein Bein nach vorne setzen, Abstützen eine Beines bzw.
  des ganzen Körpers an Tisch oder Wand);

- eine Asymmetrie der Extremitäten in Beziehung zum Rumpf;

- ständiges Ändern bzw. Wechseln der Standflächen.

Haltung im Stehen

Eine ausgewogene Verteilung der Gesamtbelastung auf Bandapparat und
Muskeln (Schiffsmastprinzip) bildet die Grundlage einer physiologischen
Haltung. Die aufrechte Körperhaltung erfordert eine ständige Muskelaktivität, und zwar besonders der *autochtonen Rückenmuskulatur* (Muskulatur
zur Stabilisierung der Wirbelsäule, siehe Abschn. 2.2.1). Ohne Muskelkraft
können Wirbelsäule und Bandapparat trotz Doppelfederkonstruktion keine
aufrechte Haltung gewährleisten. Die Haltearbeit der Rumpfmuskulatur ist
eine Ausdauerleistung: Für die Gleichgewichtsreaktionen des Körpers sorgt
ein ausgewogenes Muskelspiel (siehe Abschn. 2.2.1). Eine Schwäche der
Rumpfmuskulatur führt zur Haltungsschwäche (Haltungsinsuffizienz).

Die Hauptaufgabe des *Bandapparates der Wirbelsäule* besteht darin, übermäßigen Bewegungsausschlägen entgegenzuwirken. Scherkraftbelastungen auf den Bandapparat der Wirbelsäule führen zu Irritationen: Bandstrukturen, die eigentlich nicht für Haltearbeiten bestimmt sind, werden falsch eingesetzt.

An der *Wirbelsäule* gelten die Prinzipien der Ökonomie. Die Gewichtsverteilung sollte sich im Lot befinden (Abb. 2.3). Das gilt auch für den auf der Wirbelsäule ruhenden Schädel.

Beim Vierfüßler beträgt der Kreuzbeinwinkel 45 Grad, beim Menschen hat sich dieser Winkel trotz der aufrechten Haltung auf zwei Beinen nicht verän-

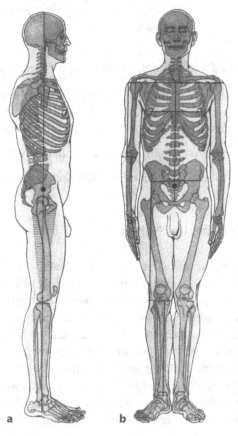

Abb. 2.3 a, b
Männliches Skelett. **a** Seitenansicht mit Kennzeichnung (●) des Gesamtschwerpunkts des Körpers und Lot für die „Normalstellung". Das schraffierte Dreieck entspricht der Gesamtheit der Adduktoren des Oberschenkels.
b Frontalansicht mit Knochenmeßpunkten (Braus u. Elze 1954)

a   b

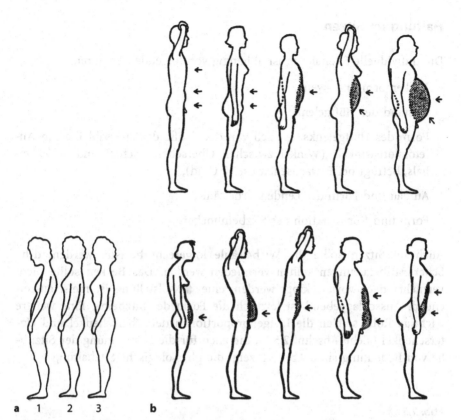

Abb. 2.4. a Drei Normen der aufrechten Haltung: tiefe Ruhehaltung (1), habituelle Haltung (2), aktive Haltung (3) (Matthiaß 1984). **b** Bauch- und Haltungsformen (Mayr u. Rausch 1998)

dert. Dies bringt eine außergewöhnliche Belastung der anatomischen Strukturen mit sich – Strukturen, die eigentlich auf den Vierfüßler abgestimmt sind. Dabei ist allerdings zu beachten: Die Körperhaltung ist selbstverständlich auch durch eine erbliche Komponente und durch Umwelteinflüsse bestimmt und daher individuell und höchst unterschiedlich. Mit anderen Worten: Die Haltung eines Menschen ist Ausdruck seines Innenlebens.

Matthiaß (1984) hat drei Normen der aufrechten Haltung charakterisiert (siehe auch Abschn. 2.2.1, „Stand"):

- die sog. Ruhehaltung (lässige Haltung),

- die habituelle Haltung (mäßige, ökonomische Muskelaktivität) und

- die aufgerichtete Haltung (statisch mit erheblicher Muskelaktivität).

Diese und weitere Varianten der menschlichen Körperhaltung sind in Abb. 2.4 zu sehen.

Haltung im Sitzen

Die individuelle Sitzhaltung ist abhängig von folgenden Faktoren:

- Beckenform und -weite,

- Abstand der Hüftgelenke,

- Form des Hüftgelenks, speziell von der Größe des altersabhängigen Antetorsionswinkels (Winkel zwischen Oberschenkelschaft und Schenkelhals, beträgt bei Erwachsenen ca. 12 Grad),

- Aufbau und Form der Lendenwirbelsäule,

- Form und Konstruktion der Sitzbeinhöcker.

Auch im Sitzen sollte die Wirbelsäule lotgerecht belastet werden, d. h., Scherkraftbelastungen sollten vermieden werden. Das Becken sollte nicht vermehrt nach vorn gekippt werden, eine ◆Nullstellung ist meist ausreichend. Ausschlaggebend ist letztlich die Form der Sitzbeine. Eine weitere wichtige Rolle spielen die Längenproportionen der Oberschenkel und Unterschenkel (siehe Abschn. 2.5.1), die auch für die Bestimmung der Sitzhöhe von Bedeutung sind. Abb. 2.5 zeigt die physiologische Sitzhaltung.

Abb. 2.5
Physiologische Sitzhaltung

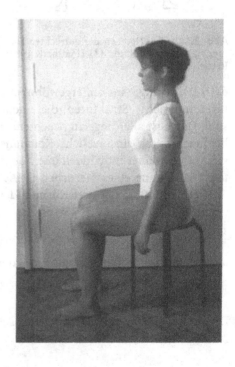

Haltung beim Instrumentenspiel

Beim Instrumentenspiel ist nicht nur die Körperhaltung an sich von Bedeutung; als weiterer Aspekt kommt die Bewegung der Arme hinzu.

 Um zu vermeiden, daß beim Einsatz der Armmuskulatur zu viel Kraft aufgewendet wird, sollte das auch im Sport relevante *Prinzip der Ökonomie* in Form *körpernahen Arbeitens* zur Anwendung kommen.

Der Ausdruck „ein Instrument beherrschen" ist hier sehr treffend. Mit anderen Worten: Dem Instrument werden von Seiten des Körpers möglichst wenig Zugeständnisse gemacht. Das beste Beispiel körpernahen Arbeitens ist das Tragen von Lasten auf dem Kopf, wie es im afrikanischen Kulturkreis bis heute zu finden ist. Das Tragen eines Gewichtes auf dem Kopf führt automatisch zur axialen (vertikalen) Belastung der Wirbelsäule.

Das Prinzip des körpernahen Arbeitens gilt also auch für den Einsatz der Extremitäten, die weitestgehend mit der Schwerkraft arbeiten sollten. Ziel ist eine ausgewogene Aufteilung der Gesamtbelastung auf Muskeln und Bandapparat, wobei eine monotone Belastung der Bandstrukturen zu vermeiden ist.

 Eine physiologische Körperhaltung erfordert eine kontinuierliche muskuläre Aktivität mit feiner Abstimmung bei subtilen Gleichgewichtsreaktionen. Nicht die Muskelkraft ist wichtig, sondern *Ausdauerleistung* und *Geschicklichkeit* (fein abgestimmte Koordination).

Grundregeln

Die meisten Instrumentalschulen bieten nur unzureichende Informationen zur allgemeinen Körperhaltung am Instrument. Dabei bildet die physiologische Körperhaltung letztlich das Fundament für die Prävention von Belastungsschäden des Schulter- und Beckengürtels sowie der Arme und Beine.

Grundsätzlich gilt:

- Wie der Spieler sitzt oder steht, sollte nicht starr reglementiert werden. Wichtig ist, daß er sich beim Instrumentalspiel wohlfühlt (Galamian 1983).

- Die Körperhaltung sollte so gewählt werden, daß den Armen und Händen völlige Bewegungsfreiheit ermöglicht wird (Bobri 1977).

- Übertriebene Bewegungen sind zu vermeiden, um das Verhältnis vom Körper zum Instrument konstant zu halten.

Mit anderen Worten: Die Körperhaltung ist so zu wählen, daß das Instrument spielend erlernt werden kann (Thomas-Mifune 1992).

Umgekehrt bedeutet dies: Eine ungünstige Körperhaltung kann behindernd wirken. Vermehrte statische Muskelarbeit führt zu erhöhtem Kraftaufwand und, physiologisch ausgedrückt, zur Verminderung des Wirkungsgrades. Ebenso löst eine Verkrampfung der Rumpfmuskulatur eine Verkrampfung des Schultergürtels aus. Bei im Stehen gespielten Instrumenten ist entsprechend eine Balancearbeit beider Beine notwendig. Dadurch wird nach dem Prinzip der *Bewegung unter Belastung* eine Entlastung der Wirbelsäule erreicht.

Die sog. *ökonomische Körperhaltung* ist dadurch charakterisiert, daß sie nur ein Minimum an muskulärer Aktivität benötigt.

Daher sollten Musikpädagogen stets auf eine lotgerechte Körperhaltung achten. Dennoch sollte der Rumpf nie starr wirken, sondern die Dynamik des Spiels übernehmen. Zwangshaltungen sind in jedem Fall zu vermeiden; sie entsprechen weder der Haltungsphysiologie noch einer zeitgemäßen Pädagogik.

Wie die physiologische Körperhaltung beim Geigenspiel aussieht, erläutert Szende (1977) in seinem *Handbuch des Geigenunterrichts* (Abb. 2.6). Dabei bezeichnet er die oberen Gliedmaßen (Extremitäten) als Agonisten, die übrigen Körperteile (Rumpf, Becken, untere Extremitäten) als deren Synergisten.

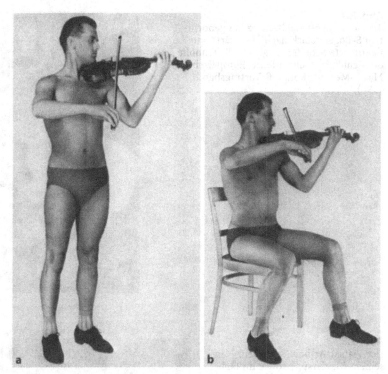

Abb. 2.6. Körperhaltung beim Geigenspiel **a** im Stehen, **b** im Sitzen (Szende 1977)

Körper und Instrument als harmonische Einheit

Ein Instrument „beherrschen" bedeutet zunächst, sich beim Spielen wohl-
zufühlen, um letztlich „spielend" mit dem Instrument umgehen zu können. So verstanden setzt „Spielen" einen harmonischen Ablauf der Bewegungen voraus.

Dabei sollten dem Instrument, wie bereits erwähnt, möglichst wenig
körperliche Zugeständnisse gemacht werden (z.B. starkes Vorziehen der
Schulter usw.). So ist es beim Fagottspiel zwar notwendig, die rechte Schulter vermehrt zurückzuziehen (Retraktion) und die linke vorzuziehen
(Protraktion); eine allzu starke Anpassung des Körpers an das Instrument
sollte jedoch ggf. mit ergonomischen Hilfsmitteln verhindert werden (Abb.
2.7). In anderen Fällen genügt eine gute Haltungsschulung: So läßt sich
beispielsweise die bei Pianisten häufig zu beobachtende ausgeprägte beid-
seitige Schulterprotraktion mit Rundrückenhaltung, die mittelfristig zu
Überlastungsbeschwerden führt, durchaus vermeiden. Man erinnere sich
hier an die ausgewogene Körperhaltung von Arthur Rubinstein (Abb. 2.8).

Abb. 2.7
Typische Fagottistenhaltung bei genormtem S-Bogen: stark nach rückwärts, außenrotierte Schulter, ungleiche Seitenhöhe
der Schultern (Schneider, I. Europäischer
Musik-Medizin-Kongreß-Vortragsband
1994)

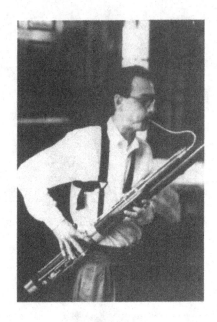

Abb. 2.8
Der Pianist Arthur Rubinstein – in
seinem Klavierspiel sowie im täglichen Leben ein Musterbeispiel für
Ausgewogenheit (Gelb 1986)

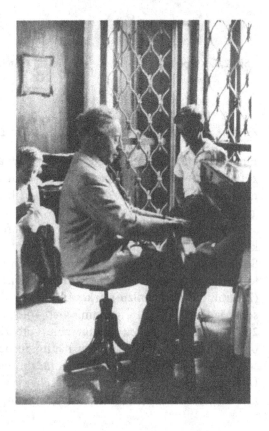

Die Körperhaltung am Instrument sollte also der richtigen Haltung ohne Instrument möglichst nahe kommen. Erst so wird ein physiologisches Atmen mit der musikalischen Phrase möglich.

Literatur

Albright JA, Brand R (1987) The scientific basis of orthopaedics, 2nd edn. Apelton & Lange, Norwalk/CT Los Altos/CA
Anderson B (1994) Stretching. Weltbild, Augsburg
Bobri V (1977) Eine Gitarrenstunde mit Andres Segovia. Schott, Mainz
Braus H, Elze K (1954) Anatomie des Menschen, 3. Aufl. Springer, Berlin Göttingen Heidelberg
Brügger A (1977) Die Erkrankungen des Bewegungsapparates und seines Nervensystems. Ein interdisziplinäres Handbuch für die Praxis. Gustav Fischer, Stuttgart New York
Eberhardt S (1926) Der Körper in Form und Hemmung. Ch. Beck, München
Espenschied R (1984) Das Ausdrucksbild der Emotionen. Ernst Reinhardt, München Basel
Feldenkrais M (1983) Body and major behavior, 4th edn. International Univ Press, New York
Feldenkrais M (1985) Die Entdeckung des Selbstverständlichen, 2. Aufl. Insel, Frankfurt a.M.
Galamian I (1983) Principles of violin playing and teaching. Prentice Hall, Englewood Cliffs/NY
Gelb M (1986) Körperdynamik – Eine Einführung in die Alexander-Technik. Ullstein, Frankfurt
Klein-Vogelbach S (1990) Funktionelle Bewegungslehre, 4. Aufl. Springer, Berlin Heidelberg New York Tokyo
Laban R von (1988) Die Kunst der Bewegung. Florian Netzel, Wilhelmshaven
Lahme A (1994) Physiologische Körperhaltung aus orthopädischer Sicht (Vortrag beim 2. Europäischen Ärztekongreß für Musikermedizin, München)
Lahme A, Amstein I (1996) Gymnastik für Orchestermusiker. Kurze Übungen für die Konzertpausen. Das Orchester 9:23 ff
Laser T (1994) Lumbale Bandscheibenleiden, 3. Aufl. Zuckerschwert, München Berlin New York
Matthiaß HH (1984) Über die Haltungsnorm. In: Espenschied R (Hrsg) Ausdrucksbild der Emotionen. Reinhardt, München Basel
May G, May-Ropers C (1990) Balance und Bewegung. Gustav Fischer, Stuttgart New York
Mayr P, Rausch E (1998) Milde Ableitungsdiät. Haug, Heidelberg
Rolf I (1978) Ida Rolf talks about rolfing and physical reality. Rolf Institute, Boulder/CO
Schnorrenberger CC (1994) Kongreßband der Vorträge und Diskussionen zum Ersten Europäischen Ärztekongreß für Musiker-Medizin, Bd. 12. (Schriftreihe des Deutschen Forschungsinstituts für chinesische Medizin e. V., Freiburg i. Br.)
Schwind P (1985) Alles im Lot. Körperliches und seelisches Gleichgewicht durch Rolfing. Goldmann, München
Szende O (1977) Handbuch des Geigenunterrichts. F. K. Sandvoss, Düsseldorf
Thomas-Mifune W (1992) Cello spielen leichter. Edition Kunzelmann, Lottstetten

2.1.2 Die dynamische Stabilisation der Brustwirbelsäule – Voraussetzung für eine ökonomische Haltung
(Susanne Klein-Vogelbach, Irene Spirgi-Gantert)

Kriterien für eine natürliche Haltung

Für eine natürliche, ökonomische Haltung im Sitzen und im Stehen müssen Becken, Brustkorb und Kopf in eine gemeinsame Achse, die *Körperlängsachse*, eingeordnet sein. Dann befindet sich die Wirbelsäule mit ihren normalen Krümmungen in der ◆Nullstellung.

Sind die Körperabschnitte Becken, Brustkorb und Kopf richtig eingeordnet, bilden jeweils folgende Körperpunkte eine Linie:

- von der Seite betrachtet: Hüft- und Schultergelenke, Ohrläppchen und Scheitelpunkt;
- von hinten betrachtet: die Dornfortsätze der Wirbelsäule und der Scheitelpunkt;
- von vorn betrachtet: Schambein, Bauchnabel, Brustbein, Kinnspitze und Scheitelpunkt.

Grundvoraussetzung ist eine gute Beweglichkeit der Wirbelsäule und der Hüftgelenke. Im Sitzen sind vor allem Bewegungstoleranzen in die Hüftbeugung, im Stehen in die Hüftstreckung notwendig.

Die Wahrung des ◆Türmchens erfordert sehr differenzierte muskuläre Aktivitäten:

- Im Stand balanciert das Becken auf den Gelenkköpfen der Oberschenkel. Sobald das Gleichgewicht „gefährdet" ist, sind ausgleichende Bewegungen nach vorn, hinten oder auch zur Seite möglich. Die Muskulatur um Hüftgelenke und Lendenwirbelsäule ist einsatzbereit, aber nicht ständig aktiviert. Dann befindet sich das Becken im Zustand der *potentiellen Beweglichkeit.*
- Die Brustwirbelsäule ist in ihrer ◆Nullstellung stabilisiert. Die Atmung funktioniert automatisch, beobachtbar sind gleichmäßige Bewegungen der Rippen und das Vorwölben des Oberbauchs („Ruheatmung").
- Der Kopf balanciert auf dem mobilen Halsstiel in einer Mittelstellung. Die Spannung der Muskulatur rund um den Hals ist minimal, es dominieren keine Aktivitäten vorn oder hinten. Der Kopf befindet sich im Zustand der *potentiellen Beweglichkeit* (Abb. 2.9).

Abb. 2.9
Der Kopf ist in Mittelstellung und potentiell beweglich, die Brustwirbelsäule ist dynamisch stabilisiert, das Becken ist potentiell beweglich

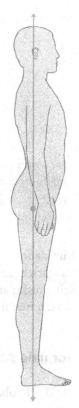

Die dynamische Stabilisation der Brustwirbelsäule in ihrer Nullstellung

In der aufrechten Haltung wie auch bei Bewegungen des ◆Türmchens im Raum (z.B. Vor- oder Rückneigung) sollte die Brustwirbelsäule stets in ihrer ◆Nullstellung stabilisiert bleiben. Nur so gelingt es, Bewegungsimpulse aus der Peripherie zu koordinieren. Diese Impulse können die Brustwirbelsäule vom Kopf, von den Armen, von den Beinen über das Becken oder auch von den Atembewegungen der Rippen her treffen.

Die vielfältigen Impulse von außen auf die Brustwirbelsäule fordern permanente Veränderungen der Muskelaktivitäten in bezug auf Intensität und Lokalisation. Daraus ergeben sich sehr hohe, allerdings wenig ermüdende Anforderungen an die ◆Feinmuskulatur der Wirbelsäule.

Die Stabilisation der Brustwirbelsäule ist ein dynamisches Geschehen. Die Funktionelle Bewegungslehre verwendet dafür den Begriff der „dynamischen Stabilisation".

➡ *„Dynamische Stabilisation"* der Brustwirbelsäule bedeutet:
- Ankommende Bewegungsimpulse unterschiedlichster Art aus der Peripherie werden gestoppt.
- Die ◆Nullstellung der Wirbelsäule wird alternierend von verschiedenen Muskeln stabilisiert.
- Die Intensität der Muskelaktivität wechselt ständig.

Die dynamische Stabilisation der Brustwirbelsäule in Nullstellung ist unabdingbar für den Musiker beim Instrumentenspiel. Welches Instrument er auch spielt, die Brustwirbelsäule muß stets in ihrer Nullstellung stabilisiert bleiben.

Nur dann funktioniert die normale Atmung unabhängig von der Einwirkungsrichtung der Schwerkraft, und der Musiker kann die ◆Geschicklichkeitsmuskulatur der Arme und Hände für seine anspruchsvollen, differenzierten manuellen Aktivitäten optimal nutzen.

Normale Atmung

Für die Beobachtung und Beschreibung der normalen Atmung unterscheidet man zwischen der Atmung in Ruhe, der „Ruheatmung", und der Atmung unter Belastung, der „Belastungsatmung".

➡ Unter *Ruheatmung* versteht man die Atmung, die normalerweise in der aufrechten Haltung und bei körperlichen Aktivitäten ohne vermehrte Belastung des Kreislaufs stattfindet. Als *Belastungsatmung* wird die Atmung bezeichnet, die in Streßsituationen oder bei Belastung des Kreislaufs erfolgt.

Ruheatmung

Während der normalen Ruheatmung kann der Therapeut am Patienten bestimmte Vorgänge beobachten, und auch der Patient selbst kann gewisse Merkmale wahrnehmen.

Vom Therapeuten beobachtbare Vorgänge

Während der *Einatmung* (Inspiration) heben sich die Rippen, der Winkel zwischen rechtem und linkem unterem Rippenbogen (epigastrischer Winkel) öffnet sich, und der Oberbauch wölbt sich vor, sobald sich das Zwerchfell senkt. Die ◆weiterlaufende Bewegung der Rippen auf die Brustwirbelsäule im Sinne einer Streckung (Extension) muß verhindert werden, d.h. die Brustwirbelsäule darf sich während der Einatmung nicht strecken.

Während der *Ausatmung* (Exspiration) senken sich die Rippen, der epigastrische Winkel schließt sich, und der Oberbauch flacht ab. Die weiterlaufende Bewegung auf die Brustwirbelsäule im Sinne einer Beugung muß verhindert werden, d.h., der Rücken bleibt während der Ausatmung lang (Abb. 2.10 a, b).

Wenn die Brustwirbelsäule in ihrer Nullstellung dynamisch stabilisiert ist, können sich die Rippen beim *Einatmen* in den Kostovertebralgelenken heben, während sich das Zwerchfell senkt, und sich beim *Ausatmen* in den Kostovertebralgelenken senken, während sich das Zwerchfell hebt. Dadurch wird das Volumen optimal vergrößert bzw. verkleinert.

Die Begrenzung der Rippenbewegungen während des Ein- und Ausatmens verursacht keine sichtbaren Bewegungen in der Brustwirbelsäule. Die normale Atmung benötigt bei der Ein- und Ausatmung eine Stabilisation der Brustwirbelsäule in umgekehrter Richtung. Sowohl im Sitzen als auch im Stehen und Liegen finden alternierende Aktivitäten der Feinmuskulatur der Brustwirbelsäule statt. Mit anderen Worten: Die Intensität der Muskelaktivität verändert sich ständig.

> **Dank der alternierenden Aktivität der Feinmuskulatur in der Brustwirbelsäule ist die Stabilisation der Brustwirbelsäule in der Nullstellung nicht ermüdend.**

Vom Patienten wahrnehmbare Merkmale

Vor dem *Einatmen* ist eine Zunahme des Speichelflusses zu spüren. Die Zunge ist locker und warm, sie berührt die Innenseite der unteren Zähne. Die Oberlippe ist locker, man spürt den Pulsschlag vor allem im Bauchraum, und plötzlich stellt sich das Bedürfnis zum Einatmen ein. Die eingeatmete Luft fühlt sich in der Nase kühl an. Brustkorb und Bauchraum erweitern sich, ein „Sich-leicht-Fühlen" stellt sich ein.

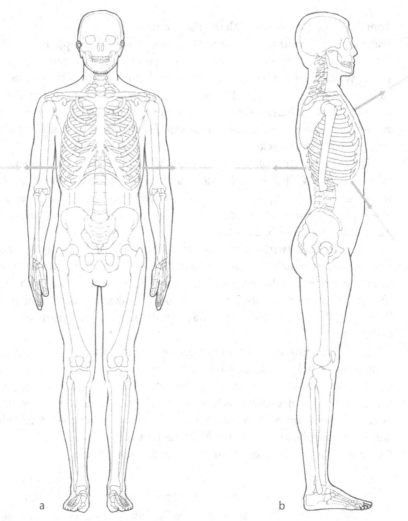

Abb. 2.10 a, b. Richtung der Atembewegungen **a** von vorn, **b** von der Seite (Klein-Vogelbach 1995)

Zwischen Ein- und Ausatmung stellt sich eine kleine Pause ein, in der der Speichelfluß wieder zunimmt, und man verspürt Lust zu gähnen. Bei der *Ausatmung* strömt die Luft langsam durch den gespitzten Mund aus. Die Luft fühlt sich warm an. Der Rücken bleibt lang, der Scheitel strebt nach oben.

Belastungsatmung

Ist der Sauerstoffbedarf infolge vermehrter körperlicher Aktivitäten oder in Streßsituationen erhöht, sollte dem zunächst durch eine Vergrößerung des Atemvolumens (Menge des ein- und ausgeatmeten Sauerstoffs) entgegengewirkt werden. Statt dessen erhöht sich in solchen Fällen allerdings bei vielen Menschen die Atemfrequenz. Kurzatmigkeit und ein subjektives Gefühl des „Keine-Luft-Bekommens" sind die Folge. Die Atemhilfsmuskulatur (Hals- und Schultergürtelmuskulatur) wird übermäßig belastet und verspannt sich. Der Streß nimmt zu.

> Mit der Erhöhung der Atemfrequenz ist eine Verschiebung der ◆Atemmittellage nach oben verbunden. In solchen Fällen muß zunächst die ◆ Atemmittellage durch eine verlängerte Ausatmung gesenkt werden, bevor das ◆Einatmungsvolumen vergrößert werden kann (siehe Abschn. 2.6.3).

Funktionelle Fehlatmung

Fehlt die dynamische Stabilisation der Brustwirbelsäule, wird die Atemhilfsmuskulatur (Schultergürtel- und Halsmuskulatur) schon in der Ruheatmung eingesetzt. In der Folge kommt es zu einer „funktionellen Fehlatmung".

Hierbei heben sich zwar bei der Einatmung die Rippen, im weiteren Verlauf aber streckt sich die Brustwirbelsäule, und das Zwerchfell senkt sich nicht. Der Brustkorbraum erweitert sich nur geringfügig. Während der Ausatmung senken sich zwar die Rippen, im weiteren Verlauf jedoch beugt sich die Brustwirbelsäule und sinkt in sich zusammen. Sie wird destabilisiert.

Ursachen einer funktionellen Fehlatmung

Häufige Ursache für eine funktionelle Fehlatmung ist die „militärische Haltung", die in Schule und Familie leider immer noch als „gute" Haltung gilt. Eine solche Haltung behindert die ◆kostovertebralen Atembewegungen und schränkt gleichzeitig den Aktionsradius des Arms ein, denn die Schultergürtel- und Nackenmuskulatur kann nicht für die Koordination der Armbewegungen eingesetzt werden, sondern dient ausschließlich dem Aufrechterhalten der Haltung (siehe Abschn. 2.6.3).

Zu einer *kurzfristigen* funktionelle Fehlatmung kann es beispielsweise bei unangenehmen Wahrnehmungen des Geruchssinns kommen, wenn das „witternde Einatmen" durch die Nase durch eine Mundatmung ersetzt wird. Die Luft wird dann zu hastig eingesaugt.

Eine einmal angewöhnte Fehlatmung funktioniert ebenso automatisch wie die normale Ruheatmung. Alle „Fehlatmer" haben einmal normal geatmet, es jedoch verlernt.

Folgen einer funktionellen Fehlatmung

Die Folgen einer funktionellen Fehlatmung sind komplex. Beim Atmen sind ersatzweise Muskeln beteiligt, deren eigentliche Aufgabe darin besteht, die Bewegungen der Arme und Hände differenziert und ökonomisch zu gestalten bzw. Kopf und Becken im Gleichgewicht zu halten.

Die Störungen können sich folgendermaßen äußern:

- Die Destabilisation der Brustwirbelsäule schränkt den Aktionsradius der Arme ein.

- Das ◆Balancieren von Becken und Kopf (◆potentielle Beweglichkeit) ist vermindert.

- Vermehrte Spannungen der Schulter-/Nackenmuskulatur und der Muskulatur im Bereich der Lendenwirbelsäule führen mit der Zeit zu Verspannungen und Schmerzen.

- Schon bei geringer Belastung kommt es zu einer Erhöhung der Atemfrequenz.

- Die fehlenden oder verminderten Bewegungen des Zwerchfells können sich auch auf die Verdauung und den Kreislauf auswirken. Normalerweise fördern die Bewegungen des Zwerchfells (heben und senken) die Aktivitäten des Magens und unterstützen den venösen Rückstrom des Blutes aus der Peripherie.

Die Übung „Reaktive Atmung" (siehe Abschn. 2.6.2) ist die Basisübung zur Normalisierung der Atmung. Sobald sich die normale Ruheatmung wieder eingestellt hat, ist das Bewegungsniveau Schultergürtel-Brustkorb frei, und Arme und Hände sind wieder in der Lage, ihre differenzierten Aufgaben bei der Handhabung des Instruments wahrzunehmen.

Literatur

Klein-Vogelbach S (1990a) Funktionelle Bewegungslehre, 4. Aufl. Springer, Berlin Heidelberg New York Tokyo
Klein-Vogelbach S (1990b) Ballgymnastik zur funktionellen Bewegungslehre, 3. Aufl. Springer, Berlin Heidelberg New York Tokyo
Klein-Vogelbach S (1992a) Funktionelle Bewegungslehre: Therapeutische Übungen (Video). Springer, Berlin Heidelberg New York Tokyo
Klein-Vogelbach S (1992b) Funktionelle Bewegungslehre: Ballgymnastik (Video). Springer, Berlin Heidelberg New York Tokyo
Klein-Vogelbach S (1993) Therapeutische Übungen zur funktionellen Bewegungslehre, 3. Aufl. Springer, Berlin Heidelberg New York Tokyo
Klein-Vogelbach S (1995) Gangschulung zur funktionellen Bewegungslehre. Springer, Berlin Heidelberg New York Tokyo

2.2 Medizinische Grundlagen für Musiker und Musikpädagogen

ÜBERSICHT

Dem *Musiker* und dem *Musikpädagogen* werden hier in knapper Form die wichtigsten medizinischen Grundlagen der Physiologie und funktionellen Anatomie vorgestellt. Ausgangsbasis ist der Bezug vom Körper zum Instrument. Angaben zu weiterführender Literatur sind jeweils den Verzeichnissen am Abschnittsende zu entnehmen.

2.2.1 Funktionelle Anatomie
(ALBRECHT LAHME, JOSEF HEINZLER)

Allgemeine Gelenklehre

Es gibt zwei Arten von Gelenken:

- echte Gelenke (Diarthrosen) und

- unechte Gelenke (Synarthrosen).

➡ *Diarthrosen* sind bewegliche Knochenverbindungen (z.B. Ellbogengelenk). *Synarthrosen* unbewegliche bzw. nicht aktiv bewegliche Knochenverbindungen (z.B. Schädelknochen).

Synarthrosen unterscheidet man nach der Art des Gewebes, das die Verbindung herstellt:

- Synchondrosen (Knorpelfugen, z.B. Epiphysenfugen),

- Syndesmosen (Vereinigung durch Bindegewebsschichten, z.B. zwischen Wirbelbögen) und

- Synostosen (knöcherne Verbindung, z.B. Schädelnähte beim Erwachsenen).

Im folgenden werden nun die *Diarthrosen* (in der Fachsprache auch mit dem lateinischen Begriff „Articulationes" bezeichnet) näher betrachtet. Jede Diarthrose besteht aus

- zwei artikulierenden Gelenkflächen,

- der Gelenkkapsel und

- der Gelenkhöhle bzw. dem Gelenkspalt.

Die *Gelenkflächen* sind mit hyalinem Knorpel überzogen. Wir finden zumeist eine konvexe und eine konkave Gelenkfläche, auch Gelenkkopf und Gelenkpfanne genannt. Die Pfanne kann durch einen Faserknorpelring am Rand vergrößert sein (z. B. die sog. Gelenklippen am Schulter- oder Hüftgelenk). Sind die Gelenkflächen inkongruent, wird dies durch platte Zwischenscheiben (Disci) oder faserknorpelige Halbringe (Menisci) ausgeglichen. Die Zwischenscheiben oder Halbringe dienen auch als Stoßdämpfer bzw. Puffer.

Die *Gelenkkapsel* verbindet die Gelenkkörper und schließt die *Gelenkhöhle* nach außen hin ab. Die Gelenkkapsel besteht aus zwei Schichten:

- der Membrana fibrosa und

- der Membrana synovialis.

Die Membrana fibrosa ist eine bindegewebige Membran. Die Membrana synovialis ist mit einer inneren Haut überzogen und produziert die Gelenkschmiere (Synovia). Ähnlich wie die innere Gelenkmembran sind auch die Schleimbeutel, die Bursae synoviales, aufgebaut. Sie stehen teilweise mit der Gelenkhöhle in Verbindung oder sind an Stellen lokalisiert, an denen Sehnen über Knochen hinwegziehen. Die Bänder (Ligamenta) dienen der Gelenkführung und verhindern übermäßige Bewegungsausschläge. Sie stehen teilweise mit der äußeren Membran der Gelenkkapsel in Verbindung, teilweise ziehen sie auch separat.

An *Gelenkformen* unterscheidet man:

- einachsige Gelenke,

- zweiachsige Gelenke,

- dreiachsige Gelenke und

- Gelenke mit nur geringer Beweglichkeit (Amphiarthrosen).

Zu den *einachsigen Gelenken* zählen

- die Scharniergelenke (Ginglymi),

- die Zapfengelenke und

- die Radgelenke.

Die Scharniergelenke verfügen meistens über rollenförmige Gelenkflächen. Zudem weisen sie kräftige Führungsbänder (Kollateralbänder) auf. Zu den wichtigsten Scharniergelenken gehören die Fingergelenke (Interphalan-

gealgelenke). Eine besondere Form der Schaniergelenke ist das Zapfenge-
lenk. Zapfengelenke sind Gelenke, bei denen die Gelenkpfanne eine Ring-
form aufweist, die um einen Zapfen herum eine Drehbewegung ausführen
kann. Zu den Zapfengelenken zählt z. B. das Gelenk zwischen dem 1. Halswirbel und dem Zahn des 2. Halswirbels (Articulatio atlantodentalis). Das
als Radgelenk bezeichnete Gelenk ist von der Funktion her ein Scharniergelenk. Ein Radgelenk findet sich z. B. zwischen Elle und Speiche am
Übergang zur Handwurzel (Articulatio radioulnaris distalis).

Zweiachsige Gelenke verfügen über zwei Grade der Bewegungsfreiheit,
d. h., eine Bewegung in vier Richtungen ist möglich. Zu den zweiachsigen
Gelenken gehören die Drehscharniergelenke (Trochoginglymi). Dazu zählen u. a.

* die Eigelenke (Ellipsoidgelenke) und

* die Sattelgelenke.

Der konvexe Gelenkkörper der Ellipsoidgelenke ist eiförmig (z. B. das Gelenk zwischen Speiche und Handwurzel, Articulatio radiocarpea). Bei den
Sattelgelenken hat der Gelenkkörper die Form eines Reitsattels (z. B. Daumensattelgelenk).

Dreiachsige Gelenke, auch Kugelgelenke genannt, besitzen drei Grade der
Bewegungsfreiheit und ermöglichen damit eine Bewegung in sechs Rich-
tungen (z. B. Schulter- und Hüftgelenk). Sie verfügen über eine horizontale
(Beugung und Streckung), eine sagittale (seitwärts und körperwärts, d. h.
Abduktion und Adduktion) und eine vertikale (Innen- und Außenrotation)
Achse. Eine Sonderform des Kugelgelenkes ist das Nußgelenk, bei dem die
Gelenkpfanne und der am Rande der Gelenkpfanne ansetzende faserknor-
pelige Ring (Labrum) den kugeligen Gelenkkopf beinahe zu zwei Dritteln
einschließen (z. B. Hüftgelenk).

Amphiarthrosen sind Gelenke mit einer durch kräftige Bänder einge-
schränkten Beweglichkeit. Zu den Amphiarthrosen gehört das Gelenk zwischen Kreuz- und Darmbein (Ileosakralgelenk).

Die oberen Gliedmaßen (obere Extremität)

Die obere Extremität umfaßt

* die Schulter bis zum Ansatz am Rumpf im Bereich des Schultergürtels,

* die Oberarme,

* die Unterarme und

* die Hand.

Im folgenden werden zunächst die beteiligten Knochen, dann ihre gelenkigen Verbindungen sowie die an den entsprechenden Stellen angesiedelten Muskeln dargestellt. Die Reihenfolge geht von proximal (Rumpfnähe) nach distal (vom Rumpf am weiten entferntestes Glied).

Schultergürtel

Knochen

Der *Schultergürtel* besteht aus

- Schlüsselbein und
- Schulterblatt.

Das *Schlüsselbein* hat die Form eines liegenden „S". Seine beiden Enden sind Gelenkflächen für die Verbindung zum Brustbein (Facies articularis sternalis) und zur Schulterblatthöhe (Facies articularis acromialis) (Abb. 2.11).

Das *Schulterblatt* ist eine dreieckige Knochenplatte, die die hintere Fläche des Brustkorbs in Höhe der 2. bis 7. Rippe bedeckt. Das Schulterblatt besitzt die Gelenkpfanne für das Schultergelenk (Fossa articularis). Die Vorderfläche des Schulterblattes (Facies costalis, Abb. 2.12 a) zeigt zu den Rippen. In einer Vertiefung der Facies costalis, der Fossa subscapularis, entspringt der M. subscapularis, der „Unterschulterblattmuskel", der den Arm anwinkelt und die Kapsel des Schultergelenks spannt.

Die hintere Ansicht des Schulterblattes (Facies dorsalis, Abb. 2.12 b) ist gekennzeichnet durch die Spina scapulae, eine schräg verlaufende Knochenleiste. In einer Ausbuchtung oberhalb dieser Knochenleiste (Fossa supraspinata) entspringt der M. supraspinatus, der den Oberarm anzieht und – ebenso wie der M. subscapularis – die Schultergelenkkapsel spannt. In einer Ausbuchtung unterhalb der Knochenleiste (Fossa infraspinata) entspringt der M. infraspinatus, der den Arm auswärts rollt. Die Spina scapulae läuft in die Schulterblatthöhe (Acromion) aus, die eine gelenkige Verbindung zum Schlüsselbein hat. Die Schulterblatthöhe bildet gemeinsam mit dem Rabenschnabelfortsatz (Processus coracoideus), der oberhalb und als vordere Begrenzung des Schultergelenks hervortritt, das Schulterdach.

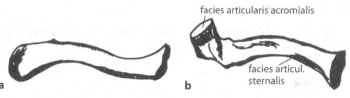

Abb. 2.11 a, b. Rechtes Schlüsselbein **a** von oben, **b** von unten (Heinzler 1974)

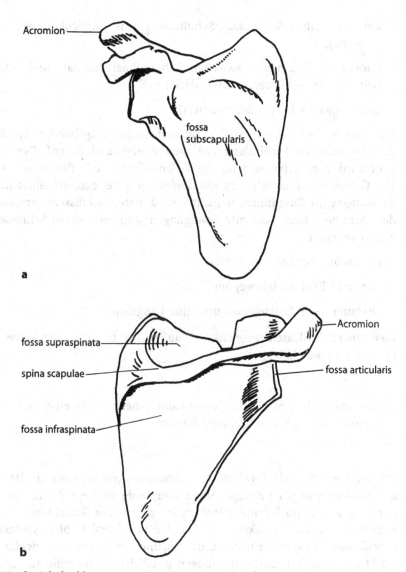

Acromion

fossa subscapularis

a

fossa supraspinata

Acromion

spina scapulae

fossa articularis

fossa infraspinata

b

Abb. 2.12a, b. Schulterblatt **a** von vorne (Facies costalis), **b** von hinten (Facies dorsalis) (Heinzler 1974)

Gelenke

Der Schültergürtel verfügt über folgende Gelenkverbindungen (Articulationes):

- inneres Schlüsselbeingelenk (Articulatio sternoclavicularis),

- äußeres Schlüsselbeingelenk/Schultereckgelenk (Articulatio acromioclavicularis),

- knöcherne Verbindung zwischen Rabenschnabelfortsatz und Schlüsselbein (Syndesmosis coracoclavicularis) und

- Schultergelenk (Articulatio humeri).

Das *innere Schlüsselbeingelenk* dient mit seiner umgebenden Muskulatur der dynamischen Verbindung zwischen Armen und Rumpf. Der Gelenkkopf wird vom Schlüsselbein, die Gelenkpfanne vom Brustbein gebildet. Das Gelenk ist dreiachsig, ein Kugelgelenk mit Bewegungsfreiheit in sechs Richtungen im Zusammenspiel mit dem äußeren Schlüsselbeingelenk und dem Schultergelenk. Folgende Bewegungen sind im inneren Schlüsselbeingelenk möglich:

- Heben und Senken des Armes,

- Vor- und Rückwärtsbewegung,

- Drehung des Schlüsselbeins um seine Längsachse.

Das innere Schlüsselbeingelenk ist außerdem bei den Armbewegungen beim Gehen beteiligt.

BEISPIEL Bei den hohen Streichern kommt das innere Schlüsselbeingelenk vor allem beim Lagenwechsel zum Einsatz.

Das *äußere Schlüsselbeingelenk,* auch *Schultereckgelenk* genannt, ist bei allen Armbewegungen beteiligt. Seine Hauptaufgabe liegt darin, die Bewegung des Armes im Schultergelenk zu erweitern. Der Gelenkkopf wird vom Schlüsselbein, die Gelenkpfanne von der Schulterblatthöhe gebildet. Die Gelenkkapsel ist durch ein Band, das Ligamentum acromeoclaviculare, verstärkt und von drei kräftigen Bändern stabilisiert. Beim äußeren Schlüsselbeingelenk handelt es sich ebenfalls um ein Kugelgelenk.

Die *Verbindung zwischen Rabenschnabelfortsatz und Schlüsselbein* (Syndesmosis coracoclavicularis) ist durch Bänder stabilisiert. Sie hat die Aufgabe, das Schulterblatt an das Schlüsselbein und damit an den Rumpf zu fixieren.

Das *Schultergelenk* ist das beweglichste Gelenk des Körpers. Als Kugelgelenk ermöglicht es folgende Bewegungen des Armes:

- seitwärts-/körperwärts führen,

- vorwärts-/rückwärts heben,
- auswärts-/einwärts drehen.

Der Gelenkkopf wird vom Oberarmkopf (Caput humeri), die Gelenkpfanne, vergrößert durch eine Gelenklippe (Labium articulare), wird vom Schulterblatt gebildet. Die Gelenkkapsel zieht von der Gelenklippe zum Oberarmhals (Collum anatonicum humeri). Sie ist sehr weit und weist zwei Aussackungen auf:

- eine Synovialscheide (Vagina synovialis intertubercularis) zum Schutz der langen Bizepssehne und
- einen Schleimbeutel der Sehne des Subskapularismuskels (Bursa subtendinea musculi subscapularis).

Sehnenscheiden und Schleimbeutel dienen vor allem der verbesserten Gleitfähigkeit zwischen einzelnen Schichten. So kann man sich die Sehnenscheiden als Führungsschienen, die Schleimbeutel als Druckpolster zwischen anatomischen Strukturen vorstellen, die jeweils dazu beitragen, Verschleißerscheinungen zu vermeiden.

Beim Schultergelenk besteht ein Mißverhältnis zwischen großem Gelenkkopf und kleiner Gelenkpfanne. Deshalb bedarf dieses Gelenk einer kräftigen muskulären Stabilisierung. Am Oberrand der Schultergelenkspfanne entspringt der Bizepsmuskel mit seiner langen Bizepssehne. Am unteren Rand der Gelenkpfanne (Tuberculum infraglenoidale) entspringt die lange Trizepssehne. An dem nach vorn zeigenden Rabenschnabelfortsatz setzt der kleine Brustmuskel an, ebenso der kurze Bizepskopf und der M. coracobrachialis, der vom Rabenschnabelfortsatz zum Arm zieht.

Muskeln

In Tabelle 2.1 sind die einzelnen Muskeln des Schultergürtels zusammengefaßt.

Oberarm

Knochen

Der Oberarm besteht aus einem einzelnen Knochen: dem Humerus oder *Oberarmknochen* (Abb. 2.13). Er läßt sich in drei Teile gliedern:

- das proximale (körpernahe) Ende (Caput humeri),
- den Schaft (Corpus humeri) und
- das distale (körperferne) Ende (Condylus humeri).

Tabelle 2.1. Die Muskeln des Schultergürtels

Muskel	Ursprung	Ansatz	Wirkung
Muskeln, die zu den Knochen des Schultergürtels ziehen			
M. levator scapulae	Rippenfortsätze des 1.–4. HWK	Oberer Schulterblattwinkel	Hebt das Schulterblatt
M. rhomboideus major et minor	Dornfortsätze des 1.–4. BWK und des 6.–7. HWK	Mediale Linie des Schulterblatts (außen)	Zieht das Schulterblatt nach hinten, oben und medial (zur Mitte)
M. serratus anterior	1.–9. Rippe	Mediale Linie des Schulterblatts (innen)	Zieht das Schulterblatt nach vorne und außen
M. pectoralis minor	2.–5. Rippe	Rabenschnabelfortsatz	Zieht das Schulterblatt nach unten, Hilfsmuskel für Einatmung
M. subclavius	1. Rippe	Sulcus subclavius	Erweitert die Achselvene
M. trapezius	Dornfortsätze des 1.–12. BWK, Linea nuchae (waagrecht verlaufende, geschwungene, knöcherne Erhabenheit am Hinterhaupt)	Schlüsselbein, Akromion	Zieht das Schulterblatt nach hinten oben, nach innen und nach unten
Muskeln, die vom Schultergürtel zum Oberarm ziehen			
M. deltoideus	Akromion, Spina scapula	Tuberositas deltoidea humeri	Abduziert, hebt den Oberarm vor- und rückwärts
M. coracobrachialis	Rabenschnabelfortsatz	Ulnarer Humerusrand	Adduziert, hebt den harabhängenden Arm
M. supraspinatus	Fossa supraspinata	Tuberculum majus (oberer Anteil)	Abduziert den Oberarm, spannt die Gelenkkapsel
M. infraspinatus	Fossa infraspinata	Tuberculum majus (mittlerer Anteil)	Rollt den Arm auswärts, spannt die Kapsel
M. teres minor	Lateraler Rand des Schulterblattes	Tuberculum majus (unterer Anteil)	Dreht den Arm nach außen
M. subscapularis	Fossa subscapularis	Tuberculum minus	Rollt den Arm einwärts
M. teres major	Unterer Winkel des Schulterblattes	Crista tuberculi minoris	Rollt den Arm einwärts und zieht ihn nach hinten
M. latissimus dorsi	Dornfortsätze des 5.–12. BWK, Fascia lumbodorsalis, Hüftbeinkamm	Crista tuberculi minoris	Rollt den Arm einwärts und zieht ihn nach hinten

Tabelle 2.1 (Fortsetzung)

Muskel	Ursprung	Ansatz	Wirkung
M. pectoralis major	Mediales Schlüsselbein, Brustbein, Rektusscheide (Sehnenscheide der Bauchmuskeln)	Crista tuberculi majoris	Adduziert, senkt den erhobenen Arm, rollt ihn einwärts

BWK = Brustwirbelkörper,
HWK = Halswirbelkörper

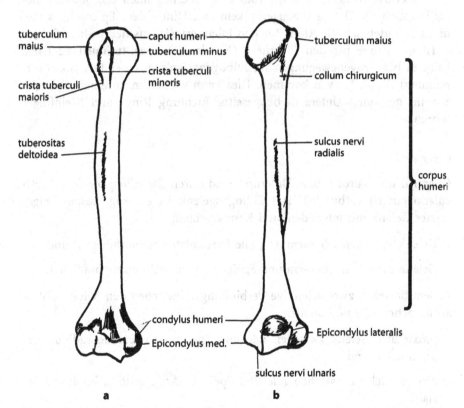

a   b

Abb. 2.13a, b. Rechter Oberarmknochen **a** von vorne, **b** von hinten (nach Heinzler 1974)

Das proximale Ende des Oberarmknochens bildet den Gelenkkopf für das Schultergelenk, das untere Ende die gelenkigen Verbindungen zu Elle und Speiche. An der Übergangsstelle des rumpfnahen Humerusendes in den Oberarmkörper (Collum chirurgicum) kommt es am häufigsten zu Oberarmbrüchen.

Am kleinen Höcker (Tuberculum minus) setzt der M. subscapularis an. An der knöchernen Leiste Crista tuberculi majoris setzt der große Brustmuskel (M. pectoralis major) an. Der größte Rückenmuskel und der M. teres major setzen an der Crista tuberculi minoris an.

Der Oberarmschaft hat eine rundliche Form und ist nach unten dreiseitig. Das Mittelstück zeigt am äußeren Rand eine Rauhigkeit (Tuberositas deltoidea). Dort setzt der Deltamuskel an. Auf der Rückseite des Oberarmschaftes befindet sich die Rinne für den Speichennerv (Sulcus nervi radialis).

Das distale Ende bildet die Gelenkflächen für das Ellbogengelenk. Seitlich über den Gelenkflächen liegt der Epicondylus lateralis, der Ursprung[1] der Unterarmstreckmuskulatur. Vom gegenüberliegenden Epicondylus medialis gehen die Unterarmbeugemuskeln aus. Hinter dem Epicondylus medialis befindet sich die Rinne für den Ellennerv (Sulcus nervi ulnaris).

Ist die Rinne für den Ellennerv (N. ulnaris) konstitutionell zu flach, kann es bei Beugebewegungen im Ellbogengelenk zu einer Luxation (Verrenkung) dieses Nerven kommen. Dies kann wiederum zu einem Schmerzen im gesamten Unterarm beugeseitig Richtung Ring- und Kleinfinger führen.

Gelenke

Oberarm und Vorder- bzw. Unterarm sind durch das *Ellbogengelenk* (Articulatio cubiti) verbunden. Das Ellbogengelenk ist ein sog. zusammengesetztes Gelenk mit folgenden zwei Komponenten:

- Gelenk zwischen Oberarm und Elle (Articulatio humeroulnaris) und

- Gelenk zwischen Oberarm und Speiche (Articulatio humeroradialis).

Zudem bestehen zwei gelenkige Verbindungen zwischen den beiden Unterarmknochen Elle und Speiche:

- proximales Gelenk zwischen Elle und Speiche (Articulatio radioulnaris proximalis) und

- distales Gelenk zwischen Elle und Speiche (Articulatio radioulnaris distalis).

Der erste Gelenkanteil ist ein reines Scharniergelenk zur Beugung und Streckung, der zweite ein sog. Ellipsoidgelenk. Beide Gelenkanteile zusammen bilden ein Drehscharniergelenk. Die beiden Gelenke zwischen Elle

---

[1] Bei der Lokalisation des Muskels unterscheidet man zwischen Ursprung und Ansatz. Der *Ursprung* bezeichnet die Stelle, von der aus der Muskel in der Embryonalentwicklung zu wachsen beginnt. Der *Ansatz* bezeichnet die Stelle, an der der Muskel ansetzt und dann auch wirkt.

Tabelle 2.2. Die Muskeln des Oberarms

Muskel	Ursprung	Ansatz	Wirkung
Flexoren (Beuger, vorne gelegen)			
M. biceps brachii	Tuberculum supraglenoidale (Caput longum), Rabenschnabelfortsatz (Caput breve)	Tuberculum radii	Beugt den Unterarm, Supination (Drehung des Unterarms, wobei die Handfläche in der Endstellung nach oben zeigt)
Extensoren (Strecker, hinten gelegen)			
M. tricepsbrachii (Caput longum, Caput laterale, Caput mediale)	Tuberositas infraarticularis, über dem Sulcus nervi radialis, unter dem Sulcus nervi radialis	Olekranon (Ellbogenhöcker)	Streckt den Unterarm, das Caput longum adduziert den Oberarm
M. anconaeus	Epicondylus lateralis	Proximales (=körpernahes) Ende der Elle	Hinterer Kapselspanner

und Speiche sind Radgelenke für die Umwendbewegungen des Unterarmes (Supination und Pronation). Insgesamt ermöglicht das Ellbogengelenk also folgende Bewegungen des Unterarms:

- Beugung/Streckung,
- Supination/Pronation.

Muskeln

In Tabelle 2.2 sind die Muskeln des Oberarms mit ihren jeweiligen Funktionen zusammengefaßt.

Unterarm

Knochen

Der Unterarm besteht aus

- Elle (Ulna) und
- Speiche (Radius).

Elle (Abb. 2.14a) und Speiche (Abb. 2.14b) sind an den Umwendbewegungen der Hand beteiligt. In der sog. Supinationsstellung, d.h. in der Stellung, in der der Handteller nach oben sieht, sind Speiche und Elle parallel. In der Pronationsstellung (Handflächen weisen nach unten) sind sie ge-

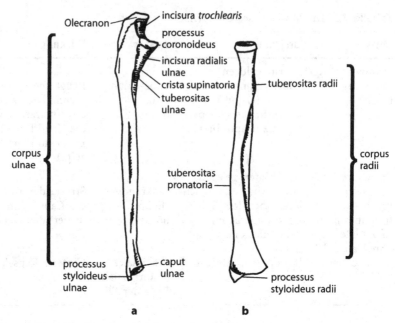

Olecranon — incisura *trochlearis*
processus coronoideus
incisura radialis ulnae
crista supinatoria
tuberositas ulnae
tuberositas radii
corpus ulnae
tuberositas pronatoria
corpus radii
processus styloideus ulnae
caput ulnae
processus styloideus radii

a   b

Abb. 2.14. a Rechte Elle, **b** rechte Speiche (nach Heinzler 1974)

kreuzt. Dabei ist die Elle stets der ruhige Pol; die Speiche überkreuzt also die Elle. Zwischen Elle und Speiche spannt sich die sog. Membrana interossea. Diese Membran verhindert Längsverschiebungen der beiden Unterarmknochen.

Die *Speiche (Radius)* läßt sich in drei Teile gliedern:

- das proximale Ende,
- den Schaft (Corpus radii) und
- das distale Ende.

Das proximale Ende der Speiche bildet die Gelenkfläche zum Oberarm und zur Elle. Der Schaft weist drei Kanten auf. Hier findet sich eine rauhe Stelle (Tuberositas radii), an der der Bizepsmuskel ansetzt. Im Bereich des Scheitels der stärksten Krümmung der Elle findet sich die Tuberositas pronatoria, der Ansatz für den M. pronator teres, der die Hand in die Pronation führt. Das distale Ende der Speiche bildet die Gelenkfläche zur Handwurzel. Es besteht eine gelenkige Verbindung mit dem Kahnbein und dem Mondbein. Ebenfalls am distalen Ende der Speiche findet sich der Griffelfortsatz (Processus styloideus radii, siehe auch Abb. 2.15), an dem der M. brachioradialis ansetzt.

Durch Überlastung des M. brachioradialis bei Streichern kann es zu einer Entzündung des Griffelfortsatzes der Speiche (Styloiditis radii, siehe Lahme et al. 2000, Abschn. 1.1.2) kommen.

Wie die Speiche ist auch die *Elle (Ulna)* dreigeteilt, und zwar analog in

- das proximale Ende,
- den Schaft (Corpus ulnae) und
- das distale Ende.

Das proximale Ende der Elle hat eine halbmondförmige Gelenkfläche (Incisura trochlearis), die nach hinten in die Ellbogenspitze (Olecranon) ausläuft. Die Ellbogenspitze dient dem Trizepsmuskel als Ansatz. Zur Hohlhandseite (proximales Ende) läuft die Elle in den Processus coronoideus aus. Dieser Fortsatz weist seitlich zur Daumenseite hin eine Einkerbung für das Radiusköpfchen auf. Unterhalb des Processus coronoideus befindet sich die Ellenrauhigkeit (Tuberositas ulnae), die dem M. brachialis als Ansatz dient, sowie die Crista supinatoria, Ursprung des M. supinator.

Der Schaft des Ellenknochens läuft in das distale Ende aus. Dort befinden sich das Ellenköpfchen (Caput ulnae) zur gelenkigen Verbindung mit der Speiche und der Griffelfortsatz der Elle (Processus styloideus ulnae, siehe auch Abb. 2.15).

Gelenke

Das *Handgelenk* bildet die Verbindung zwischen Unterarm und Hand. Man unterscheidet zwischen

- dem proximalen Handgelenk (Articulatio radiocarpea) und
- dem distalen Handgelenk (Articulatio mediocarpea).

Das *proximale Handgelenk* befindet sich zwischen der Speiche und den körpernahen Handwurzelknochen Kahnbein (Os scaphoideum), Mondbein (Os lunatum) und Dreiecksbein (Os triquetrum). Funktionell ist das proximale Handgelenk ein zweiachsiges Gelenk (Eigelenk).

Das *distale Handgelenk* ist ein zusammengesetztes Kugelgelenk, das mit dem proximalen Handgelenk eine funktionelle Einheit bildet. Es verbindet die proximalen mit den distalen Handwurzelknochen (siehe Abschn. „Handwurzel"), die durch starke Bänder zusammengehalten werden. Das distale Handgelenk hat die Form eines liegenden „S" und verfügt über einen straffen Bandapparat mit sieben Bändern.

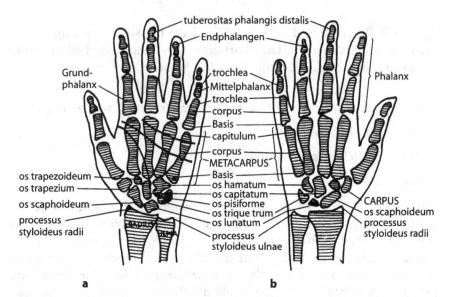

tuberositas phalangis distalis
Endphalangen
Grund-
phalanx
trochlea
Mittelphalanx
trochlea
corpus
Basis
capitulum
corpus
METACARPUS
Basis
os trapezoideum
os trapezium
os scaphoideum
processus
styloideus radii
os hamatum
os capitatum
os pisiforme
os trique trum
os lunatum
processus
styloideus ulnae
Phalanx
CARPUS
os scaphoideum
processus
styloideus radii

a   b

Abb. 2.15 a, b. Handknochen. **a** Sicht auf die Handfläche, **b** Sicht auf den Handrücken (nach Heinzler 1974)

Das Handgelenk ermöglicht folgende Bewegungen:

- Anheben des Handrückens (Dorsalflexion),
- Senken des Handrückens (Palmarflexion),
- Bewegung im Handgelenk daumen- bzw. kleinfingerwärts in Richtung Unterarm (Radialabduktion/Ulnarabduktion),
- Handkreisen.

Das Handkreisen kommt durch eine Kombination von Flächen- und Randbewegungen im Bereich des Handgelenks bzw. der Handwurzel zustande. Der Drehpunkt beim Handkreisen liegt im Kopf des Kopfbeins (Os capitatum), Das Kopfbein ist einer der Handwurzelknochen.

Muskeln

In Tabelle 2.3 sind die Muskeln des Unterarms mit ihren Wirkungen zusammengefaßt.

Tabelle 2.3. Die Muskeln des Unterarms

Muskeln	Ursprung	Ansatz	Wirkung
Beugergruppe, oberflächliche Schicht			
M. pronator teres	Epicondylus humeri medialis, Processus coronoideus der Elle	Tuberositas pronatoria	Pronation (Drehung des Unterarms, wobei der Handrücken in der Endstellung nach oben zeigt), beugt den Unterarm
M. flexor carpi radialis	Epicondylus humeri medialis	Basis metacarpale II, volar (handflächenseits)	Beugt die Hand, abduziert radial (=speichenwärts)
M. palmaris longus	Epicondylus humeri medialis	Palmaraponeurose (Sehnenplatte an der Handinnenfläche)	Beugt die Hand, spannt die Palmaraponeurose
M. flexor digitorum superficialis (M. perforatus)	Epicondylus humeri medialis (Caput humerale), Elle (Caput mediale), Speiche (Caput laterale)	Mittelphalanx 2.–5. Finger	Beugt den 2.–5. Finger
M. flexor carpi ulnaris	Epicondylus humeri medialis	Basis metacarpale V	Beugt die Hand, abduziert ulnar (=ellenwärts)
Beugergruppe, tiefe Schicht			
M. flexor pollicis longus	Speiche, Membrana interossea (verbindende Membran zwischen Elle und Speiche)	Basis der Daumenendphalanx	Beugt den Daumen
M. flexor digitorum profundus	Elle, Membrana interossea	Endphalanx 2.–5. Finger	Beugt den 2.–5. Finger
M. pronator quadratus	Volare Fläche der Elle	Volar und radial an der Speiche	Pronation
Streckergruppe, oberflächliche Schicht			
M. brachioradialis	Über dem Epicondylus lateralis humeri	Processus styloideus radii	Beugt Unterarm, v.a. in Pronationsstellung
M. extensor carpi radialis longus	Über dem Epicondylus lateralis humeri	Basis metacarpale II (dorsal)	Dorsalflexion der Hand (Beugung nach hinten), radiale Abduktion

Tabelle 2.3 (Fortsetzung)

Muskeln	Ursprung	Ansatz	Wirkung
M. extensor carpi radialis brevis	Epicondylus lateralis humeri	Basis metacarpale III	Dorsalflexion der Hand (Beugung nach hinten), radiale Abduktion
M. extensor digitorum communis	Epicondylus lateralis humeri, Unterarmfascie	Einzipflig an Grund- und Mittel- und zweizipflig an der Endphalanx	Fingerstrecker an der Grund-, z.T. auch an der Mittel- und Endphalanx
M. extensor digiti minimi proprius	Epicondylus lateralis humeri, Unterarmfascie	Dorsalaponeurose des 5. Fingers	Streckt den 5. Finger
M. extensor carpi ulnaris	Epicondylus lateralis humeri	Basis metacarpalis V	Dorsalflexion der Hand (Beugung nach hinten), ulnare Abduktion
Streckergruppe, tiefe Schicht			
M. supinator	Crista supinatoria der Elle	Distal (=körperfern) und radial vom Tuberculum radii	Supination
M. abductor pollicis longus	Speiche, Membrana interossea, Elle	Basis ossis metacarpalis I	Abduziert den Daumen
M. extensor pollicis brevis	Speiche, Membrana interossea, Elle	Grundphalanx des Daumens	Streckt und abduziert den Daumen
M. extensor pollicis longus	Membrana interossea, Elle	Basis der Endphalanx des Daumens	Streckt und abduziert den Daumen
M. extensor indicis proprius	Membrana interossea, Fascia dorsalis ulnae (distal)	Dorsalaponeurose des 2. Fingers	Streckt den 2. Finger (Zeigefinger)

Hand

Knochen

Die knöchernen Bestandteile der Hand lassen sich untergliedern in

- Handwurzel (Carpus),

- Mittelhand (Metacarpus) und

- Finger (Phalanges digitorum),
  die wiederum aus mehreren Knochen zusammengesetzt sind (Abb. 2.15)[2].

---

[2] Zur Anatomie der Hand siehe auch Lahme et al. 2000, Abschn. 2.4.3.

Die *Handwurzel* besteht aus 8 Handwurzelknochen. Man unterscheidet eine körpernahe (proximale) und eine körperferne (distale) Reihe. Zur proximalen Reihe gehören:

* Kahnbein (Os scaphoideum),
* Mondbein (Os lunatum),
* Dreiecksbein (Os triquetrum) und
* Erbsenbein (Os pisiforme).

Zur distalen Reihe gehören:

* großes trapezförmiges Bein oder Vielecksbein (Os trapezium),
* kleines Vielecksbein (Os trapezoideum),
* Köpfchenbein (Os capitatum) und
* Hakenbein (Os hamatum).

Das Kahnbein und das große Vielecksbein bilden zusammen die daumenseitige Handgelenkserhebung (Eminentia carpi radialis). Das Erbsenbein und der Haken des Hakenbeins bilden zusammen die kleinfingerseitige Erhebung (Eminentia carpi ulnaris). Zwischen diesen beiden Erhebungen liegt die sog. Handgelenksrinne (Sulcus carpi), die von den restlichen Handwurzelknochen gebildet wird. Diese Rinne wird durch ein Querband (Ligamentum transversum carpi) zum Handgelenkskanal (Canalis carpi). Durch diesen Kanal verlaufen der Medianusnerv sowie die Sehnen der meisten Handgelenks- bzw. Fingerbeugermuskeln – mit Ausnahme des ellenseitigen Handgelenksbeugers (M. flexor carpi ulnaris) – und der lange Hohlhandmuskel (M. palmaris longus).

Zwischen Handwurzel und Fingern liegt die *Mittelhand*. Sie besteht aus den fünf Mittelhandknochen (Ossa metacarpea). Die Mittelhandknochen sind jeweils dreigeteilt, und zwar in

* Basis,
* Körper (Corpus) und
* Köpfchen (Capitulum).

Die Basis steht in gelenkiger Verbindung mit den distalen Handwurzelknochen, das Köpfchen steht in gelenkiger Verbindung mit dem Grundglied der Langfinger bzw. des Daumens. In den Zwischenräumen zwischen den Mittelhandknochen (Spatia interossea) verlaufen die Zwischenknochenmuskeln (Mm. interossei).

An die Mittelhand schließen die *Finger* an. Die sog. Langfinger weisen drei Fingerglieder auf:

- Grundglied,
- Mittelglied und
- Endglied.

Der Daumen weist nur zwei Glieder auf, nämlich

- Grundglied und
- Endglied.

Grund- und Mittelglieder wiederum sind jeweils dreigeteilt in

- Basis,
- Körper (Corpus) und
- Rolle (Trochlea).

Die knöchernen Endglieder laufen in eine breite rauhe Fläche aus, die sog. Tuberositas phalangis distalis.

Gelenke

Die Hand ist durch ihre Vielzahl von Gelenken sehr beweglich. Man unterscheidet zwischen

- Handgelenk (siehe Abschn. „Unterarm"),
- Gelenken zwischen Handwurzel und Mittelhand (Articulationes carpometacarpeae),
- Fingergrundgelenken (Articulationes metacarpophalangeae) und
- Zwischenfingergelenken (Articulationes interphalangeae manus).

Bei den *Gelenken zwischen Handwurzel und Mittelhand* ist zu unterscheiden zwischen Daumensattelgelenk (Articulatio carpometacarpea pollicis) und den Gelenkverbindungen zwischen den distalen Handwurzelknochen und den Mittelhandknochen II–V. Letztere sind Gelenke mit einer straffen Bandführung, sog. Amphiarthrosen. Das Daumensattelgelenk hat eine sattelförmige Gelenkfläche und verbindet den ersten Mittelhandknochen und das große Vieleckbein. Es ermöglicht die vielfältigen Bewegungen des Daumens wie

- das Abspreizen/Heranführen und
- die Greifbewegungen gemeinsam mit den Langfingern.

Diese Bewegungen bilden die Voraussetzung für das Greifen und Schreiben.

Bei Holzbläsern kommt es häufig zu chronischen Überlastungen des Daumensattelgelenkes durch das Instrumentengewicht – vor allem dann, wenn das Gelenk konstitutionell bedingt zu schlaff ist.

Die Gelenkflächen der *Fingergrundgelenke*, auch MP-Gelenke (Metakarpophalangealgelenke) genannt, werden von den Köpfchen der Mittelhandknochen und der Basis der Grundglieder gebildet. Die Fingergrundgelenke sind vom Bau her Kugelgelenke, funktionell aber nur zweiachsig, da die Finger durch den Ansatz der Begleitbänder (Ligamenta collateralia) nur in Streckung, nicht aber in Beugung gespreizt werden können. Im Grundgelenk des Zeigefingers ist aufgrund des Gelenkbaues eine geringe Rotationsbewegung möglich.

Das sog. „Fingerknacken", das durch Zug am Finger ausgelöst werden kann, hat seine Ursache darin, daß die Gelenkkapsel aufgrund des Unterdrucks unter hörbarem Knacken in den Gelenkspalt eindringt. Fingerknacken kann bei Hypermobilen (siehe Lahme et al. 2000, Abschn. 1.1.1) zu einer Überdehnung und Lockerung der Gelenkkapsel führen.

Die *Zwischenfingergelenke* werden auch PIP- (proximale Interphalangealgelenke) bzw. DIP-Gelenke (distale Interphalangealgelenke) oder Mittel- bzw. Endgelenke genannt. Von ihrer Form her sind sie typische Scharniergelenke, die folgende Bewegungen ermöglichen:

- Beugung/Streckung im Mittelgelenk,

- Beugung/Streckung im Endgelenk.

Da an der Hand die langen Fingerbeugemuskeln gegenüber den Streckern überwiegen, stehen die Finger in Ruhehaltung in leichter Beugestellung. Der Daumen steht dabei in leichter Beugestellung und Opposition zur restlichen Hand.

Muskeln

In Tabelle 2.4 sind die Muskeln der Hand mit ihren Funktionen zusammengefaßt.

Sehnenscheiden

Die Sehnenscheiden bilden einen funktionellen Schutz der Sehnen, zu denen sich die Muskelenden verdichten[3].

---

[3] Für nähere Erläuterungen zum Thema „Sehnen" siehe Lahme et al. 2000, Abschn. 1.1.2.

Tabelle 2.4. Die Muskeln der Hand

Muskel	Ursprung	Ansatz	Wirkung
Muskeln des Daumenballens (Thenar)			
M. abductor pollicis brevis	Eminentia carpi radialis, Lig. transversum	Basis der Grundphalanx (radial)	Abduziert den Daumen
M. flexor pollicis brevis	Eminentia carpi radialis, Lig. transversum (oberflächlicher Kopf), Sulcus carpi (tiefer Kopf)	Über das radiale Sesambein an der Grundphalanx	Beugt die Grundphalanx
M. opponens pollicis	Eminentia carpi radialis, Lig. transversum	Radialer Rand Ossis metacarpalis I	Opponiert den Daumen
M. adductor pollicis (Caput transversum, obliquuum)	Os metacarpale III am Capitatum im Sulcus carpi	Ulnares Sesambein, Grundphalanx ulnar	Adduziert den Daumen
Muskeln des Kleinfingerballens (Antithenar)			
M. abductor digiti quinti	Eminentia carpi ulnaris, Lig. transversum	Basis der Grundphalanx des kleinen Fingers (ulnar)	Abduziert den kleinen Finger
M. flexor digiti V brevis	Eminentia carpi ulnaris, Lig. transversum	Basis der Grundphalanx (volar)	Beugt die Grundphalanx
M. opponens digiti V	Eminentia carpi ulnaris, Lig. transversum	Ulnarer Rand des Ossis metacarpale V'	Opponiert den 5. Finger
M. palmaris brevis	Palmaraponeurose	Haut des Antithenar (ulnar)	Schützt die ulnaren Gefäße und den Nerven
Muskeln der Hohlhand			
Mm. lumbricales	Radialseite der Sehnen des M. flexor digiti profundus	Ziehen radial an der Grundphalanx vorbei zur Dorsalaponeurose	Beugen die Grundphalanx, strecken Mittel- und Endphalanx
Mm. interossei palmares (3)	Einköpfig an Os metacarpale II, IV, und V	An Grundphalanx des selben Fingers, strahlen auch in die Streckaponeurose ein	Adduzieren den 2., 4. und 5. Finger, beugen im Grund- und strecken in den Interphalangealegelenken, da sie mit einem Zipfel in die Dorsalaponeurose einstrahlen

Tabelle 2.4 (Fortsetzung)

Muskel	Ursprung	Ansatz	Wirkung
Mm. inter-ossei dor-sales (4)	Zweiköpfig zwischen zwei Ossa metacar-palia	Radial zur 2. und 3. Grundphalanx, ulnar zur 3. und 4. Grund-phalanx	Spreizen die Finger, beugen im Grund- und strecken in den Inter-phalangealgelenken, da sie mit einem Zipfel in die Dorsalaponeur-ose einstrahlen

Die Sehnen der Unterarmmuskeln verfügen dort, wo sie über längere Knochenstrecken verlaufen, über sog. Sehnenscheiden (Vaginae tendinum). Vom Aufbau her sind die Sehnenscheiden Bindegewebsröhren, die innen von einer Synovialmembran ausgekleidet sind. Ihre Aufgabe besteht darin, der Sehne ein besseres Gleiten zu ermöglichen und Schädigungen durch Reibung am Knochen zu verhindern.

Im Bereich der *Streckseite* des Handgelenks (Abb. 2.16a) bildet das Hand-rückenband (Retinaculum extensorum) 6 Sehnenfächer, in denen die von den Sehnenscheiden umgebenen Strecksehnen verlaufen. In den einzelnen Sehnenfächern verlaufen die Sehnen folgender Muskeln:

- 1. Fach: M. abductor pollicis longus und M. extensor pollicis brevis,
- 2. Fach: Mm. extensor carpi radialis longus et brevis,

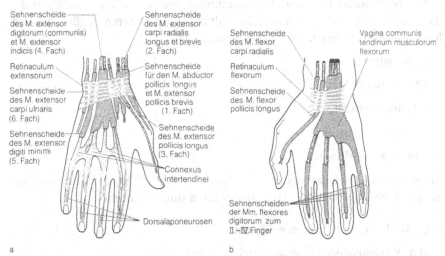

Abb. 2.16a, b. Sehnenscheiden der **a** Streckmuskulatur und der **b** Beugemuskulatur (Schiebler et al. 1995)

- 3. Fach: M. extensor pollicis longus,

- 4. Fach: M. extensor digitorum communis und M. extensor indicis proprius,

- 5. Fach: M. extensor digiti minimi (oder auch M. extensor digiti quinti proprius),

- 6. Fach: M. extensor carpi ulnaris.

Auf der *Beugeseite* des Handgelenks (Abb. 2.16 b) verlaufen die Beugesehnen in zwei sog. Sehnenscheidensäcken unter einem Bindegewebsband (Retinaculum flexorum). Hier unterscheidet man drei Sehnenscheiden. Außer dem M. flexor carpi radialis und dem M. flexor pollicis longus, die jeweils eine separate Sehnenscheide besitzen, teilen sich die übrigen Beuger (Flexoren) eine Sehnenscheide.

Die faserigen Bänder, die die Sehnenscheiden im Bereich der Fingerglieder aufbauen (Vagina fibrosa digitorum) verlaufen im Bereich der Fingergelenke ringförmig (Pars anularis), im Bereich der Fingerglieder kreuzen sie (Pars cruciformis vaginae fibrosae).

Der Rücken

Aufbau der Wirbelsäule

Im folgenden wird die Wirbelsäule näher betrachtet. Die Wirbelsäule bildet das Hauptelement des Rumpfes, an dem die oberen Extremitäten ansetzen.

Die Wirbelsäule hat eine Doppelfunktion: Zum einen dient sie als stoßdämpfende Feder für die aufrechte Haltung, zum anderen schützt sie das Rückenmark vor Verletzungen. Sie besteht aus

- 7 Halswirbeln,

- 12 Brustwirbeln,

- 5 Lendenwirbeln,

- 5 Sakralwirbeln und

- 3 bis 5 Steißwirbeln.

Allgemein läßt sich feststellen: Je größer der Wirbelkörper, desto weniger ist der Wirbel auf Beweglichkeit ausgerichtet und umgekehrt.

Jeder Wirbel besteht aus zwei Teilen:

- dem Wirbelkörper (Corpus vertebrae) und

- dem Wirbelbogen (Arcus vertebrae).

Abb. 2.17
Brustwirbel in der Ansicht von oben/hinten (nach Schiebler et al. 1995)

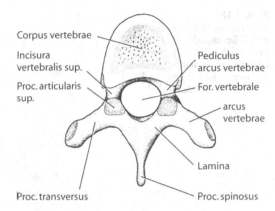

Corpus vertebrae

Incisura vertebralis sup.

Proc. articularis sup.

Pediculus arcus vertebrae

For. vertebrale

arcus vertebrae

Lamina

Proc. transversus

Proc. spinosus

Der Wirbelkörper besteht aus spongiösem Knochen und ist vorne gelegen, der Wirbelbogen weist nach hinten (Abb. 2.17).

Der *Wirbelbogen* besteht wiederum aus mehreren Komponenten:

- Bogenwurzel (Pediculus arcus vertebrae),
- Gelenkanteil (Pars articularis),
- flacher Knochenanteil (Lamina).

Die *Bogenwurzel* hat oben und unten eine Einkerbung (Incisura vertebralis superior et inferior). Diese bildet mit der Einkerbung des nächsttieferen Wirbels das sog. Zwischenwirbelloch, in dem das Spinalganglion (Nervenzellen des ersten Neurons der sensiblen Bahnen) liegt und das von Spinalnerven durchzogen wird.

Der *Gelenkanteil* teilt sich auf in den nach oben und den nach unten gerichteten Gelenkfortsatz (Processus articularis superior und inferior) – die Gelenkverbindungen mit den benachbarten Wirbeln, auch kleine Wirbelgelenke genannt – sowie den Querfortsatz (Processus transversus).

Der *flache Knochenanteil* läuft in den unpaaren Wirbelfortsatz (Processus spinosus, Dornfortsatz) aus.

Wirbelkörper und Wirbelbogen umschließen das Wirbelloch (Foramen vertebrale). Alle Wirbellöcher zusammen ergeben den Wirbelkanal (Canalis vertebralis), in dem das Rückenmark verläuft.

Die einzelnen Wirbel sind durch Synarthrosen oder Diarthrosen miteinander verbunden. *Diarthrosen* sind in diesem Fall die kleinen Wirbelgelenke zwischen den nach oben und den nach unten gerichteten Gelenkfortsätzen (Processus articularis superior und inferior) der Wirbelbögen. Bei den *Synarthrosen* der Wirbelsäule unterscheidet man zwischen

- Synchondrosen und
- Syndesmosen.

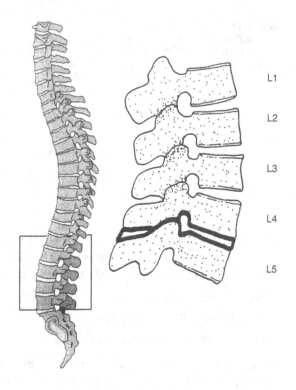

Abb. 2.18
Wirbelsäule mit Ausschnitts-
vergrößerung des Lendenwir-
belbereichs (L1–L5), zwischen
L4 und L5 verdeutlichte Darstellung des Halbgelenks Bandscheibe (Schroeder 1998)

L1

L2

L3

L4

L5

Synchondrosen sind die Verbindungen zwischen den Wirbelkörpern, Zwischenwirbelscheiben oder auch Bandscheiben genannt (Abb. 2.18). Die Bandscheiben bestehen aus dem außen gelegenen Faserknorpelring (Anulus fibrosus) und dem innen gelegenen Gallertkern (Nucleus pulposus). Der Gallertkern ist sehr elastisch, seine Austrocknung beginnt aber bereits mit dem 16. Lebensjahr.

Syndesmosen, bandhafte Verbindungen, kommen an der Wirbelsäule in folgenden Variationen vor:

- vorderes Längsband (Ligamentum longitudinale anterius),
- hinteres Längsband (Ligamentum longitudinale posterius),
- Zwischenbogenbänder (Ligamenta flava), verbinden jeweils die Wirbelbögen benachbarter Wirbel,
- zwischen den Dornfortsätzen der einzelnen Wirbel verlaufende Bänder (Ligamenta interspinalia),
- über den Dornfortsätzen verlaufendes Band (Ligamentum supraspinale).

Das vordere und das hintere Längsband liegen dem Rand des Rückenmarkskanals (Canalis vertebralis) an, wobei das vordere Längsband am

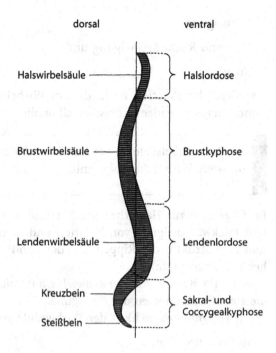

Abb. 2.19
Krümmungen der Wirbelsäule
(Doppel-S-Form) (Schiebler et
al. 1995)

Ober- und Unterrand der Wirbelkörper und das hintere Längsband an der Bandscheibe fixiert ist. Beim Bandscheibenvorfall kann eines der Bänder zerreißen.

Durch diese Verbindungen kommt die charakteristische Doppel-S-Form der Wirbelsäule zustande (Abb. 2.19), wobei man zwischen folgenden Krümmungen unterscheidet:

- Halslordose,
- Brustkyphose,
- Lendenlordose und
- Sakral- und Kokzygealkyphose (Kreuzbein und Steißbein),
  wobei „Lordose" jeweils eine Krümmung nach vorn (zum Bauch, ventral) und „Kyphose" jeweils eine Krümmung nach hinten (zum Rücken, dorsal) bezeichnet.

Als Träger des Kopfes und damit der wichtigsten, für die Wahrnehmung essentiellen Sinnesorgane zeichnet sich die *Halswirbelsäule* durch einen besonders großen Bewegungsumfang in drei Richtungen aus. Folgende Bewegungen sind möglich:

- Seitneigung,

- Vor- und Rückwärtsneigung und

- Rotation.

Der Grad der Rotation ist in diesem Wirbelsäulenabschnitt maximal und nimmt bis zur Lendenwirbelsäule allmählich ab.

> Die Halswirbelsäule ist bei Musikern der sensibelste weil am stärksten belastete Wirbelsäulenabschnitt.

Im Gegensatz zur Halwirbelsäule herrscht in der *Brustwirbelsäule* die Vor- und Rückwärtsneigung vor. Rotation und Seitneigung sind durch die anatomische Struktur der Rippen und der Band- und Muskelverbindungen erheblich eingeschränkt.

Auch im Bereich der *Lendenwirbelsäule* bilden Beugung und Streckung die Hauptkomponenten der Bewegung.

Die Gesamtbeweglichkeit der Wirbelsäule von

- 90 Grad Rotation,

- 90 Grad Seitneigung und

- 90 Grad Vor-/Rückwärtsneigung
  ermöglicht einen Bewegungsradius von knapp 180 Grad in alle drei Körperebenen.

Rückenmuskulatur

Bei der Rückenmuskulatur differenziert man zwischen

- autochthoner Rückenmuskulatur und

- eingewanderter Rückenmuskulatur.

Die *autochthone Rückenmuskulatur* (Abb. 2.20) dient aufgrund ihrer Lage und ihrer nervalen Versorgung aus den hinteren Zweigen der Spinalnerven primär der Aufrichtung und Stabilisierung der Wirbelsäule. Sie wird daher auch als Wirbelsäulenaufrichter (Erector spinae) bezeichnet. Die autochthone Rückenmuskulatur ist eine komplexe und mehrschichtige Muskelgruppe. Man unterscheidet zwischen

- lateralem Trakt,

- medialem Trakt und

- kurzer Nackenmuskulatur.

Abb. 2.20
Systeme der autochtonen
Rückenmuskulatur
(Schiebler et al. 1995)

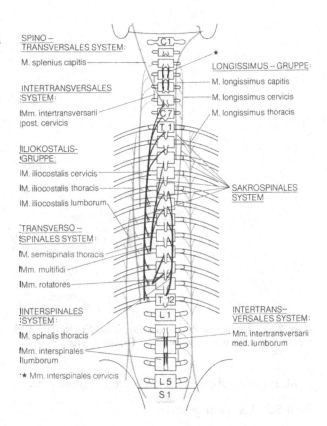

SPINO –
TRANSVERSALES SYSTEM:

M. splenius capitis

INTERTRANSVERSALES
:SYSTEM:

IMm. intertransversarii
post. cervicis

IILIOKOSTALIS-
GRUPPE:

IM. iliocostalis cervicis
IM. iliocostalis thoracis
IM. iliocostalis lumborum

TRANSVERSO –
SPINALES SYSTEM:

IM. semispinalis thoracis
IMm. multifidi
IMm. rotatores

IINTERSPINALES
:SYSTEM:

IM. spinalis thoracis
IMm. interspinales
lumborum

*★ Mm. interspinales cervicis

LONGISSIMUS – GRUPPE:

M. longissimus capitis
M. longissimus cervicis
M. longissimus thoracis

SAKROSPINALES
SYSTEM

INTERTRANS–
VERSALES SYSTEM:

Mm. intertransversarii
med. lumborum

Der *laterale Trakt* liegt seitlich und oberflächlich und beinhaltet folgende längs der Wirbelsäule verlaufenden Muskeln:

- M. iliocostalis: verläuft von Beckenkamm und Kreuzbein zu den Rippen,
- M. longissimus: verläuft von Kreuzbein, Lenden- und Brustwirbeln zu den jeweils höher gelegenen Rippen und Querfortsätzen,
- M. splenius: verläuft von den Brust- und Halswirbeln zum Schädel.

Der näher zur Wirbelsäule mittig gelegene tiefere *mediale Trakt* mit seinen vergleichsweise kürzeren Muskeln verfügt über zwei Systeme:

- Gradsystem (senkrechter Verlauf) und
- Schrägsystem (v-förmiger Verlauf).

Zum Gradsystem gehören folgende Muskeln:
- Mm. interspinales: verlaufen zwischen zwei benachbarten Dornfortsätzen,
- Mm. intertransversarii: verlaufen zwischen zwei benachbarten Querfortsätzen,

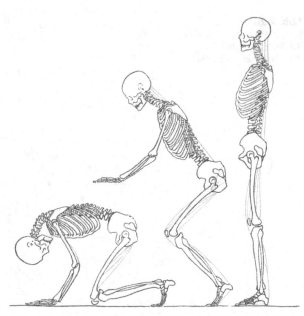

Abb. 2.21. Bedeutung des Streckersystems: Neben den Rückenstreckern sind noch die Streckermuskeln der Beine beteiligt (Braus u. Elze 1954)

- M. spinalis: überspannt mehrere Dornfortsätze.

Zum Schrägsystem gehören:

- Mm. rotatores breves: entspringen am Querfortsatz eines Wirbelkörpers und setzen am nächsthöheren Dornfortsatz an,
- Mm. rotatores longi: überspringen zwei Wirbelkörper,
- Mm. multifidi: überspringen zwei bis vier Wirbelkörper.

Neuesten wissenschaftlichen Untersuchungen zufolge verfügen die Muskeln des Grad- und Schrägsystems über eine Vielzahl von Rezeptoren (siehe Abschn. 2.2.2) für die Feinregulierung der Aufrichtung und Körperhaltung. Diese Erkenntnis ist für die Physiotherapie äußerst wichtig.

Die Aufrichtung aus dem Vierfüßlerstand zeigt Abb. 2.21. Dort sind auch die Rückenstreckermuskeln genannt.

Die zum Gradsystem gehörenden Mm. interspinales sind im Bereich der Halswirbelsäule (HWS) und Lendenwirbelsäule (LWS) verstärkt. Im Hals-Kopf-Gebiet verstärken sie sich zu den Nackenmuskeln. Die *Nackenmuskulatur* setzt sich zudem zusammen aus

- M. rectus capitis posterior major: zieht vom Dornfortsatz des 2. Halswirbels zur Nackenebene.

- M. rectus capitis posterior minor: zieht von der Rückseite des Atlas zur Nackenebene.

- M. rectus capitis interior: zieht vom Dornfortsatz des 2. Halswirbels zum Querfortsatz des 1. Halswirbels.

- M. obliquus capitis superior: zieht vom Querfortsatz des 2. Halswirbels zur Nackenebene.

Die Nackenmuskeln ermöglichen folgende Bewegungen: Die Mm. rector capitis posterior major und minor neigen den Kopf nach hinten und drehen ihn zu der Seite, auf der sie angesiedelt sind. Der M. obliquus capitis dreht den 2. Halswirbel und damit auch den Kopf zur Gegenseite.

Die *eingewanderte Rückenmuskulatur* ist im Laufe der Entwicklungsgeschichte von der oberen Extremität und der vorderen Rumpfwand zum Rücken hin „gewandert". Zu den zugewanderten Rückenmuskeln gehören:

- Die spinohumeralen Muskeln (Muskeln, die von den Dornfortsätzen bzw. vom Oberarm zum Rücken ziehen):
  - M. trapezius,
  - M. latissimus dorsi,
  - Mm. rhomboides majores et minores,
  - M. levator scapulae.

- Die spinokostalen Muskeln (entwicklungsgeschichtlich Abkömmlinge der vorne liegenden Seitenrumpfmuskulatur):
  - M. serratus posterior superior (Hilfsmuskel der Einatmung),
  - M. serratus posterior inferior (Hilfsmuskel der Ausatmung).

Im weiteren Sinne gehören zu dieser Muskelgruppe auch noch die Mm. levatores costarum, Rippenhebermuskeln, die von den Querfortsätzen des 7. Halswirbels und des 1. bis 11. Brustwirbels zur nächsten oder übernächsten tieferliegenden Rippe ziehen. Diese wirken als Seitneiger der Wirbelsäule. In Tabelle 2.5 sind die Muskeln der eingewanderten Rückenmuskulatur nochmals zusammengefaßt.

Stand

Da viele Musiker ihren Beruf im Stehen ausüben, wird im folgenden die für die Stehhaltung beim Instrumentenspiel relevante Anatomie der unteren Extremität erklärt.

Der Stand auf zwei Beinen als besonderes Charakteristikum des Menschen erfordert ein feines Zusammenspiel von Muskeln und Bändern. Das Gewicht des Oberkörpers ruht auf der Hüfte, die als bewegliche Region

Tabelle 2.5. Muskelschema zur eingewanderten Rückenmuskulatur (nach Heinzler 1991)

Muskel	Ursprung	Ansatz	Wirkung
Spino-humerale Muskeln			
M. levator scapulae	Rippenquerfortsatz des 1.–4. HWK	Angulus superior (oberer Schulterblattwinkel)	Hebt das Schulterblatt
M. rhomboideus major et minor	Dornfortsatz des 1.–4. BWK und des 6., 7. HWK	Margo medialis scapulae (innerer Schulterblattrand)	Zieht das Schulterblatt nach hinten, oben und medial
M. trapezius	Dornfortsätze des 1.–12. BWK, Linea nucha (waagrecht verlaufende, geschwungene, knöcherne, Erhabenheit am Hinterhaupt)	Schlüsselbein lateral (außen-seitlich), Acromion (Schulterblatthöhe), Spina scapulae (Schulterblattdorn)	Zieht das Schulterblatt nach hinten oben (Pars descendens, absteigender Muskelanteil), nach medial (Pars transversa, querverlaufender Muskelanteil) und nach unten (Pars ascendens, aufsteigender Muskelanteil)
M. latissimus dorsi	Processus spinosus der 5.–12. BWK, Fascia lumbodorsalis, Hüftbeinkamm	Crista tubercula minoris (Kamm des kleinen Höckers am Oberarm)	Rollt den Arm einwärts und zieht ihn nach hinten
Spino-kostale Muskeln (sog. Derivate der ventralen Seitenrumpfmuskulatur)			
M. serratus posterior superior	Dornfortsatz des 6., 7. HWK und 1., 2. BWK	2.–5. Rippe	Hilfsmuskel bei der Inspiration (Einatmung)
M. serratus posterior inferior	Fascia thoracolumbalis in Höhe des 12. BWK und 1.–3. LWK	9.–12. Rippe	Hilfsmuskel bei der Exspiration (Ausatmung)
Mm. levatores costarum	Querfortsatz des 7. HWK und der BWK	kaudolateral (seitlich-abwärts) ziehend zur nächsten und übernächsten Rippe	Seitneigung der Wirbelsäule

BWK = Brustwirbelkörper,
HWK = Halswirbelkörper

(Punctum mobile) fungiert. Die Beine als stabiler Bereich (Punctum fixum) bilden die Basis des Systems. Mit Hilfe dieses Systems kann der Mensch verschiedene Haltungen einnehmen und Tätigkeiten ausüben, ohne daß das Gleichgewicht gefährdet ist.

Vom Neigungswinkel des Beckens zur Horizontalen ausgehend, kann man drei Arten des Stands unterscheiden (Espenschied 1984):

- die Ruhehaltung mit sehr weitgehender Entspannung und ohne nennenswerte Muskelaktivität (bequeme/schlaffe Haltung),

- die habituelle Haltung, die sich unter mäßiger Muskelaktivität nach einer gewissen Eigenkorrektur richtet (normale Haltung) und

- die aufgerichtete Haltung, die – stramm und steif – eine erhebliche Muskelaktivität erfordert (straffe/militärische Haltung).
(siehe Abb. 2.4 a).

> **BEISPIEL**
>
> Für Musiker sind diese Haltungstypen insofern bedeutsam, als sie Ausdruck für bestimmte Charakterzüge und Gemütslagen sein können. Die Körperhaltung vermittelt dem Zuhörer also die persönlichen Eigenschaften und Stimmungen des Künstlers. Je nach Körperhaltung wirkt der Künstler stolz, graziös oder demütig, sicher oder unsicher.

Auch bei unbeweglicher Hüfte (wie z.B. auch im Sitzen) gibt es zahlreiche Möglichkeiten, Bewegungen auszugleichen und das Gleichgewicht zu erhalten – selbst wenn beispielsweise Gewichte getragen werden oder aufgrund einer Schwangerschaft ein Übergewicht nach vorne besteht. Durch Rücknahme der Schultern oder eines Arms oder durch Biegung der Wirbelsäule nach hinten entstehen Verschiebungen im labilen Gleichgewicht. Reichen diese Verschiebungen nicht aus, wird durch dauernde aktive Muskelarbeit ein Gegengewicht gebildet.

Literatur

Braus H, Elze K (1954) Anatomie des Menschen, 3. Aufl. Springer, Berlin Göttingen Heidelberg

Heinzler J (1991) Compendium der Anatomie, 10. Aufl. Eigenverlag, München (Medizinisches Repetitorium, Bd. VIII)

Herrlinger V (1971) Taschenbuch der Anatomie. Gustav Fischer, Stuttgart

Kahle W, Leonhard H, Platzer W (1975) Taschenatlas der Anatomie, Bd. I: Bewegungsapparat. Thieme, Stuttgart

McMinn RMH, Hutchings RT (1985) Color atlas of human anatomy. Yearbook Medical Publishers, Chicago/IL

Schiebler TH, Schmidt W, Zilles K (Hrsg) (1995) Anatomie, 6. Aufl. Springer, Berlin Heidelberg New York Tokyo

Schroeder V (Hrsg) (1998) Der große Ball – eine runde Sache? Springer, Berlin Heidelberg New York Tokyo

2.2.2 Muskelphysiologie
(JOSEF HEINZLER, ALBRECHT LAHME, STEPHA SCHARF)

Morphologischer Aufbau der Muskulatur

➡ Die Muskulatur dient der Umwandlung chemischer Energie aus der zugeführten Nahrung in mechanische Energie (Bewegung).

Je nach Struktur und Aufgabe lassen sich verschiedene Muskelgewebe unterscheiden:

- die quergestreifte Skelettmuskulatur,
- die quergestreifte Herzmuskulatur und
- die glatte Muskulatur.

Im folgenden wird die *quergestreifte Skelettmuskulatur* näher betrachtet, da sie für das Instrumentalspiel funktionell von Bedeutung ist.

Die quergestreifte Skelettmuskulatur setzt sich aus *Muskelfasern* zusammen. Muskelfasern sind lange, zylindrische vielkernige Zellen von 10–100 µm Dicke und 12–16 cm Länge, die im Lichtmikroskop quergestreift erscheinen. Sie bestehen aus

- dem Sarkoplasma (Energiespeicher der Zellen, bestehend aus Glykogen mit Lipoideinlagerungen) und
- den Myofibrillen (kontraktile Elemente der Muskelzelle, d.h. Elemente, die fähig sind, sich zusammenzuziehen).

Die einzelnen Muskelfasern sind von einem Bindegewebe (Endomysium) umgeben und auf diese Art gegeneinander isoliert. Mehrere Fasern bilden ein Muskelbündel, das wiederum von Bindegewebe (Perimysium) umgeben ist. Mehrere Muskelbündel ergeben dann den eigentlichen Muskel. Auch der Muskel in seiner Gesamtheit ist von Bindehaut (Epimysium) und zusätzlich von der Muskelhaut (Faszie) umschlossen.

Die bindegewebigen Schichten dienen als Leitstruktur für Nerven und Gefäße, ermöglichen die Verschiebbarkeit der einzelnen Muskelbündel gegeneinander und übertragen die durch die Zusammenziehung der Muskeln (Kontraktion) entstehende Kraft auf das umgebende Gewebe.

Muskelfasertypen

Man unterscheidet zwischen Muskeln, die

* überwiegend aus roten Muskelfasern bzw.
* überwiegend aus weißen Muskelfasern
bestehen.

„Rote Muskeln" sind sarkoplasmareich (siehe oben). Sie arbeiten langsam und sind auf Dauerleistung eingestellt. Ihre Hauptaufgabe ist die Haltearbeit, z. B. im Bereich der Zwerchfell-, Zwischenrippen- und Rückenmuskulatur.

„Weiße Muskeln" sind fibrillenreich (siehe oben, „Myofibrillen"), ziehen sich rasch zusammen und ermüden auch rasch (z. B. Fingermuskeln). Ihre Aufgabe ist die Ausführung willkürlicher präziser Bewegungen.

Arbeitszyklus des Muskels

Der Arbeitszyklus eines Muskels umfaßt

* die Erregung,
* die Kontraktion,
* die Erschlaffung (Relaxation).

Erregung des Muskels

Wie kommt es zur Erregung der Muskelfaser und damit zur Zusammenziehung (Kontraktion) des Muskels? Am Anfang der Kontraktion steht ein auslösender Impuls bzw. Reiz. Man unterscheidet zwischen

* direkten Reizen und
* indirekten Reizen.

Direkte Reize (z. B. chemische Substanzen) wirken auf den Muskel selbst und sind damit nicht auf Nerven als Leiter der Erregung angewiesen. So wurde z. B. in einem wissenschaftlichen Experiment eine Erregung der Muskelfasern nach Stimulation mit der chemischen Substanz Karbolsäure nachgewiesen.

Im Gegensatz zu direkten Reizen wirken *indirekte Reize* auf den Nerv, der einen Muskel versorgt. Hier unterscheidet man zwischen

- chemischen Reizen (Azetylcholin[4], Kalium, Natrium, Kalzium, Magnesium[5],

- thermischen Reizen (Wärme/Kälte),

- mechanischen Reizen (Druck/Berührung) und

- elektrischen Reizen.

Muskelkontraktion

Der Skelettmuskel weist im Aufbau eine Querstreifung auf. Diese kommt durch die symmetrische Anordnung der kontraktilen Elemente (Aktin- und Myosinfilamente) in der Muskelzelle bzw. -faser zustande. Aktin und Myosin sind Proteine.

Aktin- und Myosinfilamente bilden eine kontraktile Einheit, das sog. Sarkomer. Viele Sarkomere gemeinsam bilden eine Myofibrille.

Elektronenmikroskopisch unterscheidet man beim *Sarkomer* zwischen folgenden Komponenten (Abb. 2.22, 2.23):

- dem A-Band (Myosinfäden, z. T. überlappt durch die Aktinfäden),

- dem H-Band (die Abschnitte der Aktinfäden, die zwischen den beiden Überlappungszonen liegen) und

- dem I-Band (Aktinfäden als Ganzes), das getrennt wird durch

- den Z-Streifen (Begrenzung des Sarkomers).

Die komplizierte Anordnung der einzelnen Elemente erklärt sich durch ihre Funktion: Die Muskelkontraktion erfolgt nach der Gleittheorie. Unter Energieverbrauch schieben sich Aktinfäden zwischen Myosinfäden. Bei der Überlappung der Filamente entsteht das sog. Aktomyosin, eine Verbindung aus beiden Komponenten. Daraus ergibt sich eine Verkürzung der gesamten Muskelfaser (Myofibrille).

Neueste Forschungen haben gezeigt, daß die Verbindung zwischen Aktin- und Myosinfilamenten unter wesentlicher Beteiligung von hochmolekularen Strukturproteinen wie dem Titin erfolgt. Das Titin gewährleistet sowohl die Stabilität in der Anordnung der dicken (Myosin) und der dünnen

---

[4] Ein Neurotransmitter, der bei Erregung an der neuromuskulären Endplatte aus Vesikeln (Bläschen), die im Neuron gelegen sind, freigesetzt wird.

[5] Ionen/Elektrolyte, die im gesamten Organsimus vorhanden sind und durch verschiedene Systeme (Kanäle, Transporter, Diffusion) zwischen den einzelnen Kompartimenten verschoben werden können. Die Konzentration und die Zusammensetzung dieser Ionen im Muskel bzw. in der Nervenzelle ist ausschlaggebend für das elektrische Grundpotential und somit für die Erregbarkeit des Muskels.

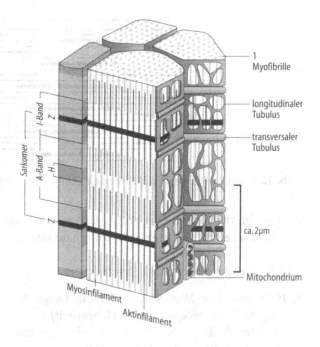

Abb. 2.22
Ausschnitt aus einer menschlichen Skelettmuskelfaser, schematisch nach Garamvölgyi (Schmidt u. Thews 1997)

1
Myofibrille

longitudinaler
Tubulus

transversaler
Tubulus

ca. 2µm

Mitochondrium

Myosinfilament

Aktinfilament

Sarkomer

I-Band

A-Band

Z

H

Z

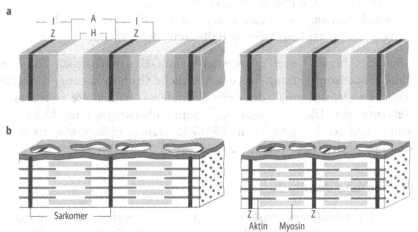

a

I — A — I
Z — H — Z

b

Sarkomer

Z   Z
Aktin   Myosin

Abb. 2.23. a Bandstruktur der Myofibrillen. *Links* im erschlafften, *rechts* im kontrahierten Zustand. **b** Anordnung der Myosin- und Aktinfilamente im erschlafften und kontrahierten Sarkomer (Schmidt u. Thews 1997)

(Aktin) Filamente als auch deren Verbindung (Abb. 2.24). Außerdem ist das Titin verantwortlich für die Elastizität des Muskels bei passiver Muskeldehnung. Die Kontraktionsgeschwindigkeit des Skelettmuskels ist ab-

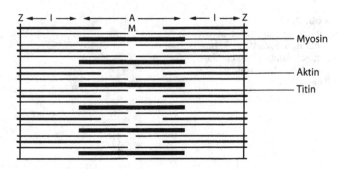

Abb. 2.24. Titin als Filament des Sarkomers (Linke et al. 1996)

hängig von der Aktivierung der Anzahl motorischer Einheiten und der unterschiedlichen Muskelfasertypen innerhalb des Muskels.

Es gibt drei Arten der Muskelkontraktion:

- *Isotonisch:* Der Muskel ändert seine Länge bei gleichbleibender Spannung (z.B. M. biceps brachii=Hebearbeit).
- *Isometrisch:* Der Muskel ändert seine Spannung bei gleichbleibender Länge (z.B. Rückenmuskulatur=Haltearbeit).
- *Autochthonisch:* Länge und Spannung verändern sich gleichzeitig (häufigste Form, bei kombinierter Halte- und Hebearbeit).

Allerdings besitzt jeder quergestreifte Muskel grundsätzlich (d.h. auch ohne Muskelkontraktion) eine unwillkürliche Grundspannung, den *Grundtonus.* Der Muskel erhält dazu pro Sekunde ca. 10. Impulse vom zentralen Nervensystem. Dieser Grundtonus kommt überwiegend reflektorisch zustande und wird zugleich vom EPMS (Extrapyramidales Motorisches System) gesteuert (siehe Abschn. 2.2.3).

Erschlaffung des Muskels

Die Entspannung des Muskels erfolgt unter Energieverbrauch durch Lösung der Querbrücken zwischen Aktin- und Myosinfilamenten. Das überlappende Segment von Aktin und Myosin wird durch das Auseinandergleiten der Filamente kleiner, das Sarkomer verlängert sich, der Muskel erschlafft (vgl. Abb. 2.23 b).

Ermüdung des Muskels

Medizinisch betrachtet hat die Ermüdung des Muskels folgende *Ursache:* Bei schwerer Muskelarbeit erhöht sich der Sauerstoffverbrauch, denn Sauerstoff ist nötig zur Energiegewinnung. Gleichzeitig vermindert sich das Sauerstoffangebot im Blut. Das Blut ist das Transportmedium des Sauerstoffs; seine Kapazität ist allerdings begrenzt. Die Nachfrage wird höher als das Angebot. Dadurch kann ein Sauerstoffmangel im Muskelgewebe entstehen.

Während dieser sauerstofffreien (anaeroben) Phase der Muskeltätigkeit bilden sich Umsatzstoffe im Muskel, z.B. Milchsäure, Phosphorsäure, Kohlendioxid. Diese „sauren" Zwischenprodukte haben zunächst den Sinn, die Haargefäße (Kapillare) zu erweitern. Dadurch wird eine Mehrdurchblutung und damit eine bessere Versorgung des arbeitenden Muskels mit Sauerstoff erreicht.

Als *Folge* der geringen Energiegewinnung durch Sauerstoffmangel nimmt die absolute Muskelkraft ab, und die Geschwindigkeit der Erregungsleitung innerhalb des Muskels wird vermindert. Wird der Muskel weiter belastet, so kommt es zu Schwächegefühlen bis hin zur Pseudoparalyse (Lähmung des ermüdeten Muskels bei fehlender Nervenschädigung).

Fehlfunktionen der Muskulatur

Eine Fehlfunktion (Dysfunktion) der Muskulatur zeigt sich

- in einer Spannungsverminderung (Abschwächung) bei Muskeln mit Bewegungsfunktion („weiße Muskeln") oder
- in einer Spannungserhöhung bei Muskeln mit Haltefunktion („rote Muskeln").

Nach Janda (1986) gibt es 5 Typen funktioneller *Spannungserhöhung* der Muskulatur:

- *Typ 1: Spannungserhöhung durch Dysfunktion des limbischen Systems („emotionales Gehirn").*
  Hier handelt es sich um eine Störung im Bereich des Großhirns, ausgelöst durch emotionalen Streß. Das Großhirn ist das Steuerungszentrum der Muskelaktionen und kann in diesem Fall eine Steigerung der Muskelaktivität „anordnen".
- *Typ 2: Spannungserhöhung durch Dysfunktion der segmentalen Zwischenneurone (defekte neuronale Verschaltung).*
  Die segmentalen Zwischenneurone, die einen hemmenden Einfluß auf die Erregung nehmen, erfüllen ihre Aufgabe nicht. Durch die fehlende Erregungshemmung kommt es zu einer Spannungserhöhung im Muskel.

- *Typ 3: Spannungserhöhung durch eine unkoordinierte Kontraktion der Fasern eines Muskels.*
  Durch die unkoordinierte Kontraktion einzelner Muskelfaserbündel, die in einem Muskel liegen, erfolgt keine koordinierte Kontraktion des Muskels, sondern nur eine Erhöhung der Muskelspannung. Auslöser kann ein „falsches" Bewegungsprogramm, „angeordnet" durch das Großhirn, sein. Eine weitere mögliche Ursache sind Schädigungen einzelner peripherer Nervenfasern und daraus resultierende unterschiedliche Erregungsleitungszeiten.
- *Typ 4: Spannungserhöhung als reflektorische Reaktion auf eine Schädigung, die mit Schmerzen einhergeht.*
  Die Schmerzempfindung, z.B. durch Muskelischämie (Minderdurchblutung), löst reflektorisch eine Spannungserhöhung der Muskulatur aus („Schonhaltung"). Auf diese Art soll das Schmerzerlebnis umgangen werden.
- *Typ 5: Spannungserhöhung durch chronische Dauerbelastung bei einer muskulären Fehlbalance.*
  Bei einseitiger Überbelastung einer Muskelgruppe oder eines Muskels über einen längeren Zeitraum versucht die betroffene Einheit, diese Belastung durch Spannungserhöhung zu kompensieren. Dies führt zu Schmerzen und zur weiteren Spannungserhöhung (vgl. Typ 4) („Teufelskreis", siehe Lahme et al. 2000, Abschn. 1.2.2, Neuraltherapie).

BEISPIEL

Beim Musiker sind die Typen 4 und 5 sehr häufig anzutreffen: Durch die einseitige Belastung (muskuläre Fehlbalance) beim Instrumentalspiel (chronische Dauerbelastung) kommt es zu einer Spannungserhöhung der Muskulatur mit Schmerzen im betroffenen Bereich. Die Schmerzempfindung (Nozizeption) wiederum löst eine reflektorische Spannungserhöhung aus.

Bei Typ 5 zeigen sich bereits strukturelle Veränderungen des Muskelgewebes. Das Gewebe ist weniger elastisch. Die dadurch bedingte Verkürzung der Muskulatur kann durch behutsame Dehnungsbehandlung rückgeführt werden.

Innervation des Muskels

Die Anzahl der motorischen Nervenfasern, die einen Muskel innervieren, ist kleiner als die Zahl seiner Muskelfasern. Eine Nervenfaser mit ihren Verzweigungen erregt immer gleichzeitig eine ganze Gruppe von Muskelfasern.

➡ Eine motorische Nervenfaser mit der von ihr versorgten Anzahl von Muskelfasern nennt man auch *motorische Einheit*.

Die Reizungen der motorischen Einheiten können mit dem Elektromyographen (EMG) gemessen werden. Die Messung erfolgt über Haut- oder Nadelelektroden, in maximaler Entspannung und bei Anspannung der Muskulatur. Die Erregung des Muskels, provoziert durch Anspannen oder elektrische Stimulation, ist als elektrisches Potential über diese Elektroden ableitbar und wird (ähnlich wie beim Elektrokardiogramm) optisch und akustisch am Monitor wiedergegeben und weiter über eine Schreibeinheit auf dem Papier sichtbar. Die Amplitude zeigt die Höhe des elektrischen Potentials an: Je höher die Amplitude, desto größer ist das ankommende elektrische Potential. Die Frequenz zeigt die Zahl der elektrischen Potentiale: Je höher die Entladungsfrequenz, desto mehr elektrische Potentiale kommen an der Elektrode an.

Diese Untersuchung zeigt bei der Messung in maximaler Entspannung große, individuelle Unterschiede in der Amplitude. Die Höhe der Amplitude entspricht dem Grundtonus der Muskulatur des jeweils Untersuchten.

Mit Hilfe des EMG lassen sich nervenbedingte oder muskelbedingte Lähmungen bzw. Muskelschwächen (Atrophien) unterscheiden, so daß die Therapieform entsprechend gewählt werden kann.

Literatur

Heinzler J (1988) Physiologie des Menschen, 16. Aufl. Eigenverlag, München (Medizinisches Repetitorium, Bd. XII)
Janda V (1986) Muskelfunktionsdiagnostik, 2. Aufl. Volk und Gesundheit, Berlin
Linke WA, Ivemeyer M, Olivieri N, Kolmerer B, Rüegg JC, Labeit S (1996) Towards a molecular understanding of the elasticity of titin. J Mol Biol 261:62–71
Schmidt RF, Thews G (Hrsg) (1997) Physiologie des Menschen, 27. Aufl. Springer, Berlin Heidelberg New York Tokyo

2.2.3 Neuroanatomie – Neurophysiologie
(JOSEF HEINZLER, ALBRECHT LAHME, STEPHAN SCHARF)

Die Elemente des Nervensystems

Das Nervensystem besteht aus folgenden Elementen:

- den Nervenzellen (Abb. 2.25), bestehend aus
  - Nervenzellkörpern (Ganglienzellen) und
  - Nervenfasern (Fortsätze der Nervenzellen), und

- dem Gliagewebe (Kittsubstanz).

➡ Eine Nervenzelle mit allen Fortsätzen im funktionellen Verband nennt man *Neuron*. Mehrere Neurone bilden eine Nervenbahn. Eine Anhäufung von Nervenzellen nennt man *Ganglion*.

Es gibt zwei Arten von Nervenzellenfortsätzen bzw. *Nervenfasern:*

- Dendriten und
- Neuriten.

Dendriten sind kurze Verzweigungen der Nervenzelle, die Reize aus benachbarten Zellen aufnehmen und somit eine Empfängerfunktion besitzen. *Neuriten* sind Zellfortsätze, die Leitungsbahnen untereinander, aber auch zu Muskelzellen aufbauen.

Die Fortleitung der Erregung zwischen zwei Neuronen erfolgt über *Synapsen*. Hierzu sind bestimmte Überträgerstoffe nötig (bei der motorischen

Abb. 2.25
Aufbau der Nervenzelle (nach Heinzler 1974)

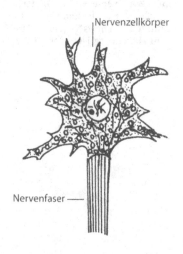

Nervenzellkörper

Nervenfaser

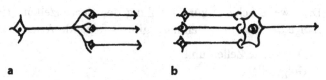

a   **b**

Abb. 2.26. Reaktion von präsynaptischen und postsynaptischen Neuronen. **a** Divergenz, **b** Konvergenz (Heinzler 1974)

Abb. 2.27
Aufbau der pseudounipolaren Zelle
(Heinzler 1974)

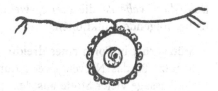

Reizweiterleitung z. B. Azetylcholin). Die Synapsen haben die Aufgabe, die Erregung in einer bestimmten, „bevorzugten" Bahn weiterzuleiten. Normalerweise gilt, wie auch an den Nerv-Muskel-Schaltstellen, das Einbahnprinzip. Die an den Synapsen ankommenden Erregungen können verstärkt weitergeleitet werden, aber die Weiterleitung kann auch verhindert werden (hemmende Synapsen).

Wenn zwei Nervenzellen hintereinander geschaltet sind, spricht man auch vom ersten und zweiten Neuron. Das Neuron vor der Umschaltung wird als präsynaptisch, das nach der Umschaltung als postsynaptisch bezeichnet. Die Reaktion eines präsynaptischen Neurons mit mehreren postsynaptischen Neuronen nennt man Divergenz (Abb. 2.26 a). Konvergenz ist die umgekehrte Reaktion (Abb. 2.26 b).

Der Zahl ihrer *Fortsätze* entsprechend werden die *Nervenzellen* in folgende Kategorien eingeteilt:

- *apolar:* Zellen ohne Fortsatz (kommen nur in der embryonalen Entwicklung vor);
- *unipolar:* Zellen mit einem Fortsatz (kommen nur in der embryonalen Entwicklung vor);
- *bipolar:* Zellen, die über zwei getrennte Fortsätze verfügen (z. B. in der Netzhaut oder im Innenohr vorhanden);
- *pseudounipolar:* Zellen mit zwei Fortsätzen, die aber mit einem gemeinsamen Stück von dem Nervenzellkörper abgehen (z. B. Spinalganglien) (Abb. 2.27);
- *multipolar:* Zellen mit mehreren Fortsätzen (kommen z. B. in der Großhirnrinde, den Hirnnervenkernen, im Kleinhirn und im vegetativen Nervensystem vor).

Das zweite Schema zur Einteilung der Nervenzellen orientiert sich an der *Länge der Neuriten*. Demnach gibt es folgende Arten von Zellen:

- Deitersche Zellen und
- Golgizellen.

Die Deiterschen Zellen haben einen Neuriten mit einer Länge von bis zu 1 m, die Golgizellen dagegen haben einen sehr kurzen Neuriten.

Das *Gliagewebe* ist die bindegewebige Grundsubstanz des Nervensystems. Es hat folgende Funktionen:

- Stützgerüst in Form eines dreidimensionalen Netzes;
- Schutz für das Nervengewebe durch die Blut-Hirn-Schranke (erschwert die Passage vieler Stoffe aus dem Blut in das Nervengewebe);
- Ernährungsfunktion für die Nervenzellen/Stoffaustausch;
- Regeneration von Nerven*fasern*;
- Bildung der Hirnflüssigkeit;
- Bildung der Markscheiden, die die wichtige Funktion der Isolierung des Nervenimpulseleiters übernehmen.

Zum letztgenannten Punkt ist folgendes anzumerken: Im Verlauf der embryonalen Entwicklung werden alle Leitungsbahnen zunächst ohne Markscheiden angelegt. Die Markscheiden entstehen dann in den verschiedenen Entwicklungsstufen (Markreifung). Phylogenetisch ältere (d.h. im Laufe der Entwicklungsgeschichte früher entstandene) Bahnen erhalten ihre Markscheiden früher. Die Riechbahn ist z.B. eine der phylogenetisch ältesten Bahnen des Menschen. Die phylogenetisch jüngste Bahn, die für die Willkürmotorik verantwortliche Pyramidenbahn (siehe „Funktionen des Großhirns"), erhält ihre Markscheide erst nach der Geburt und ist erst ab dem 6. Lebensmonat ausgereift. So ist beispielsweise das Anziehen der Großzehe (Dorsalflexion) bei Bestreichen der Fußsohle (Babinski-Reflex) beim Neugeborenen als normal (physiologisch) zu werten, beim Erwachsenen hingegen als krankhaft (pathologisch).

Bisher wurde angenommen, Nerven*zellen* seien nicht regenerierbar. Diese These ist allerdings nach neueren Forschungen nicht mehr uneingeschränkt haltbar.

Gliederung des Nervensystems

Die Aufgabe des Nervensystems besteht in der Aufnahme von Reizen aus der Innen- und Außenwelt durch Rezeptoren und in der Verarbeitung dieser Reize in Gehirn und Rückenmark. Der Verarbeitung folgt dann die Abgabe von Impulsen an das periphere Nervensystem, das wiederum das Endorgan (z. B. Muskel) stimuliert.

Funktionell wird unterschieden zwischen

- animalem Nervensystem und
- vegetativem Nervensystem.

Das *animale Nervensystem* nimmt Reize aus der Außenwelt auf und wandelt sie in motorische Impulse um. Das *vegetative Nervensystem* empfängt Signale aus dem Körper und wirkt wiederum auf den Körper selbst ein, weshalb es auch autonomes Nervensystem genannt wird.

Topographisch differenziert man zwischen

- zentralem Nervensystem (ZNS) und
- peripherem Nervensystem.

Das *ZNS* besteht aus Gehirn und Rückenmark, das *periphere Nervensystem* aus Gehirnnerven und den Spinalnerven. Das Gehirn als Bestandteil des ZNS weist eine Untergliederung auf, die in der embryonalen Entwicklung begründet ist.

Zentrales Nervensystem: Großhirn

Beim Großhirn unterscheidet man zwischen

- der Großhirnrinde und
- dem Großhirnmark mit den Basalganglien.

Die *Großhirnrinde* hat folgende Funktionen:

- Ausgangspunkt aller willkürlichen Impulse (Efferenzen);
- Verarbeitung aller Reize, die durch die sensiblen Nerven bzw. die Sinnesorgane von der Außenwelt aufgenommen werden, zu bewußten Vorstellungen (Sensomotorik);
- Speicherung früherer Sinneseindrücke, die dann die Erinnerung bilden.

Die Großhirnrinde besteht aus vier Hauptregionen (Lappen), wobei jede Hirnhälfte jeweils über zwei Lappen verfügt. In diesen vier Lappen befinden sich die *Zentren der Großhirnrinde*, die man nach Funktionen unterscheidet:

- die motorischen Rindenzentren (Gyrus praecentralis),
- die psychosensoriellen Rindenzentren (Gyrus postcentralis),
- die Assoziationszentren (Verbindung zwischen rechter und linker Hirnhälfte),

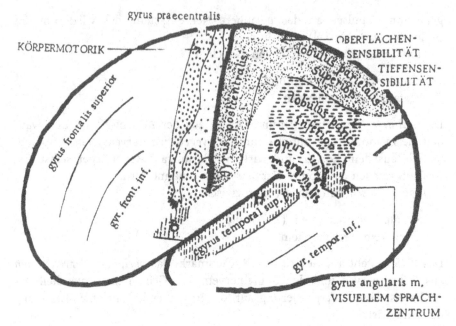

Abb. 2.28. Linke Hirnhälfte von seitlich mit Rindenzentren (B=Broca-Zentrum, H= Hörzentrum mit Wernicke-Zentrum) (Heinzler 1974)

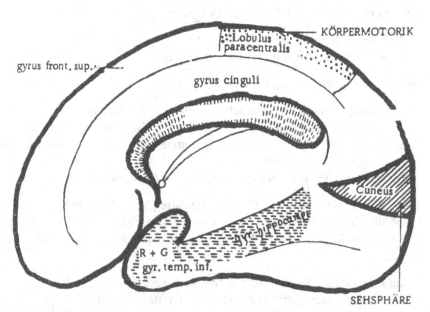

Abb. 2.29. Rechte Hirnhälfte von der Mitte mit Rindenzentren (R=Riechsphäre, G= Geschmackssphäre) (Heinzler 1974)

Abb. 2.30
Querschnitt durch das Großhirn in Höhe des Gyrus praecentralis. Beachte: Die Verteilung und Größenordnung für die einzelnen Körpergebiete ist keineswegs gleich; vor allem die Handmotorik ist überrepräsentiert (Heinzler 1974)

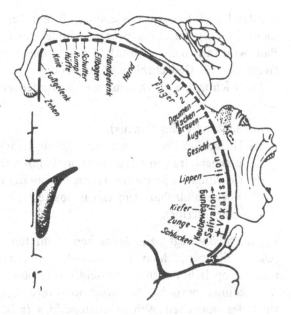

- die Sprachzentren (motorisch: Gyrus frontalis inferior, sensorisch: Gyrus temporalis superior) und
- das limbische System.

Die *motorischen Rindenzentren* haben ihre Lage in der vorderen Zentralwindung (Gyrus praecentralis) und an der Vereinigung der vorderen und hinteren Zentralwindung (Lobulus paracentralis) (Abb. 2.28, 2.29). Jedem Muskelgebiet des Körpers läßt sich ein bestimmtes Rindengebiet zuordnen (Abb. 2.30).

In den motorischen Rindenzentren liegen die Zellen, von denen die bewußten motorischen Impulse ausgehen. In den Pyramidenzellen (Zellen in Form einer Pyramide) treten geordnete Bewegungen der gegenüberliegenden Körperseite auf, da sich die rechte und linke Pyramidenbahn in ihrem Verlauf von der Großhirnrinde bis zu ihrem Erfolgsorgan kreuzen. So wird beispielsweise der linke Arm von der rechten Hirnhälfte gesteuert und umgekehrt. Bei stärkeren Reizen (z. B. durch elektrischen Strom) werden auch Zentren derselben Seite erregt. Bei langer, starker Reizung (z. B. visuell durch flackerndes „Discolicht") kann sich die Erregung auf das ganze Gehirn ausbreiten, so daß ein epileptischer Anfall auftreten kann.

Die *psychosensoriellen Rindenzentren* sind Endstation der sensorischen Nerven der Sinnesorgane. Hier werden die sinnlichen Wahrnehmungen bewußt. Man unterscheidet im Bereich der Großhirnrinde stets zwischen Wahrnehmungs- und Erinnerungsfeld. Im Wahrnehmungsfeld wird ein Gegenstand undifferenziert erkannt (z.B. ein Ball als rundes Objekt, jedoch nicht als Ball). Im Erinnerungsfeld findet das Erkennen (Gnosis) statt (der Ball wird als Ball erkannt). Diese Sinneszentren bilden demnach die Grundlage für Gedächtnis und Vorstellung.

Die wichtigsten psychosensoriellen Rindenzentren sind (siehe Abb. 2.28, 2.29):

- die Sehsphäre (im Cuneus),
- die Hörsphäre (im Gyrus temporalis superior),
- die Riechsphäre (im Gyrus temporalis inferior),
- die Geschmackssphäre (im Gyrus temporalis inferior) und
- die Körperfühlsphäre (im Gyrus postcentralis und im Lobulus parietalis superior/inferior).

Die *Sehsphäre* liegt beim Menschen im hinteren Anteil der Großhirnrinde (Okzipitallappen). Man unterscheidet ein optisches Wahrnehmungsfeld und ein optisches Erinnerungsfeld (siehe oben). Reizzustände im Sehzentrum können optische Halluzinationen verursachen. Eine einseitige Zerstörung des optischen Wahrnehmungsfeldes (z.B. durch Hirntumor) verursacht die homonyme Hemianopsie: Bei einer linksseitigen Zerstörung fällt das gesamte rechte Gesichtsfeld aus und umgekehrt. Bei einer doppelseitigen Schädigung kommt es zur völligen Blindheit, der sog. Rindenblindheit.

Das optische Erinnerungsfeld ist in der grauen Substanz des Cuneus (siehe Abb. 2.29), einer Großhirnwindung von keilförmiger Gestalt, zu finden. Dieses Zentrum ermöglicht die Vorstellung und Einordnung von gesehenen Dingen. Eine Störung in diesem Feld führt zur visuellen Agnosie: Gesehene Objekte können begriffsmäßig nicht eingeordnet werden.

Man nimmt an, daß innerhalb des Sehzentrums außerdem noch besondere Farbzentren existieren. Eine Reizung dieser Zentren z.B. durch Rauschmittel (Drogen) kann zum Violettsehen führen. Auch bei Gehirnerschütterungen kann es zu solchen Farbhalluzinationen kommen.

Die *Hörsphäre* liegt in der oberen Windung des Schläfenlappens (Gyrus temporalis superior. Man unterscheidet ein akustisches Wahrnehmungsfeld, bei dessen Störung oder Ausfall es zur sog. Rindentaubheit kommt, und ein akustisches Erinnerungsfeld. Das Erinnerungsfeld enthält Erinnerungsbilder für gesprochene Worte oder gehörte Töne und Akkorde. Der Ausfall dieses Zentrums verursacht die auditive Agnosie, d.h. die Unfähigkeit, gehörte akustische Eindrücke begriffsmäßig einzuordnen.

Die *Riechsphäre* in Form der Riechkolben am „Boden" des Großhirns ist das entwicklungsgeschichtlich älteste Zentrum des Großhirns. Eine Schädigung führt zur Anosmie (Ausfall des Geruchssinns).

Die *Geschmackssphäre* wird im Gebiet des Hippocampus (starke, halbmondförmige Längswulst am Unterhorn des Seitenventrikels) vermutet.

Eine Reizung dieser Gebiete führt zu Geruchs- und Geschmackshalluzinationen, wie sie z. B. auch bei Epileptikern vorkommen können.

Bei der *Körperfühlsphäre* unterscheidet man zwischen

* Oberflächen- und
* Tiefensensibilität.

Das Zentrum für die *Oberflächensensibilität* liegt in der hinteren Zentralwindung (Gyrus postcentralis) und im oberen Läppchen an der seitlichen Fläche des Scheitellappens (Lobulus parietalis superior). Eine Schädigung führt zum Ausfall von Schmerz- und Temperaturempfindungen.

Das Zentrum für *Tiefensensibilität*, im unteren Läppchen an der seitlichen Fläche des Scheitellappens (Lobulus parietalis inferior) und in der bogenförmigen Windung (Gyrus supramarginalis) des Scheitellappens gelegen, ist zuständig für Formgefühl, Kraftgefühl, Lagegefühl, Raumgefühl und Vibrationsempfindungen. Störungen oder Schädigungen können eine taktile Agnosie (Unfähigkeit, durch Befühlen einen Körper räumlich zu erkennen), eine Ataxie (Unfähigkeit, eine geordnete Bewegung auszuführen bzw. Bewegungen zu korrigieren) oder eine Apraxie (Unfähigkeit, eine sinnvolle Handlung auszuführen) zur Folge haben.

Die Rindenzentren für höhere geistige Leistungen sind die *Assoziationszentren,* auch Terminalgebiete genannt. Sie dienen der Erinnerung und Verarbeitung der in den Sinnesfeldern aufbewahrten Empfindungen zu den Begriffen, die unser Denken und Handeln bestimmen. Die Assoziationszentren reifen erst im 2. bis 3. Monat nach der Geburt.

Man unterscheidet zwischen folgenden Gebieten und Lokalisationen:

* Frontales Assoziationszentrum: Stirnhirn.
  Hier vermutet man das Zentrum für Gedächtnis, Aufmerksamkeit, Merken von Begriffen, spontane Impulse, Ideen usw. Störungen oder Reizungen des Zentrums führen entweder zu Euphorie oder zur Imbezillität („Verblödung").
* Assoziationszentren der Sprache und des akustischen Denkens: Schläfenlappen.
* Assoziationszentrum für bewußtes Fühlen und Handeln: unterer Scheitellappen.

Bei den *Sprachzentren* wird differenziert zwischen:

* motorischem Sprachzentrum (Broca-Zentrum),
* sensorischem Sprachzentrum (Wernicke-Zentrum) und
* visuellem Sprach- und Lesezentrum.

Das *motorische Sprachzentrum* ist das Artikulationszentrum. Es liegt im dreieckigen Teil der unteren Stirnwindung (Pars triangularis) des Gyrus frontalis inferior (siehe Abb. 2.28). Beim Rechtshänder befindet es sich auf der linken Seite; es ist jedoch auch in der rechten Hirnhälfte angelegt. Von diesem Zentrum aus werden über die zentrale Sprachbahn die motorischen Zentren der zum Sprechen benötigten Muskeln innerviert. Eine Störung oder ein Ausfall dieses Zentrums führt zur motorischen Aphasie (Unvermögen, Worte zu bilden). Unartikulierte Laute sind noch möglich.

Das *sensorisches Sprachzentrum* ist das Zentrum des Sprachverständnisses. Es liegt im hinteren Drittel des Gyrus temporalis superior (siehe Abb. 2.28). Über die Hörbahn werden gesprochene Worte an das sensorische Sprachzentrum geleitet, wo die bewußte Gehörwahrnehmung stattfindet. Ein Ausfall dieses Zentrums führt zur sensorischen Aphasie (Unfähigkeit, gehörte Worte zu verstehen und einzuordnen).

Das *visuelle Sprach- und Lesezentrum* ist das Zentrum für die Erinnerungsbilder der Schriftzeichen. Es liegt im Gyrus angularis (siehe Abb. 2.28). Eine Störung dieses Zentrums führt zur Alexie (Unfähigkeit, einzelne Buchstaben zu einem Begriff oder Wort zu verbinden).

Das *limbische System* (Abb. 2.31) bildet die funktionale Zusammenfassung vieler verschiedener Bereiche und wird auch als „viszerales Gehirn" bezeichnet. Es ist das zentrale Regulationsgebiet des gesamten vegetativen Geschehens. Von hier aus werden die verschiedensten Organe, z.B. Herz, Blutgefäße und Sexualorgane, beeinflußt. Im limbischen System wird auch das Zentrum für das gesamte affektive Verhalten und Handeln sowie der Sitz der Emotionen vermutet. Außerdem schreibt man ihm einen direkten Einfluß auf die hormonelle Steuerung des Vegetativums zu. Dies erklärt beispielsweise die Tatsache, daß psychische Belastungen und Streßsituationen Störungen im weiblichen Zyklus zur Folge haben können.

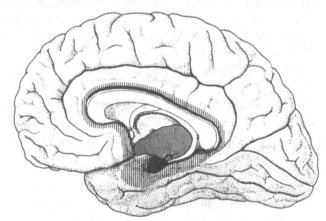

Abb. 2.31. Rindenfelder des limbischen Systems schraffiert dargestellt (nach Schiebler et al. 1977)

Die *basalen Großhirnganglien* sind eine weitere Schaltstelle für das extrapyramidale System (EPS). Die Aufgaben des EPS sind die Regelung des Muskeltonus, die Steuerung der unwillkürlichen Motorik und die Koordination der Bewegungen (harmonisches Zusammenwirken der Antagonisten, vor allem auch im Bereich der Feinmotorik). Störungen des EPS führen zur Tonussteigerung der Muskulatur, zu grobschlägigem Muskelzittern (Tremor) und Gangunsicherheit (Morbus Parkinson).

Zentrales Nervensystem: Kleinhirn

Das Kleinhirn ist das übergeordnete Organ für das extrapyramidale System (EPS). Im Gegensatz zur Pyramidenbahn steuert das EPS die unwillkürliche Motorik.

Das EPS hat folgende Regulationsaufgaben:

- Regulierung des Tonus der quergestreiften Muskulatur,
- Steuerung des Körpergleichgewichts u.a. durch die Verbindung zum Gleichgewichtsorgan im Innenohr,
- Koordination der unwillkürlichen Körperbewegungen.

Störungen der Kleinhirnfunktion können folgende Formen annehmen:

- Atonie (Muskelschlaffheit),
- Asthenie (Kraftlosigkeit),
- zerebelläre Ataxie (Gangstörung, d.h. der Betroffene geht wie ein Betrunkener; Gleichgewichtsstörungen, Schwindelanfälle in Form von Schwankschwindel),
- Adiadochokinese (Unfähigkeit, rasch hintereinander folgende gegenläufige Bewegungen auszuführen wie z.B. die Umwendebewegungen des Unterarms).
- Intentionstremor (grobes Zittern bei gezielten Bewegungen).

Zentrales Nervensystem: Verlängertes Rückenmark

Das verlängerte Rückenmark (Medulla oblongata) ist die Verbindung zwischen Gehirn und Rückenmark. Hier verlaufen wichtige nervale Leitungsbahnen (z.B. Pyramidenbahn). Außerdem finden sich hier lebenswichtige vegetative Zentren (Zentren des autonomen Nervensystems) wie z.B. Brechzentrum, Hustenzentrum, Schluckzentrum, Nieszentrum, Zentren zur Steuerung des Herzrhythmus und der Atmung.

Im *Mittelhirn* befinden sich weitere wichtige Zentren und Bahnen des Nervensystems. Hier befinden sich die Kerngebiete der Hirnnerven für die Versorgung der Augenmuskeln und die Steuerung des Pupillenreflexes. Außerdem sind im Mittelhirn Kerngebiete für das extrapyramidale System angesiedelt, was diesen Bereich zu einem wichtigen Zentrum zur Aufrechterhaltung des Körpergleichgewichts und zur Regulierung des Muskeltonus und der Bewegung macht.

Das *Zwischenhirn* beinhaltet die Gebiete

- Thalamus und
- Hypothalamus.

Der *Thalamus* ist eine wichtige Sammel- und Koordinationsstelle für sämtliche aus der Peripherie kommenden Impulse. Hier laufen alle sensiblen, optischen, akustischen und andere Reize zusammen, bevor sie zum Großhirn weitergeleitet werden. Die Reize werden gefiltert, geordnet, teils abgeschwächt oder verstärkt.

Im *Hypothalamus* liegen folgende Gebiete:

- Das Wärmezentrum zur Temperaturregulierung des Körpers. So sind Fieber und Schüttelfrost Folge einer Störung im Bereich des hinteren Hypothalamus.
- Wichtige Zentren zur Steuerung der innersekretorischen Drüsen (Hypophyse usw.). Hier werden Stoffe gebildet, die die Freisetzung von Hormonen veranlassen.

Erregungsleitung im peripheren Nervensystem: Vom Reiz bis zur Kontraktion

Im folgenden geht es um die Beziehung zwischen Nerv und Endorgan, die am Beispiel des Skelettmuskels erläutert werden soll.

Die sensiblen Nervenendigungen im Muskel dienen insgesamt als Empfangsorgane zur Aufnahme von Reizen (Rezeptoren). Eine besondere Spezies dieser Nervenendigungen sind die *Muskelspindeln* (Abb. 2.32). Sie liegen zwischen den einzelnen Arbeitsmuskelfasern (extrafusalen Fasern) und bestehen aus 3-10 sog. intrafusalen Fasern pro Muskelspindel.

Die intrafusalen Fasern werden bei Dehnung des Muskels (z.B. durch Beklopfen der zugehörigen Sehne bei der Reflexprüfung) erregt und veranlassen dann eine Reaktion des Endorgans, in diesem Fall der Muskeln. Dies geschieht folgendermaßen: Durch den sensiblen, vom Rezeptor kommenden und zum ZNS führenden (afferenten) Nerv gelangt die Erregung in das zentrale Nervensystem, wo sie weiterverarbeitet wird. Nun wird die bearbeitete Erregung vom ZNS durch den vom ZNS kommenden und zum Erfolgsorgan führenden (efferenten) Nerv an das Organ – hier: den Muskel – weitergeleitet (neuromuskuläre Übertragung).

Abb. 2.32
Muskelspindel mit afferenten
und efferenten Nervenfasern
(nach Heinzler 1974)

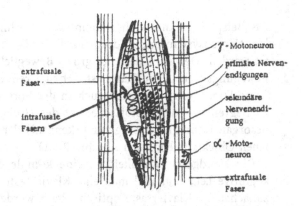

extrafusale
Faser

intrafusale
Fasern

γ - Motoneuron

primäre Nerven-
endigungen

sekundäre
Nervenendi-
gung

α - Moto-
neuron

extrafusale
Faser

Abb. 2.33
Motorische Endplatte (Heinzler 1974)

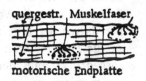

quergestr. Muskelfaser

motorische Endplatte

Am Skelettmuskel verliert dieser hier endende motorische, efferente Nerv, das Motoneuron, die Markscheide und bildet die motorische Endplatte. Die motorische Endplatte (Abb. 2.33) stellt die Verbindung zwischen dem Neuron (efferenter, motorischer Nerv) und dem Muskel dar. Der Überträgerstoff an der motorischen Endplatte ist, wie bereits erwähnt, das Acetylcholin. Die afferenten sensiblen Nervenendigungen sind frei, d.h. die Nervenfaser verzweigt sich in ein Netzwerk, nachdem sie ihre Markscheide verloren hat.

Ein weiterer häufiger Rezeptor ist die *Tastzelle*, an deren Basis sich die efferente, sensible Nervenfaser schalenförmig zu einem Tastmeniskus verbreitert. Man unterscheidet:

- Meißner-Tastkörperchen und
- Vater-Pacini-Körperchen.

 Die Vater-Pacini-Körperchen sind bei Musikern sehr wichtig und machen das Sinnesorgan „Hand" aus. Man spricht auch vom Fingergedächtnis.

BEISPIEL

Als Beispiel für die höchst komplexe Koordination zwischen zentralem Nervensystem und Endorgan soll der Greifvorgang näher betrachtet werden. Der Arm hat eine große Beweglichkeit und einen großen Bewegungsradius. Die Hand ist neben Greiforgan auch Sinnesorgan. Diese Funktion spiegelt sich auch in der Sprache wider: Greifen führt zu Begreifen – der motorische Akt des Greifens führt über das Sinnesorgan Hand gleichzeitig zur Erkenntnis der Qualität des er-/begriffenen Objekts (siehe auch Abschn. 2.3.1).

Die Handgeschicklichkeit ist eine komplexe sensomotorische und kognitive Leistung. Will man eine Klaviertaste richtig treffen, so muß zunächst die Klaviertaste optisch erfaßt werden. Dies passiert in der Fovea der Netzhaut, der Stelle der größten Sehschärfe. Das optische Erfassen bildet die Voraussetzung dafür, daß die Hand ihr Ziel trifft. Bereits vor der Berührung der Taste orientiert sich die Hand, indem sie die Finger öffnet. Dies wird als „Shaping" bezeichnet. Vereinfacht ausgedrückt muß der optische Eindruck in das motorische System transponiert werden. Bei nicht stationären Musikinstrumenten wie z.B. der Violine ist in den Bewegungsplanung zusätzlich die Bewegungsänderung des Instruments einzubeziehen. Außerdem ist die Kraft zu dosieren und an die zu berührende Oberfläche (Saite, Taste, Klappe) anzupassen.

Literatur

Heinzler J (1974). Das Nervensystem des Menschen, 5. Aufl. Eigenverlag, München (Medizinisches Repetitorium, Bd. II)

Schiebler TH, Schmidt W, Zilles K (Hrsg) (1995) Anatomie, 6. Aufl. Springer, Berlin Heidelberg New York Tokyo

Schmidt RF, Thews G (Hrsg) (1997) Physiologie des Menschen, 27. Aufl. Springer, Berlin Heidelberg New York Tokyo

2.2.4 Atemphysiologie
(ALBRECHT LAHME)

Da die Atmung beim Singen wie beim Instrumentenspiel eine große Rolle spielt, sollen im folgenden die Grundzüge der Atemphysiologie erläutert werden.

Die Atmung dient dem Gasaustausch, d.h. Sauerstoff wird ins Blut aufgenommen und Kohlendioxid aus dem Blut abgegeben.

Man unterscheidet zwischen

- äußerer Atmung und
- innerer Atmung.

Die *äußere Atmung* ist der Gasaustausch zwischen Luft und Blut. Beim Menschen erfolgt dieser Austausch zu 99 Prozent über die Lungenatmung und zu 1 Prozent über die Hautatmung, bei Amphibien (z.B. Frosch) hingegen ist die Hautatmung wichtiger als die Lungenatmung. Als *innere Atmung* wird der Gasaustausch zwischen Kapillarblut und Gewebe bezeichnet. Man nennt sie daher auch Zell- oder Gewebsatmung.

Im folgenden Abschnitt wird die äußere Atmung speziell unter dem Aspekt der maßgeblichen anatomischen Strukturen näher betrachtet.

Anatomische Grundlagen

Die Einatemluft wird durch die Luftröhre an die Lunge geleitet. In der Lunge verzweigt sich die Luftröhre in viele Äste, Bronchien genannt. Luftröhre und Bronchien bilden gemeinsam den Bronchialbaum (Abb. 2.34).

Luftröhre und Bronchien besitzen Knorpelspangen in Form unvollständiger Ringe, die durch kreisförmig angeordnete Muskelfasern und elastische Fasern verbunden sind. Der Muskeltonus im Bereich des Bronchialbaums wird durch das vegetative Nervensystem (siehe Abschn. 2.2.3) gesteuert. Der Sympathikus wirkt durch seinen Vermittler, das Adrenalin, entspannend, der Parasympathikus, vertreten durch den N. vagus, wirkt tonuserhöhend.

Im Bereich des Bronchialbaums unterscheidet man zwei Abschnitte:

- den Leitungsabschnitt und
- den respiratorischen Abschnitt.

Die Luft im *Leitungsabschnitt,* d.h. von den Nasenlöchern bis zu den kleinsten Bronchien (Endbronchiolen), nimmt am Gasaustausch nicht teil, weshalb dieser Abschnitt auch als anatomischer Totraum bezeichnet wird. Sein Volumen beträgt etwa 150 ml.

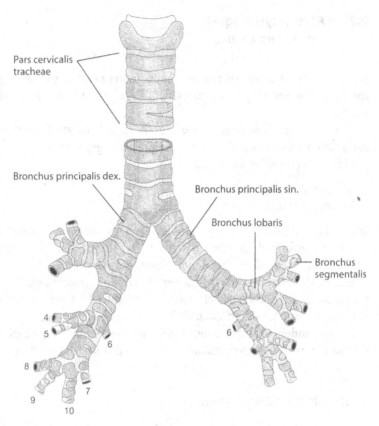

Abb. 2.34. Bronchialsystem: Halsteil der Luftröhre (Pars cervicalis tracheae), rechter und linker Hauptbronchius (Bronchus principalis dexter bzw. sinister), Lappenbronchien (Bronchi lobares) und Segmentbronchien (Bronchi segmentales) (nach Schiebler et al. 1995)

Der *respiratorische Abschnitt* besteht aus

- den Bronchioli respiratorii (kleine Röhrchen mit einem Durchmesser von 0,5 mm),
- den Alveolargängen und
- den Alveolen.

Die Alveolen sind sackförmige, blind endende Ausläufer der Bronchioli. Sie haben einen Durchmesser von 0,2–0,3 mm und eine Oberfläche von 0,13 mm^2. Der Mensch verfügt insgesamt über 750 Millionen Alveolen, was einer gesamten atmenden Oberfläche von 80–120 m^2 entspricht.

Die Aufgabe des respiratorischen Abschnitts besteht im Gasaustausch zwischen Lungenluft und Blut.

Atembewegung

Man unterscheidet zwei Formen von *Atembewegungen:*

- abdominale Atmung (Bauchatmung) und
- thorakale Atmung (Brustkorbatmung).

Die *Bauchatmung* erweitert durch Kontraktion des Zwerchfells den Brustkorb in Längsrichtung. Bei der *Brustkorbatmung* hebt sich der Brustkorb und erweitert sich nach rechts und links (horizontal) und nach vorne und hinten (sagittal).

Beim Mann überwiegt die Bauchatmung, bei der Frau die Brustkorbatmung.

An der Atembewegung beteiligte Muskeln

Die *ruhige Einatmung* wird durch die äußeren Zwischenrippenmuskeln (Mm. intercostales externi) unterstützt.

Bei *forcierter, angestrengter Atmung* wird die Atemhilfsmuskulatur eingeschaltet. Zur *Atemhilfsmuskulatur* zählen:

- als Rippenheber:
  - Mm. scaleni,
  - M. sternocleidomastoideus und
  - M. serratus posterior superior;
- als Schulterheber:
  - M. trapezius,
  - Mm. rhomboideii und
  - M. levator scapulae;
- als unterstützende Atemmuskeln bei fixiertem Schultergürtel:
  - Mm. pectoralis major et minor.

Die *Ausatmung* geschieht überwiegend passiv durch das Gewicht des Brustkorbs nach den Gesetzen der Schwerkraft. Als Hilfsmuskeln dienen die inneren Zwischenrippenmuskeln.

Atemvolumina

Im folgenden sollen die am Luftwechsel beteiligten Atemvolumina näher betrachtet werden, denn der Luftwechsel erfaßt nie die totale Lungenkapazität.

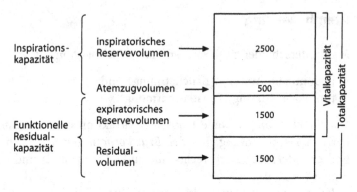

Abb. 2.35. Verschiedene Kapazitäten und Volumina (ohne Tiffeneau-Test) (Heinzler 1988)

So unterscheidet man bei der Lungenkapazität zwischen:

- Atemzugsvolumen (AZV),
- inspiratorisches Reservevolumen und
- exspiratorisches Reservevolumen.

Das *Atemzugsvolumen* bestimmt die Luftmenge, die bei ruhiger Ein-/Ausatmung aufgenommen/abgegeben wird. Das *inspiratorische Reservevolumen* gibt die Luftmenge an, die bei verstärkter Einatmung zusätzlich aufgenommen wird. Das *exspiratorische Reservevolumen* bezeichnet die Luftmenge, die nach einer normalen Ausatmung zusätzlich noch ausgeatmet werden kann.

Die Summe dieser drei Werte, auch *Vitalkapazität* genannt, ergibt das maximale Fassungsvermögen der Lunge an Atemluft.

Die Vitalkapazität ist je nach Körpergröße und -gewicht individuell verschieden und bewegt sich zwischen 3500 ml beim untrainierten Menschen und 6000 ml beim trainierten Menschen. Allerdings verbleibt selbst nach maximaler Ausatmung noch eine gewisse Luftmenge, das sog. Residualvolumen, in den Lungenflügeln. Das *Residualvolumen* beträgt je nach Größe der Lunge etwa 1200–2500 ml. Residualvolumen und exspiratorisches Reservevolumen ergeben zusammen das Atemvolumen nach einer normalen Ausatmung, auch als funktionelle residuale Kapazität (FRC) bezeichnet. Die einzelnen Werte sind in Abb. 2.35 nochmals im Zusammenhang dargestellt. Die Zahlen geben jeweils Durchschnittskapazitäten an.

Ein wichtiger Test zur Überprüfung der Vitalkapazität ist der *Tiffeneau- oder Atemstoßtest,* auch 1-Sekunden-Ausatmungskapazität genannt. Der Patient atmet maximal ein und hält die Luft kurz an. Dann atmet er so rasch und tief wie möglich aus. Gemessen wird die in der ersten Sekunde ausgeatmete Luftmenge. Diese Luftmenge sollte 70–80 Prozent der individuell bestimmten Vitalkapazität betragen. Werte unter 70 Prozent weisen auf eine respiratorische Störung hin. Ursache könnte u.a. ein mechanisches Hindernis (z.B. Einengung der Luftröhre) sein.

Atemfrequenz

Die Atemfrequenz beträgt beim Neugeborenen etwa 65 Atemzüge, beim Erwachsenen 12 bis 15 Atemzüge pro Minute. Dies bedeutet, daß beim Erwachsenen etwa 4 Herzschläge auf einen Atemzug fallen. Die Atemanpassung bei Anstrengung erfolgt durch Frequenzsteigerung (häufigere Atmung) und Veränderung der Atemtiefe.

Die normale, ruhige Atmung wird als Eupnoe bezeichnet. Bei dieser Eupnoe wird in den Alveolen ein CO_2-Partialdruck von 40 mmHg gehalten.

Folgende Faktoren nehmen Einfluß auf die Atemfrequenz:

- Körperhaltung (aufrechte Haltung: höhere Atemfrequenz),
- Lebensalter (höheres Alter: sinkende Atemfrequenz),
- Geschlecht (Frauen: niedrigere Atemfrequenz),
- körperliche Tätigkeiten (steigende Atemfrequenz),
- Außentemperatur bzw. Bluttemperatur (Temperaturanstieg: höhere Atemfrequenz).

Beim Instrumentalspiel ist die Atmung genauso wichtig wie beim Sänger. Die körperliche Tätigkeit sowie die Körperhaltung (stehend, sitzend) haben einen wesentlichen Einfluß auf das Atmen. Ebenso kann eine schlechte Körperhaltung zu einer Einschränkung der Atmung führen bzw. im Verlauf zur sog. funktionellen Fehlatmung.

Atemsteuerung

Die Steuerung der Atmung erfolgt über das Atemzentrum im neuronalen Netzwerk (Formatio reticularis) des verlängerten Rückenmarks. Dort findet man „inspiratorische Neurone", die die Einatmung kontrollieren, und „exspiratorische Neurone", die die Ausatmung steuern.

Der adäquate Reiz für eine Steigerung der Atmung ist die Kohlendioxidkonzentration des Blutes als Meß- und Regelgröße. So führt eine Erhöhung des Kohlendioxidgehaltes im Blut zu einer verstärkten Atmung, da dadurch die CO_2-Abgabe und gleichzeitig die O_2-Aufnahme gefördert wird. Es stellt sich wieder ein für die optimale Sauerstoffversorgung des Gewebes notwendiges Gleichgewicht zwischen den beiden Gasen CO_2 und O_2 ein.

Literatur

Heinzler J (1988) Physiologie des Menschen, 16. Aufl. Eigenverlag, München (Medizinisches Repetitorium, Bd. XII)
Schiebler TH, Schmidt W, Zilles K (Hrsg) (1995) Anatomie, 6. Aufl. Springer, Berlin Heidelberg New York Tokyo
Schmidt RF, Thews G (Hrsg) (1997) Physiologie des Menschen, 27. Aufl. Springer, Berlin Heidelberg New York Tokyo

2.3   Instrumentaltechnik auf physiologischer Grundlage

ÜBERSICHT

In Abschn. 2.3.1 finden *Musiker* und *Musikpädagogen*, aber auch interessierte *Physiotherapeuten* und *Ärzte* Informationen zu Bedeutung und Funktion der Hand. Im Mittelpunkt steht die Physiologie des Greifvorgangs in seiner Bedeutung für die Instrumentaltechnik.

In Abschn. 2.3.2 finden *Musiker, Pädagogen, Therapeuten* und *Ärzte* Vorschläge und Beispiele zur präventiven Arbeit am Musikinstrument. Die Beispiele stammen aus der vom Autor initiierten „Musikphysiologischen Beratung" an der Musikschule Lahr (D) und an der Musikhochschule Zürich (CH). Erkenntnisse aus Musikphysiologie und Musikermedizin werden eng mit der Musikpädagogik verknüpft.

Abschn. 2.3.3 richtet sich vor allem an *Ärzte* und *Therapeuten*, die sich mit spezifischen instrumentenbedingten Problemen beschäftigen. *Musiker* finden hier Anregungen aus der pädagogischen Spielpraxis. Die Autoren der Beiträge sind bedeutende Instrumentalisten und Pädagogen, die nicht nur als Orchestermusiker, sondern auch als Solisten Erfahrung haben. So unterschiedlich wie die Instrumente, so verschieden sind auch die Beiträge. Einiges überschneidet sich, vieles ergänzt sich. Besonders, wenn es um ökonomische Sitzhaltung und Bewegungsabläufe geht, kommen die Autoren zu ganz ähnlichen Ergebnissen. Ergänzt wird der Abschnitt durch einen Beitrag über die Stimme als Instrument bzw. die richtige Atmung beim Singen.

2.3.1 Bedeutung der Handmotorik für die allgemeine Instrumentaltechnik
(ALBRECHT LAHME)

Allgemeine Aspekte

Aus anthropologischer Sicht spielt die Entwicklung des Schultergürtels und der oberen Gliedmaße in der Entstehungsgeschichte des Menschen eine entscheidende Rolle. Die Hand ist das motorische Organ, durch das sich der Mensch wesentlich vom Tier unterscheidet. In engem Zusammenhang mit der Handentwicklung steht auch die Oppositionsfähigkeit des Daumens (d.h. die Fähigkeit, mit der Daumenkuppe alle Langfingerkuppen zu erreichen), die letztlich einen subtilen Präzisionsgriff gewährleistet.

Voraussetzung für die Ausbildung der Handgeschicklichkeit ist der aufrechte Gang. Erst in diesem Moment können Hände zum „Begreifen" von Steinen, zum Fertigen von Werkzeugen usw. eingesetzt werden. Aus diesen Fertigkeiten ergaben sich immer neue Anforderungen an den Intellekt, so daß sich Gehirn und Hand quasi parallel weiterentwickelten.

Bereits der einfachste Greifvorgang bedarf einer Aktivierung von ca. 20 Muskeln. Wie differenziert sind dann wohl die Bewegungen, die die Hand beim Instrumentenspiel ausführt? Brand (1985) nennt in seinem Buch zur klinischen Mechanik der Hand das Beispiel eines Ingenieurs, der bei einem Konzert des Pianisten Arthur Rubinstein in der ersten Reihe sitzt und die zehn Finger des 90jährigen Musikers betrachtet, wie sie über die Tasten fliegen. Jeder einzelne Finger ist anders tätig, jeder Finger übt zu jedem Moment einen differenzierten und präzisen Druck aus. Jeder Finger meldet dem Gehirn eine Momentaufnahme seines Anschlagsdrucks und der Gelenkpositionen. Die selben Finger können zudem mit einem Schraubenzieher umgehen, in Kälte und Wärme arbeiten. Der Ingenieur betrachtet seine eigenen Hände und weiß, daß er niemals eine Maschine sehen wird, die so vielfältig einsetzbar ist und so präzise arbeitet wie die Hand.

Rein mechanistische Betrachtungsweisen der Handfunktion sind immer unvollkommen, denn die Hand verfügt über eine unendlich fein modulierbare Motorik und gleichzeitig über eine subtile Sensibilität. Sie eröffnet dem Menschen unendlich viele Gestaltungs- und Ausdrucksmöglichkeiten. Der Violinspieler kann mit seinen Händen und dem mit ihrer Hilfe ausgeführten Vibrato ein Auditorium zum „Mitschwingen" bringen.

Der Mensch kommuniziert nicht nur mit Worten, sondern auch mit Gesten. In der bildenden Kunst beispielsweise sagen Hände und Gesichtsaus-

Abb. 2.36
Motorische Hand nach
Carus (Bürger 1956)

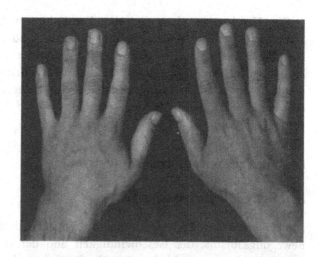

Abb. 2.37
Sensible Hand nach Carus
(Bürger 1956)

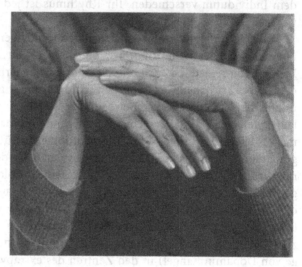

druck meist viel über die dargestellte Person aus. Hand und Charakter stehen in engem Zusammenhang: Unwillkürliche und willkürliche Handbewe-
gungen sind elementarer Bestandteil des Gesamthabitus und damit individueller Ausdruck der Persönlichkeit. So wird der Ausdruck „Fingerspit-
zengefühl" meist im übertragenen Sinne gebraucht. Erfahrungsheilkundli-
che Ärzte wie Karl-Gustav Carus haben gewisse Physiognomien der Hand
bestimmten motorischen Fähigkeiten zugeordnet (Bürger 1956). So deutet
beispielsweise die motorische Hand (Abb. 2.36) mit kurzen Fingern auf Fähigkeiten im grobmotorischen Bereich hin, die sensible Hand (Abb. 2.37)
hingegen auf Fähigkeiten im feinmotorischen Bereich.

Die Hand stellt also eine der Verbindungen zwischen Innen- und Außenwelt dar: Sie ist nicht nur Greiforgan, sondern vielmehr auch Sinnes- bzw. Tastorgan. Die Bedeutung der Hand als Ausdrucksmittel wird außerdem an ihrem Einsatz als Medium der spirituellen Kommunikation deutlich: Man denke an die segnende Hand des Priesters oder an das Handauflegen zu medizinischen Zwecken.

Die medizinische Betrachtungsweise

Neurophysiologische Aspekte

Die Willkürbewegungen der Hand sind hinsichtlich der Art und Weise des Bewegungsablaufs, der Geschwindigkeit und der Gleichmäßigkeit bei jedem Individuum verschieden. Ihr Rhythmus ist jedoch – abhängig vom jeweiligen Tempo – gleichmäßig.

Täglich durchgeführte Arbeiten mit den Händen erfolgen zunächst bewußt über den Weg der Willkürmotorik, die vom Großhirn gesteuert wird. Mit der Zeit können sie jedoch auch durch ständiges Wiederholen automatisiert werden. Dabei ist bislang wissenschaftlich noch nicht geklärt, ob der Willkürimpuls bei automatisierten Bewegungen weiterhin über die Großhirnrinde läuft oder an in der Hierarchie tieferliegende motorische Zentren (Rückenmark) delegiert werden kann. Die geordnete Ausführung einer Handbewegung hängt nicht nur von der Intaktheit der Bahn der Willkürmotorik (Pyramidenbahn) oder auch von der Intaktheit sensibler/sensorischer Leistungen und koordinativer Funktionen ab, sondern auch vom Funktionieren der wichtigen Kerne (Basalganglien) und Bahnen des extrapyramidalen motorischen Systems (Unwillkürmotorik). Änderungen in der Handmotorik mit zunehmendem Alter werden überwiegend mit Stoffwechselstörungen (infolge von Dopaminmangel) in den Zentren des extrapyramidalen motorischen Systems in Verbindung gebracht. Wichtigstes Krankheitsbild in diesem Zusammenhang ist der Morbus Parkinson (Schüttellähmung).

Feinmotorische Fähigkeiten, die hohe Anforderungen an die Geschicklichkeit stellen, sollten in jungem Alter (beim Violinspieler z.B. im 5./6. Lebensjahr) erworben werden, da dies später nur noch begrenzt möglich ist. Mit dem Spielen von Musikinstrumenten, die feinmotorische Höchstleistungen erfordern (hohe Streichinstrumente, Zupf- und Tasteninstrumente), sollte also möglichst früh begonnen werden. Mit zunehmendem Alter läßt die feinmotorische Leistungsfähigkeit der Hände nach. Interessant ist hier allerdings der Unterschied zur Handfertigkeit bei grobmotorischen Arbeiten, die der Mensch bereits um einiges früher verliert.

Tätigkeiten, die eine große Geschicklichkeit erfordern, setzen sich aus zahlreichen Einzelbewegungen zusammen. Wie bereits erwähnt, erfordert bereits der einfachste Greifvorgang die Aktivierung von ca. 20 Muskeln. Diese Bewegungen werden nicht nur vom pyramidalen, sondern auch vom extrapyramidalen motorischen System harmonisiert. Die Zielsicherheit von Bewegungen wird von zerebellaren, d.h. im Kleinhirn verlaufenden Bahnen beeinflußt (vgl. Finger-Nasen-Versuch bei Kleinhirnstörungen).

Da die Hand differenzierte und subtile Tätigkeiten ausübt, ist sie besonders anfällig für Störungen. Nach Hirnverletzungen kommt es daher häufig zu Beeinträchtigungen vor allem im Bereich der Feinmotorik (Cramon et al. 1995, Mai et al. 1994, Marquardt u. Mai 1994). Dies läßt beim Instrumentalisten natürlich auch Rückschlüsse bezüglich der Anfälligkeit für Koordinationsstörungen im Bereich der Feinmotorik bei Überlastungen zu.

Physiologische Aspekte

Betrachtet man die Muskeln der Hand und den Bau der Fingergelenke genauer, so wird deutlich, daß die Hand primär auf das Greifen und Halten von Gegenständen ausgerichtet ist. Eine weitere Funktion besteht in der Handhabung von Gegenständen, die durch den Faustschluß – den Schluß zwischen Daumen und Fingerkuppen – sowie durch die Tätigkeit einzelner oder mehrerer Finger gewährleistet ist.

Die 5 Finger der Hand sind insgesamt mit 36 Muskeln ausgestattet. Daumen und Kleinfinger haben die beste muskuläre Versorgung: Auf den Daumen entfallen 8 Muskeln, auf den Kleinfinger 9 Muskeln, auf den Zeigefinger 7 Muskeln und auf Mittel- und Ringfinger je 6 Muskeln (siehe Tabelle 2.4). Den Stützapparat bilden die körperfernen (distalen) Handwurzelknochen und die Mittelhandknochen II und III, da diese über die straffste Bandversorgung verfügen (Abb. 2.38).

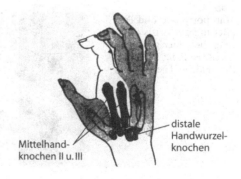

Abb. 2.38
Der Stützapparat der Hand (nach Mittelbach 1977)

distale
Handwurzel-
knochen

Mittelhand-
knochen II u. III

Der Greifvorgang

Zielgerichtetes Greifen bedarf einer kognitiven Leistung. Das zu greifende Objekt (z.B. Pflücken einer Beere; Treffen einer Saite, Taste oder Klappe) muß zunächst lokalisiert und erkannt werden. Erst dann beginnt die sog. zielgerichtete Bewegung, die im Greifakt endet.

Konkret setzt sich der Greifvorgang aus folgenden Schritten zusammen: Zunächst wird der zu greifende Gegenstand mit den Augen fixiert. Zu diesem Zweck muß ggf. der Kopf oder der gesamte Rumpf gedreht werden. Nach der visuellen Fixierung über die Retina (Netzhaut) folgt die gezielte Arm- und Handbewegung, die sich zum Objekt ausrichtet. Vor der endgültigen Berührung stellt sich automatisch die richtige Hand- und Fingerstellung ein, und die Finger öffnen sich. Dieser Vorgang wird als Shaping bezeichnet (Abb. 2.39). Durch Opposition von Daumen und Zeigefinger wird der Präzisionsgriff erreicht.

Die entsprechende Art des Ergreifens richtet sich nach Größe, Form, Gewicht und Konsistenz (Oberfläche) des zu greifenden Objekts. Große, schwere Objekte werden mit dem Kraftgriff, kleine Gegenstände oder Instrumente mit dem Präzisionsgriff erfaßt. Wählt man die Kraft z.B. beim Ergreifen einer reifen Himbeere zu groß, wird die Beere zerdrückt (Abb. 2.40).

 Das Modell des Greifvorgangs ist für das Instrumentalspiel von großer Bedeutung.

Wichtig ist noch zu erwähnen, daß die *schnell adaptierenden Sensoren*, die Vater-Pacini-Körperchen (auch Pacini-Sensoren genannt) auf kleinste Rutschbewegungen, sog. Mikroslips, genauestens reagieren, so daß über entsprechende Nervenweiterleitung eine sofortige Positionskorrektur erfol-

Abb. 2.39
Transportphase und Formierung des Griffs (Shaping) bei einer gezielten Greifbewegung der Hand (Schmidt u. Thews 1997)

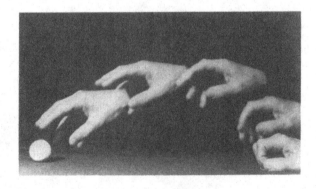

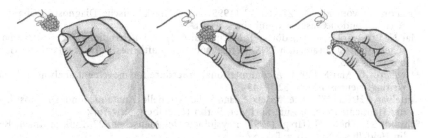

Abb. 2.40. Anpassung der Kraft für den Präzisionsgriff (Schmidt u. Thews 1997)

gen kann. Diese Mikroslips treten beispielsweise schon bei vermehrter Handfeuchtigkeit auf (z.B. bei Verrutschen der schwitzigen Finger bei Lampenfieber auf der Violinsaite). Sie sind aber auch abhängig von der Konsistenz bzw. vom Reibungswiderstand des Objektes oder der Unterlage.

Es gibt weiterhin noch sog. *langsam adaptierende Sensoren* zur Bewegungsplanung, die zur tonischen Einstellung der Greifkraft beitragen (Einstellung der Muskelspannung). Die präzise Dosierung der Greifkraft hängt aber ausschließlich von der Handsensibilität ab.

Aus diesen Betrachtungen läßt sich folgender Grundsatz ableiten:

Für die Handmotorik gelten die Gesetze der Ökonomie.

Für das Instrumentenspiel heißt das konkret:

- Vermeiden von zuviel Kraftaufwand,

- körpernahes Arbeiten,

- Vermeiden von zu großen Wegen zwischen Fingerkuppe und Saite/ Klappe/Ventil.

Wie diese Grundregeln umzusetzen sind, wird im Rahmen der Besprechungen der einzelnen Instrumentengruppen (Abschn. 2.3.3) erläutert.

Literatur

Brand PW (1985) Clinical mechanics of the hand. C.V. Mosby, St. Louis Toronto Princeton
Bürger M (1956) Die Hand des Kranken. J.F. Lehmanns, München

Cramon DY von, Mai N, Ziegler W (1995) Neurophysiologische Diagnostik. Chapman & Hall, London Glasgow Weinheim
Mai N, Przywara S, Hermsdörfer J, Marquardt C (1994) Behandlung der posttraumatischen Ataxie (Kuratorium ZNS, Berufsgenossenschaftliches Unfallkrankenhaus Hamburg, 18–19.3.)
Marquardt C, Mai N (1994) A computational procedure for movement analysis in handwriting. Neurosci Meth 52:39–45
Mittelbach HR (1977) Die verletzte Hand. Funktionelle Anatomie und Diagnostik in der Handchirurgie, 3. Aufl. Springer, Berlin Heidelberg New York
Schmidt RF, Thews G (Hrsg) (1997) Physiologie des Menschen, 27. Aufl. Springer, Berlin Heidelberg New York Tokyo

2.3.2 Prävention von Spiel- und Gesundheitsproblemen bei Musikern von Kindheit an
(HORST HILDEBRANDT)

Einführung

Warum schon vor der Berufsausbildung?

Die pädagogische und therapeutische Arbeit mit Berufsmusikern und Musikstudenten führte zur Erkenntnis, daß die Prävention von Spiel- und Gesundheitsproblemen am fruchtbarsten ist, wenn sie bereits mit den ersten Unterrichtsstunden beginnt. Die Wurzeln für die Spiel- und Gesundheitsprobleme im Erwachsenenalter liegen nur allzu oft schon im frühen Ausbildungsstadium.

BEISPIEL

Die Ängste vor hohen Lagen bei Streichern und Bläsern oder vor dem Pedalieren und Auswendigspielen bei Pianisten sind typische Phänomene, die im frühen Ausbildungsstadium aus der Umgebung (Lehrer, Eltern, ältere Mitschüler) übernommen werden. Kleine Bemerkungen wie „das ist schwer" oder die Ahnung des Schülers, daß der Lehrer selbst gewisse Schwierigkeiten nicht gemeistert hat, reichen bereits für eine Einflußnahme aus. Die genannten Ängste können, bewußt oder unbewußt, lebenslang anhalten und die Spielvorstellung und den Spielablauf derart beeinflussen, daß ein Spiel- oder Gesundheitsproblem resultiert. Auch Fehlhaltungen und Fehlbewegungen haben meist eine lange Entstehungsgeschichte mit zahlreichen Überformungen und Überlagerungen durch Korrekturversuche.

Notwendigerweise sind die Vermittlungsarten und die Gewichtung in der pädagogischen und präventiven Arbeit alters- und entwicklungsgebunden sehr unterschiedlich. Gerade bei der Arbeit an der *Sensomotorik*, der Einheit von Sinnesempfindungen und Bewegung, hat es sich aber als wertvoll und effektiv erwiesen, bis hin zum Erwachsenenalter auf frühe Phasen des Lernens zurückzugreifen. Denn die früh gebildeten Aktionsmuster am Instrument (auch „Spielreflexe" genannt), die schon bald unbewußt und automatisch ablaufen, sind häufig die Grundlage von Fehlbewegungsmustern und unzweckmäßigen Stereotypen (Hildebrandt 1996; Stockmann 1994).

Die Schüler übernehmen dabei intuitiv und unbewußt vieles von ihren Lehrern, Eltern oder Vorbildern. Deshalb ist auch die Arbeit mit diesen Bezugspersonen – z. B. mit (werdenden) Lehrern an der Musikschule oder Hochschule – so wichtig. Der Versuch, schon bestehende Muster „von außen" oder „vom Kopf her" zu ändern oder zu löschen, ist in jedem Alter problematisch, weil er das senso- und psychomotorische Einheitserleben zerstören bzw. durch künstliche, fremdbestimmte Bewegungsmuster ohne „innere Bindung" (Eberhard 1938) überlagern kann.

Das Problem der Abkoppelung der Bewegung von Empfindung und Vorstellung ist für die Frage nach Ursachen und Therapiemöglichkeiten der sog. „fokalen Dystonie", auch „Berufskrampf" genannt, von besonderem Interesse. Diese Erkrankungsform ist vermutlich das Endstadium einer stereotypen Verkrampfung mit eventueller Lähmung bei einer extrem trainierten und automatisierten sowie u. U. zentralnervös fehlgesteuerten Bewegung. Die fokale Dystonie spielt heutzutage bei drohender Berufsunfähigkeit eine bedeutende Rolle und wird kontrovers diskutiert (Altenmüller 1996; Candia et al. 1999; Deuschl u. Hallett 1998; Kunze 1992; Ledermann 1995).

Ein praktischer Ansatz: Die musikphysiologische Beratung an den Musik-Ausbildungsstätten Lahr (D) und Zürich (CH)

Auf der Grundlage dieser Erfahrungen wurde vom Autor an der Musikschule Lahr (D) ab 1993 ein klassenübergreifendes Pilotprojekt zur Vorbeugung von Spiel- und Gesundheitsproblemen durchgeführt. Dieses Lehrangebot ist seit 1994 als *„Musikphysiologische Beratung"* mit 2 Wochenstunden fest im Lehrplan verankert und wird von Schülern aller Klassen in Anspruch genommen. Auch die Lehrer, die die Inhalte langfristig in ihre pädagogische Arbeit integrieren sollen, nehmen teil.

Geschult wird u. a. in den Bereichen Haltung, Bewegung, Koordination, Atmung, Instrumentaltechnik, Ergonomie, Bühnenausdruck, Bühnenangst, Kommunikationsverhalten, Lern- und Übestrategie. Wahrnehmung und Beobachtung werden bei der Haltungs- und Spielanalyse trainiert und jeweils geeignete Methoden und ergonomische Hilfsmittel ausgewählt. Die Teilnehmer führen die für sie individuell ausgewählten Übungen zu Hause selbständig weiter und berichten über die Effekte. Zusätzliche Einzeltermine und die Vermittlung zu weiteren Fachleuten und Fachkliniken sind möglich. Um Berührungsängste abzubauen, sind Probleme in den genannten Bereichen keine Teilnahmebedingung. Ebenso sind nach Absprache auch Eltern und Gäste willkommen.

Die musikphysiologische Beratung findet also folgendermaßen statt:

- einmal pro Woche,
- einzeln und in Gruppen,
- mit Schülern, Lehrern und Eltern,
- mit und ohne Instrument,
- auf der Grundlage moderner Schulungs- und Therapieformen.

Aus der Menge der möglichen Schulungs- und Therapieformen bevorzugt der Autor diejenigen, die vom Musizieren selbst ausgehen, wie z.B. die Dispokinese nach van de Klashorst (1991, 1992; Hildebrandt 1996; Löscher 1995; Stockmann 1994). Die Dispokinese betrachtet die Funktionalität am Instrument als in die „Ganzheit" des menschlichen Ausdrucksverhaltens eingebettet. Bei der Dispokinese wird die senso- und psychomotorische Entwicklung des Menschen vom Liegen über das Krabbeln bis hin zum Stehen durchgearbeitet. Die dabei therapeutisch und pädagogisch verwendeten sog. „Urgestalten" von Haltung, Atmung und Bewegung fördern insbesondere die posturalen Reflexe (Haltungsreflexe, Aufrichtungsreflexe) und das Körper- und Ausdrucksbewußtsein. Als günstig für Prävention und Therapie erweist sich zudem die Verbindung dieser neurophysiologisch fundierten therapeutischen Elemente mit konkreten Hilfestellungen und Übungen für Instrumentaltechnik, Ergonomie und Bühnenverhalten.

Ergänzend kommen im Rahmen der „Musikphysiologischen Beratung" Elemente aus der Funktionellen Bewegungslehre Klein-Vogelbach (Klein-Vogelbach 1990, 1995), der Feldenkrais-Methode (Feldenkrais 1949, 1987), der Bioenergetik (Johnson 1992; Lowen 1990, 1993), dem Shiatsu (japanische Meridian-Fingerdrucktherapie, vgl. Masunaga u. Ohashi 1989) und dem Mentalen Training (Klees-Dacheneder u. Campo 1993; Klöppel 1993; Langeheine 1996; Orloff-Tschekorsky 1996) zur Anwendung.

Selbstverständlich wurde für Kinder und Jugendliche eine altersmäßig anpaßbare Auswahl aus diesen Konzepten vorgenommen. Jeder Schüler braucht individuell zugeschnittene Übungen. Die Integration von Erkenntnissen aus den verschiedenen Methoden in die Prävention und Instrumentalmethodik ist wichtiger als das isolierte Erlernen einer solchen als „Körpertechnik" ohne musikalischen Bezug.

An der Musikschule Lahr ist die Zahl späterer Berufsmusiker traditionell groß. Das Beratungsangebot mit dem Ziel eines physiologisch angemessenen Umgangs mit Musik und Instrumentalspiel gilt jedoch selbstverständlich unabhängig vom Berufswunsch und wird entsprechend von Teilnehmern der verschiedensten Begabungen und Leistungsstufen genutzt. Auch bei erfolgreichen Instrumentalisten, die auf höchster Ebene an Konzerten und Wettbewerben teilnehmen, muß in der Beratung der Leistungsgedanke als Problem für die musikalische Entwicklung häufig zum Thema gemacht werden. Diese Notwendigkeit ist in noch verstärktem Maße aus der Arbeit mit Berufsmusikern und Musikstudenten an Hochschulen bekannt: Beschwerden entstehen häufig im Zusammenhang mit Leistungsdruck und können diesen wiederum verstärken – ein Teufelskreis.

Seit Anfang 1997 bietet der Autor die „Musikphysiologische Beratung" im Rahmen eines Lehrauftrags auch an der Musikhochschule Zürich an. Dort wird die Einzelarbeit in der Musikersprechstunde durch eine wöchentliche Vorlesung mit praktischem Seminar ergänzt. Zu jedem Themengebiet aus Musikphysiologie und Musikermedizin werden auch praktische Übungen und Therapieformen vorgestellt. Einige Musikhochschulen, u. a. in Hannover, München, Frankfurt und Leipzig, bieten schon längere Zeit musikermedizinische Lehrveranstaltungen und Musikersprechstunden an.

Zum Umgang mit der Sensomotorik und der Vielschichtigkeit von Instrumentalunterricht

➡ Der Begriff „Sensomotorik" wird hier immer wieder anstelle von „Motorik" oder „Bewegung" verwendet. Er drückt die Gleichzeitigkeit und Einheit von Bewegung (Motorik) und Empfindung (Sensorik) aus.

Funktionell unterscheidet man zwischen Stützmotorik und Zielmotorik. Die Stützmotorik dient vor allem der Aufrechterhaltung der Körperhaltung, die Zielmotorik ist für den Ablauf zielgerichteter, willkürlicher Bewegungen verantwortlich (Golenhofen 1997).

Die Sensomotorik ist zwar nur ein Aspekt in der komplexen Phänomenologie des Musizierens (Schnorrenberger 1991), die sensomotorische Förderung (z. B. bei der Koordination von Stabilisieren- und Loslassenkönnen) jedoch bildet einen Schwerpunkt der präventiven Arbeit: Immerhin stellen die Spielbewegungen die Mündungsstellen auf dem Weg der Idee und musikalischen Vorstellung zur Klangrealität dar. Außerdem wird der Gesamttonus (Gesamtspannung) der Muskulatur in jedem Alter ständig von unterschiedlichsten, auch unbewußten Bereichen unseres Lebens beeinflußt – eine Tatsache, die für den Musiker von wesentlicher Bedeutung ist. Das Spektrum dieser Einflüsse reicht von der psycho-physischen Antriebs- und Motivationssituation bis hin zur gespeicherten Summe aller bisher durchgemachten Bewegungs- und Lernerfahrungen (Bobath 1986; Deetjen u. Speckmann 1994; Goyke 1989; Mertens 1989; Schmidt u. Thews 1997; Vojta 1988; de Vree 1993).

Jede Bewegung ist also vom vorher bestehenden Muskeltonus abhängig. Wie sich ein Mensch bewegt, sagt viel über seinen physischen und psychischen Zustand aus. Somit lassen sich gewisse *bewegungsrelevante Zusammenhänge* feststellen: Bewegung ist zu verstehen als

- Ausdruck von Lebendigsein (im Gegensatz zum Tod mit Starre und Atemstillstand);
- Ausdruck von Befindlichkeit und Gefühlen, z. B. in der Gestik (Argyle 1979);
- unmittelbare, schnelle und instinktiv erfolgende Körperreaktion, z. B. als Zusammenzucken;
- Schnittstelle zum Unbewußten (der Hauptanteil der nonverbalen Kommunikation ist unbewußt, vgl. Argyle 1979);
- Spiegel der Biographie (mit dem Muskeltonus als Speicher oft lebenslang unverwechselbarer Körperstrukturen) (vgl. Johnson 1992; Lowen 1990, 1993);
- Mündungsstelle von kreativ-„ganzheitlichen" Vorgängen, z. B. beim Musizieren (Gefühl/Vorstellung → Bewegung → Klang/Musik) (vgl. Biesenbender 1992; Galamian 1983; Mertens 1989; Schnorrenberger 1991).

Allein aus diesen Zusammenhängen läßt sich ableiten, daß in der musikpädagogischen oder musikphysiologisch-präventiven Arbeit der Bezug zum individuellen, emotionalen Ausdrucksbedürfnis des Schülers berücksichtigt werden sollte. Dies gilt bezüglich des Musikstücks, aber auch bezüglich seiner jeweiligen aktuellen Lebenssituation (Hildebrandt 1989; Schaller 1984, 1987). Das dabei häufig notwendige Zurückgreifen auf tief verankerte Muster aus Entwicklungsstufen, die viele Jahre zurückliegen, ist eine anspruchsvolle, aber auch faszinierende Aufgabe. Von Seiten des Beraters, Therapeuten oder Lehrers bedarf es dazu neben der Erfahrung eines besonderen pädagogisch-psychologischen Geschicks und einer entsprechenden Weiterbildung.

Es ist hier natürlich nicht möglich, auf die Komplexität der Prozesse in Erziehung, Entwicklung und Ausbildung des menschlichen Kommunikationsverhaltens, zu dem auch das Musizieren und die Musik als „internationale Sprache" gehören, umfassend einzugehen. Jedoch ist es auch bei der Arbeit am Teilaspekt der Spielbewegungen wünschenswert, sich stets den

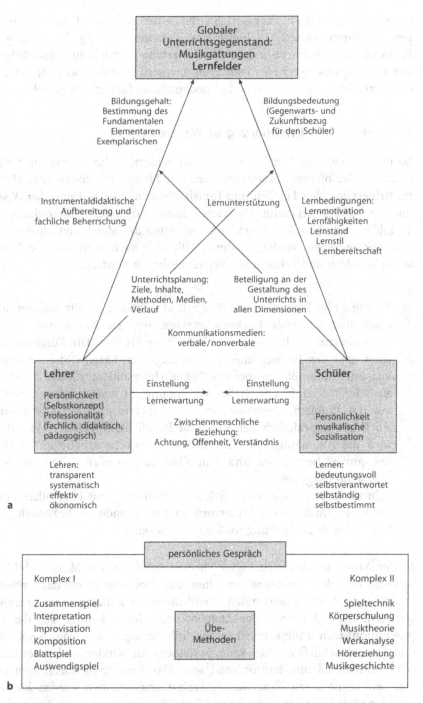

Abb 2.41 a, b. Faktoren von Instrumentalunterricht. **a** Übersicht. **b** Teilaspekte des Faktors „Lernfelder" aus Teilabb. **a** (Ernst 1991)

Gesamtkontext des Musikunterrichts mit seiner Fülle von Faktoren vor Augen zu führen. Abb. 2.41 a bietet eine Zusammenfassung der wichtigsten Faktoren von Unterricht und dessen Bewertung und soll zur Beschäftigung mit neuen pädagogischen Richtungen anregen. In Abb. 2.41 b ist der Faktor „Lernfelder" (siehe Abb. 2.41 a) nochmals ausführlich dargestellt.

Kooperation und Orientierung an Neuem

Damit der jeweilige Schüler nicht durch Widersprüche verunsichert wird, bedarf es der offenen Zusammenarbeit des Musikphysiologen bzw. Musikmediziners mit den Lehrern und (musizierenden) Eltern. Denn das Wissen um die Funktionen beim Musizieren kann nur unter Einbeziehung der Vorbilder und ohne Bevormundung von Seiten des Musikphysiologen sinnvoll weitergegeben werden. Dadurch läßt sich auch vermeiden, daß zwischen Schülern und Lehrern ein Vertrauensbruch entsteht.

BEISPIEL

Eine 9jährige Pianistin hat Mühe mit Stuhlhöhe und Sitzposition und klagt über dauernde Rückenschmerzen, weil sie Pedale und Tasten nicht gleichzeitig in angemessener Haltung erreicht. Die Konstruktion eines über den Pedalen aufstellbaren tragbaren Kastens, der bei angemessener Stuhlhöhe sowohl den Füßen Unterstützungsfläche bietet als auch über Knöpfe und Hebel Verbindung zu den Pedalen herstellt, löst das Problem. Zusammen mit der Lehrerin und den Eltern wird ein Konzept bezüglich der Sitz- und Handhaltung erstellt. Weiterhin wird die Anpassung der Hilfsmittel im weiteren kindlichen Wachstumsprozeß besprochen und dem Kind als von allen Seiten übereinstimmend dargestellt.

In ähnlicher Weise lassen sich in Abstimmung mit Physiotherapeuten und Lehrern auch Widersprüche für Jugendliche bezüglich der Regeln zur Rumpfhaltung im Stehen auflösen.

In der Arbeit an den vielfältigen Themen rund um die Musikausbildung sollte anstelle des Zerstörens von Altem und Unerwünschtem das Anbieten von Neuem, Zusätzlichem treten – sozusagen im Rahmen eines „ressourcenorientierten" Ansatzes. Das Angebot neuer Ideen kann neben der Improvisation auch andere musikalische Stilrichtungen wie Pop, Rock, Jazz und Folk einschließen. Dies kann besonders für Kinder und Jugendliche sehr motivierend und lernfördernd sein. Das Neue muß überzeugen und von den Teilnehmern ohne Gesichtsverlust angenommen werden können. Erst dann wird sich eine unzweckmäßige Gewohnheit in guter Atmosphäre von selbst auflösen.

Eine 14jährige Flötistin hat kurz vor einem Auftritt Schwierigkeiten in ihrem Vortragsstück mit Hastigkeiten in der letzten Sechzehntelgruppe eines Laufes vor dem Zielton. Der Auftrag, noch einmal rhythmisch und langsamer mit Metronom zu üben, bringt wenig Erfolg, dafür aber schon nach einmaligem Ausprobieren die Idee, am Laufende „ritardando zu denken". Diese neue Idee fruchtet in diesem Fall also mehr als das Zurückgeworfenwerden auf rhythmische Defizite so kurz vor dem Auftritt. Entsprechend kann es vor Auftritten sinnvoller sein, in Körperpartien, die für die Gesamtkoordination wichtig sind (z. B. Füße, Beine, unterer Rumpf) Spannung dosiert und bewußt aufzubauen, anstatt problematische und am Instrument direkt tätige Körperpartien isoliert ändern zu wollen.

Zum Problem der abstrakten Vermittlung

Da in den hier skizzierten Themenkomplexen viele auch unbewußte und emotionale Elemente eine Rolle spielen, muß eine Niederschrift als abstrakte Vermittlungsform unvollständig und tendenziell „gefühlsärmer" bleiben. So fehlen z. B. in Abb. 2.41 u. a. Elemente wie Spaß, Lust, Erfindungsreichtum, Motivation, Kreativität und Inspiration. Gerade diese Elemente sind jedoch besonders im Kinder- und Jugendalter für Gesundheit, gelingenden Unterricht und selbständige Lernprozesse unersetzlich.

Die schriftliche Erläuterung pädagogischer Zusammenhänge ist auch deshalb ein Problem, weil die Vorgänge zwischen Menschen – zu denen auch das Musizieren gehört – unanalysiert, analog, emotionsbezogen und direkt stattfinden. Das gilt am ausgeprägtesten für Kinder. Die Schwierigkeiten mit Geschriebenem werden all denjenigen bekannt sein, die bei einem ergiebigen Unterricht oder Meisterkurs Protokoll führten und mit der Zeit immer weniger mit den notierten Worten anfangen konnten, weil die lebendige Erinnerung verblaßte. Ein Klang oder ein Bewegungsgefühl läßt sich in Worten eben nur abstrakt, skizzen- und formelhaft beschreiben.

Die Interaktion mit Lehrern oder Therapeuten ist auch durch noch so gute Bücher nicht zu ersetzen. Insgesamt betrachtet haben die zahlreichen hervorragenden Werke über das Instrumentalspiel erstaunlich wenig Effekt bei Musikern, die z. B. ein sensomotorisches Problem lösen wollen. Ohne persönlichen Erfahrungsaustausch, allein durch Lesen und Ausprobieren „nach Rezept" schafft man es kaum, ein innerlich fundiertes, individuell angemessenes Spielgefühl im Sinne von Ausdruck und „Emotion" (übersetzt als *e-movere*=herausbewegen) zu entwickeln.

Eine 13jährige Bratschistin hat trotz theoretischer Kenntnis der Streichtechniken und ausgiebiger Blickkontrolle Mühe mit Nebengeräuschen und der Kontaktstelle des Bogens. Durch Üben mit geschlossenen Augen in Anwesenheit eines Zuhörers ist – nach anfänglichem Erschrecken – eine erstaunliche Verbesserung des Klangergebnisses und des Ausdrucksvermögens zu verzeichnen. Sie berichtet, jetzt besser gleichzeitig hören und spielen zu können.

Positive Gefühle direkt am Instrument wirken viel stärker motivierend als Wissen, Ausdauer und Disziplin. Wenn Technik als musikalisches Spielgefühl vermittelt werden kann, berichten die Schüler häufig darüber, daß sie vor lauter Faszination die Zeit beim Üben vergessen haben – selbst bei Etüden oder Übungen. Positive Gefühle sind auch entscheidend für die Prävention von Spiel- und Gesundheitsproblemen. Aufgeschriebenes braucht diese Gefühle, um anregend wirken zu können.

Ausgewählte Ansätze präventiver Arbeit

Zugang zum Thema Prävention auf mehreren Ebenen

Manchmal ist es schwierig, ein Lernproblem oder ein Haltungs- und Bewegungsproblem einer bestimmten Ursache zuzuschreiben. So kann eine Verspannung im Schulterbereich z. B. spieltechnische, haltungs- und atmungsbedingte oder emotional-psychische Ursachen im Sinne einer Selbstwahrnehmungschwäche und Ausdruckshemmung haben. Da es viele unterschiedliche Ebenen von instrumentalem Lernen gibt, empfehlen sich mindestens die folgenden drei *Wege zur Prävention*, die parallel beschritten werden können:

- Arbeit am individuellen und musikalischen Ausdruck,
- Arbeit ohne Instrument,
- Arbeit mit Instrument.

Arbeit am individuellen und musikalischen Ausdruck

Im weitesten Sinne geht es hier um die individuelle Kontaktaufnahme zum jeweiligen Musikstück. Dazu gehört neben der Erarbeitung einer inneren Vorstellung von Interpretation und klanglicher Umsetzung die klare Zielformulierung unter Berücksichtigung körperlicher Assoziationen und Impulse (Biesenbender 1992). Melodien und Phrasen steuern mit ihren Energie- und Spannungsbögen auch die Spielbewegungen im Wechsel von

Spannung und Entspannung. Im Verhältnis von Musik und Körper ist die Atmung, wie auch die Bewegungen, an der Grenze von bewußt zu unbewußt angesiedelt (Middendorf 1992; Rüdiger 1995).

Arbeit ohne Instrument

Auch der körperliche Zugang zum Selbst („Ich bin mein Körper") ist wesentlich für einen gelingenden Unterricht und eine erfolgreiche Prävention. Die Entwicklung der Fähigkeit, angemessen zu stehen, zu sitzen und zu atmen, ist eine der wichtigsten Aufgaben der präventiven Arbeit und bildet die Grundlage für einen gesunden Selbstschutz. Darauf aufbauend kann dann eine Disposition am Instrument und auf der Bühne entstehen (Hildebrandt 1996; van de Klashorst 1991, 1992; Löscher 1995; Stockmann 1994). „Selbst-Bewußtsein" im umfassenden Sinne sollte u.a. auch als Ergebnis sensomotorischer Reife verstanden werden, z.B. im Hinblick auf das sog. Lampenfieber (siehe hierzu auch Abschn. 2.4).

Arbeit mit Instrument

Erst nach der Klärung ergonomischer und grundlegender sensomotorischer Fragen (Haltung, Bewegung, Atmung usw.) kann es am Instrument um wirkliche „Gelingensbereitschaft" (Eberhard 1938) gehen. Dazu gehört auch, während des Spielens ohne Dispositionsverlust reproduzierbare Körperteilpositionen und Spielgefühle aufzusuchen zu können. In diesem Zusammenhang wurden Begriffe wie „Hochgefühl" (Feldenkrais 1987) und „Flow" (Eberspächer 1993) geprägt, die das Lebendige, Mühelose und Zielgewisse im Lerngefühl beschreiben sollen. Der „innere Bezug" zum Instrument ist für die Spielbereitschaft unverzichtbar und gibt der Spieltechnik eine persönlich-emotionale und musikalische Grundlage.

Beratung bei der Wahl des geeigneten Instruments

Begeisterung und Identifikation mit dem spezifischen Klang als „persönlicher Stimme" sind sicherlich entscheidende Faktoren für den Lernerfolg und die Befriedigung von Ausdrucksbedürfnissen auf einem Musikinstrument. Eine Zusammenarbeit mit Lehrern und Eltern bei der Feststellung der Eignung für ein Instrument sollte auch den sensomotorischen Reifegrad einbeziehen. Eine weitere Differenzierung von Begabungen (Sprach-, Atmungs- und Stimmfunktionen, feinmotorische Fingerfertigkeit) ist denkbar; die sensomotorische Reife stellt jedoch auch hinsichtlich des Ausdrucksvermögens eine allgemeine Befähigung dar.

Ein 6jähriger Junge mit ausgeprägter rhythmischer Begabung, jedoch nicht sehr stark entwickelter feinmotorischer Geschicklichkeit wählt zunächst die Geige als Instrument aus. Nach einiger Zeit mühevollen Unterrichts und nachfolgenden Beratungen entscheidet er sich schließlich für das Schlagzeug und beginnt nach Gründung einer Kinderband einige Jahre später mit Trompetenunterricht.

Etwaige Wünsche der Eltern überdecken nicht selten die persönlichen Prioritäten des Kindes. Fällt in einem solchen Fall später die Entscheidung für eine musikalische Berufslaufbahn, kann dies weitreichende Konsequenzen haben (z. B. Selbstzweifel, Motivationskrise, Krankheit).

Ein Ausgleich bestimmter körperlicher Schwächen (z. B. Fingerform oder -länge) durch Stärken in anderen Bereichen (z. B. Schnelligkeit, Reaktionsfähigkeit) ist zwar selbst bei bekannten Solisten häufig zu beobachten (Hertel 1995; Wagner 1994). Dennoch gibt es trotz mittlerweile vielfältiger ergonomischer Hilfsmittel wie variabler Stützen- oder Mundstückkonstruktionen usw. anatomisch-funktionelle Grenzen. Diese Grenzen vor Aufnahme des Unterrichts festzustellen und Alternativen vorzuschlagen, gehört zu den präventiven Aufgaben der Musikermedizin (Wagner 1994). Weil eine solche Entscheidung individuell getroffen werden muß, verbieten sich an dieser Stelle pauschale Empfehlungen zu den Fragen, ab welcher Mundform, Zahnstellung, Handspannweite, Fingerlänge usw. ein bestimmtes Instrument in Frage kommt.

Fortschritte in der Operationstechnik z. B. von Fehlbildungen des Sehnenapparates der Hand, der Knochen des Unterarms oder der Zähne und des Kiefers rechtfertigen keinen großzügigen Umgang mit der Indikationsstellung zur Operation. Eine Empfehlung zu einem solchen Eingriff, der immer mit einem Restrisiko verbunden ist, erscheint erst bei schon weit fortgeschrittener Instrumentalausbildung und gesichertem Berufswunsch gerechtfertigt.

Eine 15jährige Geigerin mit einer Supinationseinschränkung (Einschränkung der Auswärtsdrehung) des linken Unterarms von 23 Grad ohne Berufswunsch und mit erheblichen Haltungsbeschwerden setzt ihr Geigenspiel auf einer umgebauten Geige rechtsseitig fort, nachdem vom Musikphysiologen und weiteren Ärzten zur Zurückhaltung hinsichtlich einer Operation der angeborenen, knöchernen Verwachsung des Unterarms (radioulnäre Synostose) geraten wurde. Die ausführliche Abklärung der Frage nach dem etwaigen Berufswunsch war eine maßgebliche Komponente bei der Entscheidungsfindung.

Weitere Beispiele zu angeborenen anatomischen Varianten oder zu Zuständen nach Handverletzungen finden sich in Lahme et al. 2000, Abschn. 2.4.3 und 2.4.4 sowie bei Blum (1995) und Wagner (1995).

Bemerkungen zur Materialausstattung

Ergonomische Anpassungen sollten bei Musikern dynamisch erfolgen, stets ausgerichtet auf den jeweiligen Stand der Körperdisposition und Haltungsentwicklung. Nicht nur bei Wachstumsschüben ist die Änderung der ergonomischen Hilfsmittel (z. B. Kinnhalter, Schulterstützen, Sitzhilfen) oft schon innerhalb von Wochen nötig. Auch bei Erwachsenen kann sich eine solche Notwendigkeit schnell ergeben, z. B. im Falle eines sensomotorischen Lernprozesses mit Änderung der Verhältnisse in der Beckenregion oder im Kopf-Schulterbereich.

Während der Beratungsphase sollte man stets eine große Auswahl an ergonomischen Hilfsmitteln bereithalten (siehe Abschn 2.5.3). Weil die Furcht vor den Kosten häufig dazu führt, daß Empfindungen bezüglich der Vor- oder Nachteile der aktuellen Ausstattung verleugnet bzw. nicht geäußert werden, ist ein Verleih von Seiten der Schule oder des Lehrers/Beraters für kurzfristige Neuanpassungen empfehlenswert. Um individuelle Lösungen zu finden, sind Mut und Geduld nötig. Schließlich sollte nicht nur die jeweilige Personen prinzipiell für das Instrument geeignet sein, sondern das Instrument sollte auch weitmöglichst an die individuellen Gegebenheiten angepaßt werden (Lahme 1993). Dies gilt auch für Mensur, Saiten, Bögen, Mundstücke, Rohre, Blätter, Anschlagswiderstände usw.

Mißgefühle beim Spielen sind vermeidbar, und eine Einstellung à la „Da mußt du durch" ist völlig inakzeptabel. Dies kann gar nicht oft genug betont werden. Mittlerweile gibt es fast von allen Instrumente gewichts- und größenreduzierte Versionen, die auch einen frühen Beginn des Unterrichts ohne Gesundheitsrisiko erlauben.

Prävention durch „ganzheitliche" und selbstregulierte Lernprozesse

Die Förderung des Gefühlshaften, Bildhaften und „Ganzheitlichen" in der Präventionsarbeit folgt den Erfahrungen mit modernen Lerntheorien. Die Vergrößerung der Zahl der Lernkanäle, z. B. durch begleitende Gefühlsstimuli oder Bilder, steigert das Erinnerungsvermögen (de Vree 1993). Lernprozesse finden nur selten linear, logisch oder additiv statt. Vielmehr formt sich der ganze Erfahrungsschatz ständig um (Schaller 1987). Sog. „höhere Einheiten" oder gruppierende „Superzeichen" werden wie beim Lesenlernen zur Grundlage eines guten Gedächtnisses und einer fehlerfreien Reproduzierbarkeit (Klöppel 1993). Dabei steigert sich das direkte Erkennen von Buchstaben über Worte bis hin zum direkten Erfassen ganzer Satzteile oder Sätze.

Selbstreguliert meint, daß der Instrumentalist seine Handlungen wie ein Jongleur, der sein Können gleich am Gelingen oder Mißlingen mißt, direkt selbst einschätzen und verbessern kann. So wird häusliches Üben quasi als permanentes „Aha-Erlebnis" überhaupt erst sinnvoll.

Unabhängig von der Art des Instruments läßt sich ein Repertoirestück zum Kennenlernen anderer Lagen und Griffverbindungen transponieren. Dabei auftretende technische Probleme werden „selbstreguliert" durch die Kenntnis des Stückes in einen Übeprozeß eingeschleust. Auch ein anderer Ausdrucksstil kann die Spieltechnik fördern – in dem Bewußtsein, daß die „stilistische Verfehlung" als vorübergehende Übung gemeint ist.

Zur Steigerung der Geschicklichkeit der Bogenfinger bei Streichern kann eine Tonleiter oder ein Lied bei jedem Ton abwechselnd mit dem Daumen (bei Halten des Bogens in der Faust) und dem Zeigefinger (aus der gewünschten Spielposition der Bogenfinger heraus) ohne Pausen oder Abstützen am Griffbrett gezupft werden. Ohne direkte Konzentration auf das Thema „Bogenfingerpositionierung" gelingt so eine recht spezifische Trainingsübung mit „Aha-Erlebnis".

Förderung des Erlaubnischarakters und der Bedürfnisorientierung von Lernen

Besonders Kinder brauchen beim Lernen die Freiheit zum Probieren. Mit anderen Worten: Sie sollten auch das Falsche kurzzeitig bewußt tun dürfen. Dadurch können Gefühlsunterschiede zwischen zweckmäßigen und unzweckmäßigen Spielaktionen überhaupt erst wahrgenommen werden. Eigene Gefühle und Bedürfnisse zulassen und äußern zu dürfen ist entscheidend für die Prävention. Das Selbstgefundene, Selbsterarbeitete hat für den Lernerfolg und das Selbständigkeitsgefühl höchsten Wert. Eigene Ideen, Improvisation und Rollentausch im Unterricht können auch „Appetit" auf zweckmäßige Spielweisen machen und Autonomie und Flexibilität fördern (Biesenbender 1992). So ist es beispielsweise für die Arbeit an der Haltung günstiger, auch die Impulse des Schülers aufzunehmen, als ein bestimmtes Modell durchsetzen zu wollen (Gordon 1987, 1989; Rogers 1979).

Bedürfnisorientierung kann bedeuten, daß dem Bewegungsdrang vorübergehend im Unterrichtsraum nachgegeben wird. So lassen sich auch Überspannungen auflösen bzw. vermeiden. Von den Schülern selbst vorgeschlagene Körperpositionen sind oft ein guter Start für einen neuen Lernschritt. Dabei kann einmal das Instrument (auf weicher Unterlage oder an einem Band gesichert) zum Objekt eines Geschicklichkeits- oder Wurfspiels werden. Zu diesem Zweck stelle ich z. B. im Streicherunterricht einen Kunststoffbogen mit Kunsthaar zur Verfügung, der auf den Boden fallen darf und deshalb für viele Instrumentalisten eine Attraktion darstellt.

Das Schaukel-Schwung-Prinzip:
Eine kindgerechte und präventiv wirksame Bewegungsform

➡ Der Begriff *„Schaukel-Schwung-Prinzip"* bezeichnet Bewegungen, die wie bei einem Pendel rhythmisch, rund und unter Ausnutzung der Schwerkraft ausgeführt werden.

Schaukelschwungbewegungen können unabhängig vom Alter in einer präventiv orientierten Musikpädagogik eingesetzt werden.

Positive Gefühle als Lernhilfe

Schaukelschwungbewegungen (z. B. auf Wippen, Schaukeln oder Karussells) führen unabhängig vom Alter zu Gefühlen der Lust und Freude. Besonders Kinder fangen schon unaufgefordert mit derartigen Bewegungen an. Sanftes Gewiegtwerden und Schwingen vermittelt außerdem von Geburt an Gefühle von Sicherheit und Geborgenheit (Mertens 1989). Schon ein pendelndes Bewegen des Bogens, des Instruments, der Arme oder des ganzen Körpers kann die Motorik ordnen und die Stimmungslage spontan verändern.

Positive Gefühle sind für das Lernklima und den Lernerfolg von Bedeutung. Viele Menschen denken hierbei allerdings an kindliches, spielendes oder ursprüngliches Lernen (Biesenbender 1992; Feldenkrais 1949, 1987; Hildebrandt 1989; Schaller 1987; Vester 1992; de Vree 1993) – und weniger an präzise Höchstleistung. Eine Höchstleistung wird jedoch durch balancierte Kinästhesie mit positiv besetzten ganzkörperlichen Urmustern von Bewegungsgefühlen überhaupt erst möglich. In Vorspielsituationen scheinen diese Gefühle schwingender Bewegungen entscheidend dazu beizutragen, daß der Auftritt trotz der Aufregung gut gelingt. Einseitiges Kämpfen um Korrektheit dagegen führt nur allzu häufig zu Verspannung und Scheitern.

Spaß, Schwerkrafts- und Raumgefühle sind wichtige, die konventionellen Methodiken ergänzende Lernkanäle (Vester 1992; de Vree 1993) und spielen deshalb sowohl für das musikalische Gelingen als auch für eine wirkungsvolle Prävention eine bedeutende Rolle. Eine körperliche Durchlässigkeit (Balser 1990; Galamian 1983) für interpretatorisch-emotionale Impulse ist ohne vielfältige positive Körpergefühle kaum möglich. Die Tatsache, daß viele Beratungsteilnehmer plötzlich schneller lernen und in besserer Stimmung zu Werke gehen, bestätigt diese These.

Aktivierung von ursprünglicher und unbewußter Haltungsmotorik

Schaukelschwungbewegungen aktivieren über die Wechselwirkung mit der Schwerkraft viele Haltungsreflexe. Diese Reflexe arbeiten sehr präzise und automatisiert und stellen daher für Musiker eine Souveränitätsquelle dar. Sie bewirken z. B. eine ganzkörperliche Aktivierung der Aufrichtungsmotorik, die die oberen Extremitäten für kreative, feinmotorische Tätigkeiten freigibt (van de Klashorst 1991, 1992; Löscher 1995; Stockmann 1994).

Wesentliches Merkmal von Schaukelschwungbewegungen ist der Wechsel von Spannung und Entspannung. Gleichzeitig wird aufgrund der schwungvollen Gewichtsverlagerung von Körperteilen ein Ausbalancieren notwendig. Schwungvolle Bewegungen z. B. der Hände und Arme verlangen eine funktionierende Stütz- und Haltungsmotorik als Fixpunkt, um den herum sie sich störungsfrei entfalten können (Auerbach 1994; Dürckheim 1996; Glaser 1990; Neeb 1994; Rüdiger 1995; Wolf u. Kuhl 1994). Der dabei aktivierte Gleichgewichtssinn gilt zusammen mit dem Gehörsinn als eines der am frühesten schon vorgeburtlich entwickelten Sinnessysteme (Feldenkrais 1949, 1987). Gleichgewichts- und Gehörsinn spielen u. a. für den Furchtinstinkt eine entscheidende Rolle, was für Musiker auf der Bühne von großer Bedeutung sein kann. In diesem Zusammenhang denke man nur an Steifigkeiten, Fallängste und Schwindel in Vorspielsituationen – meist mitverursacht durch eine Insuffizienz von Haltungsmotorik, Raum- und Gleichgewichtsempfindungen. Oft ist eine Insuffizienz der Haltungmotorik die Ursache für einen zu hohen Tonus in den oberen Extremitäten. Die Haltungsmotorik bildet daher ein wichtiges Arbeitsfeld für die Prävention.

Schwerezustände können mittels Schwung in Schwebezustände verwandelt werden. So können Schaukelschwungbewegungen neue Freiheitsgrade möglich machen, die weit über den physikalischen Aspekt hinausreichen (Hildebrandt 1989; Mertens 1989).

Ein kreativer Umgang mit der Schwerkraft ist über den Bereich der sog. Extrapyramidalmotorik auch für die Verschmelzung von Spielbewegungen (Flesch 1951) mit Urmustern von Bewegung bedeutsam. Die Urmuster sind größtenteils unbewußter Natur und werden zum Wirkungsbereich des sog. kinästhetischen Sinns gezählt (Feldenkrais 1987; Hildebrandt 1989). Es ist z. B. nur den wenigsten von uns bewußt, daß unser Becken ursprünglich mit der Ein- und Ausatmung permanent eine wiegende Bewegung von hinten nach vorne und zurück ausführt. Dabei werden auch die Bauch- und Rückenmuskeln in ihrem Wechselspiel aktiviert. Die atmungsbezogenen Bewegungen des Brustkorbs wiederum bieten einen ständigen Reiz für eine wechselnde Stabilisation der Brustwirbelsäule durch Beuge- oder Streckmuskeln. Von wenigstens zwei Seiten sorgt so eine funktionierende Atmungsbewegung im Sinne einer dynamischen Stabilisation „schwingend" für die statische Integrität der Wirbelsäule (Klein-Vogelbach 1990, 1995). Diese wechselnden Aktivitätszustände bilden die Voraussetzung für die Ausdauer in einer aufrechten, schmerzfreien Haltung im Stehen und Sitzen. Bläser und Sänger benötigen sie zusätzlich für eine gelingende Ton- oder Atemstütze, wobei neben der Flanken- und Unterbauchmuskulatur auch eine koordinierte Aktivität von Beckenboden- und Beinmuskulatur bedeutsam ist (van de Klashorst 1991, 1992; Löscher 1995; Stockmann 1994).

Für das Musizieren nützliche Bewegungen

Die meisten musikbezogenen Bewegungen – denken wir einmal an Tänzer im Gegensatz zu Robotern – sind als Ausschnitte von Kreis-, Kugel- oder Spiralbahnen rund und rhythmisch und dadurch einer Schaukelschwingung ähnlich. Die „Flugbahn" z. B. der Pianistenhand bei einem schnellen, weiten Tonsprung ist trotz Rundung nach oben in ihrem Charakter von einer Schaukelschwungbewegung nicht weit entfernt. Gemeinsames Element ist auch der schwungvolle Wechsel zwischen Spannung und Entspannung. Muskuläres Lernen wird auch als „ballistisches Lernen" an Wiederholungen bezeichnet (Wilson 1995).

Schaukelschwungbewegungen brauchen differenzierte dynamische Impulse zu ihrer Auslösung und werden dadurch zu idealen Elementen von Instrumentaltechnik. Denn auch die Tonerzeugung auf Instrumenten benötigt häufig solche Impulse, z. B. an Klavier und Schlagzeug oder beim Martelé und Spiccato der Streicher. Über Rhythmus und räumliche Schwingungsgröße ist die Flexibilität und Präzision von Schaukelschwungbewegungen groß, denn die immer vorkommende spannungslösende Phase bietet Spielraum für Wahrnehmung und Korrektur. Sowohl die vollständig vorprogrammierte, „geplante" Willkürbewegung als auch die während des

Bewegungsablaufs eingreifende und abstimmende Korrektur haben dabei ihre Berechtigung (Schäffer 1990).

BEISPIEL

Dirigenten und Kammermusikgruppen benutzen Schaukelschwungbewegungen für Einsätze und zur Koordination bzw. zur nonverbalen Kommunikation. Streichquartette sagen an komplizierten Stellen: „Laßt uns schaukeln". Das deutet an, daß sie sich auf diese Art einen Rhythmus und eine Sicherheit geben können. Selbst in Fällen, in denen physikalisch keine oder nur verformte Schaukelschwungbewegungen sichtbar und nachweisbar sind, kann das Bild einer solchen Bewegung außerordentlich förderlich sein, weil es die Motorik und Interaktion rhythmisiert und ordnet. Dabei wird auch ein gemeinsames Metrum aller Mitspieler gewährleistet.

Die Verbindung von Schwung und Ordnung ist sicherlich einer der Gründe für die spielend und leicht wirkende Bewegungssicherheit guter Musiker und Artisten. Der Mensch kann sich, unabhängig vom Alter, Schaukelschwungbewegungen sehr gut merken und sie leicht und verläßlich in seine Technik integrieren. Das ist verständlich, denn die mühelose Wiederholung, die sich ständig verfeinern kann, findet „schaukelnd" von alleine statt – sozusagen als unbewußtes und ständiges Üben. Aufgrund der notwendigen ganzkörperlichen koordinierten Aktivität sind solche Bewegungen insgesamt ökonomisch und ermöglichen auch feinmotorische Ausdauer. Sie werden gerne eingesetzt, und zwar auch dann, wenn sie als komplexe Mischung benötigt werden (z. B. bei Hand-Ellenbogen-Kombinationsbewegungen).

Schaukelschwungbewegungen sollten am Instrument vorzugsweise von den feinmotorischen Gliedern der Bewegungsketten, z. B. von den Fingern, initiiert und gesteuert sein, wobei der Arm selbstverständlich „mitgehen" darf. So kann eine grobmotorische Überlagerung, die sich oft hemmend auf die Feinmotorik auswirkt und Störungen und Verspannungen verursacht, vermieden werden. Selbstverständlich arbeiten in einer Bewegungskette auch die großen Muskeln mit, aber vorzugsweise nicht initiativ. Dies ist ein entscheidender Unterschied – und zwar sowohl in der Vorstellung als auch bezüglich der Aktivität dieser Muskeln, die meßbar und spürbar geringer ist, wenn die Initiative nicht von ihnen ausgeht.

In Tongruppen oder Passagen können wir den Detailbewegungen der Finger auf Griffbrett oder Tasten beim Lagen- oder Registerwechsel „schaukelnd" einen Rhythmus und eine bessere Qualität geben. Eine Phrasierung der Tonverbindung kann dieses Prinzip unterstützen, wenn jeder Ton wiederholt und dann an den folgenden angebunden wird. Der neue Ton kann mit einem schwungvollen Akzent versehen werden. Durch die entstehende Legatobindung mit Akzent werden die Gehörkontrolle der Tonverbindung und das Schaukelgefühl gefördert. Außerdem verleitet die Bindung zu langsamerem Üben und verhilft zum Abbau von Überspannung. Die Vorteile dieser Spielart, die auch für viele andere Aspekte (z. B. Doppelgriffpassagen, große Tonsprünge usw.) hilfreich ist, werden im Vergleich mit einem einfachen „non legato" am deutlichsten. Auch das Vibrato kann unter dem Aspekt des Wiegens und Schwingens ausgebildet werden. Hier ist die akustische Bewegung im Tempo zu variieren, bis sie zu einer eigenen Schwingung verschmilzt.

Die Vielfalt in der Instrumentalmethodik kann durch Schaukelschwungbewegungen vergrößert, Bewegungsqualität und Körperdisposition können gefördert werden. Dadurch bekommt Prävention auch langfristig eine Grundlage.

Besondere Aspekte von Haltung und Bewegung in der Musikausbildung

Bei der Vielzahl möglicher Haltungen und Haltungsfehler ist zunächst die Unterscheidung zwischen passiven und aktiven Haltungen wichtig. Passive, abwartende Haltungen sind zwar zur Erholung und Entspannung nützlich, auf der Bühne und für das Instrumentalspiel aber kaum zu gebrauchen – auch wenn manche Musiker auf der Bühne ihr Wohlgefühl als „Lockerheit" bezeichnen. Sinnvoll für Bühne und Instrumentalspiel allgemein ist vielmehr eine der Tätigkeit angepaßte aktive Bereitschaftsspannung der Haltungsmuskeln. Diese Spannung sorgt dafür, daß die stabilisierende Mitinnervation der Haltungsmuskeln, die bei jeder Aktion (z. B. der Arme) stattfindet, bei diesen Muskeln auf eine sinnvolle, zielangepaßte Bereitschaft und Voraktivierung trifft (Gamma-Tonus, vgl. Birbaumer und Schmidt 1990; Glaser 1990). So können überschießende ruckartige und energieaufwendige Überraschungs- und „Kaltstarts" in diesen Muskeln vermieden werden. Zudem bleibt die fallverhindernde Verspannung in Schultern, Armen und Nacken aus. Denn im Falle einer schlechten Vorbereitung folgt diese Verspannung aufgrund der Mitinnervation zur Stabilisierung und

Gleichgewichtssicherung unwillkürlich auf die Positionsänderung von Körperteilen (z. B. der Arme).

Je besser wir also ganzkörperlich vorbereitet sind, desto harmonischer gelingen uns die Spielbewegungen am Instrument. Auch im Sport geht es ja oft um gute Bereitschaftsspannungen durch gute Beinarbeit und die rechtzeitige Positionierung von Körperteilen. So wird z. B. beim Tennis die Laufvorbereitung und Einstellung des Schlagarms zum Ball konsequent trainiert. Einerseits geht es um eine optimale Stabilität des Rumpfes durch die Stützmotorik, andererseits um eine größtmögliche Anpassungsfähigkeit für die Zielmotorik der oberen Extremität bezüglich der geplanten Aktion (Eberspächer 1993; Pöhlmann 1994).

Auch im Instrumentalunterricht ist nicht eine einzige „gute Haltung" erstrebenswert. Der Schüler soll vielmehr Bereitschaftszustände in Nervensystem und Bewegungsapparat erlernen, die er dann im voraus gefühlsmäßig im Hinblick auf das jeweilige Handlungsziel einsetzen kann. Der gelungenen Bewegung gehen Stabilität und Haltungskompetenz voraus, wobei an Stelle von pauschaler Lockerheit die „Spannung am richtigen Ort" notwendig ist (Alexander 1984; Hildebrandt 1996; van de Klashorst 1991, 1992; Löscher 1995; Stockmann 1994).

> **BEISPIEL**
>
> Ein Hornist beginnt vor Vorspielen in der hohen Lage regelmäßig an Stellen, die er sonst gut beherrscht, zu „kieksen". Nachdem er gemerkt hat, daß er keine verläßlichen, reproduzierbaren Gefühle für die vorbereitende Stützspannung in Beckenboden und Unterbauch aufbauen kann, beginnt er mit Übungen zu diesem Komplex. Das Versagen, das vorher als Ansatzproblem bezeichnet wurde, verschwindet innerhalb weniger Wochen.

Die Beziehung zwischen Tonvorstellung und entsprechend dosierter Bereitschaftsspannung spielt für einen geordneten Spielbeginn und Spielablauf eine entscheidende Rolle. Dies zeigt sich deutlich vor Vorspielen bzw. Probespielen – oft sogar schon, bevor das Instrument überhaupt in Spielposition gebracht wird.

Instrumentalunterricht und sensomotorische Reife

Kompetenz in Bezug auf die eigenen Haltungs- und Bewegungsgefühle ist eine der wichtigsten Voraussetzungen für die Prävention von Spiel- und Gesundheitsproblemen. Die Notwendigkeit einer individuellen sensomotorischen Förderung zieht sich wie ein roter Faden durch die instrumentalpädagogische Arbeit. Dies gilt auch für Erwachsene, bei denen eine unausgereifte Sensomotorik vorliegt, die z. B. zu einer manifesten Musikerkrankheit geführt hat und die von ihnen als Lehrer möglicherweise im Unterricht an die jeweiligen Schüler „weitergegeben" wird.

Auch die Anpassung von ergonomischen Hilfsmitteln (Sitzhilfen, Kinnhaltern, Bein-, Schulter- und Daumenstützen; siehe Abschn. 2.5) bedarf der sensomotorischen Kompetenz. Die Arbeit an ergonomischen Gesichtspunkten ist erst dann sinnvoll, wenn Bewegungsgefühle ausgebildet wurden, mit deren Hilfe sich zwischen günstig und ungünstig überhaupt unterscheiden läßt.

Im Instrumentalunterricht haben wir es überwiegend mit Lernprozessen zu tun, die über wiederholtes Üben, d. h. über die Herstellung von Reproduzierbarkeit, stattfinden (Hildebrandt 1999; Klöppel 1996; Pöhlmann 1994; de Vree 1993; Wilson 1995). Auf den Instrumentalunterricht bezogen heißt sensomotorische Reife vor allem, daß reproduzierbare Haltungs- und Bewegungsmuster überhaupt erlernt werden können. Ohne die Fähigkeit zum Reproduzieren wird bei jedem Übevorgang etwas anderes gespeichert, das zufällig sinnvoll oder zufällig sinnlos sein kann. Dadurch entsteht ein großes Problem für die Sicherheit und das Selbstvertrauen während Vorführungen auf der Bühne. Denn in der Vorspielsituation werden in einem solchen Fall erfahrungsgemäß die unterschiedlichen gespeicherten Versionen durcheinander abgerufen. Mit anderen Worten: Es handelt sich um einen glücklichen Zufall, wenn gerade eine gelungene Version zur Aufführung kommt.

Dieses sensomotorische Problem ist auch die Ursache, wenn gerade bei vermehrtem fleißigen Üben vor einem Auftritt ein Niveauverlust zu beobachten ist. In diesem Fall werden unterschiedliche sensomotorischen Versionen, deren Zahl durch das vermehrte Üben ständig zunimmt, miteinander vermischt. Ähnliche Schwierigkeiten treten auch auf, wenn sensomotorisch unsichere Schüler zu Beginn ihrer Berufsausbildung an der Hochschule plötzlich das Übepensum vervielfachen.

BEISPIEL

Ein typisches Zeichen für eine sensomotorische Unsicherheit mit Fehlspannung der Haltungsmuskulatur und kompensatorischer Verspannung der Schulter-Arm-Partie bei hohen Streichern ist das Mitwackeln des Rumpfes und des Beckens bei schnellen Détaché-Bogenstrichen. Zusammen mit der entstehenden Verunsicherung und Vergröberung des Bewegungsablaufs kann es im Konzert (und während der intensivierten Übezeit davor) zu einem Festwerden bis hin zur völligen Verwirrung und Bewegungsblockade bei schnellen, repetitiven Passagen kommen. Im Sinne einer sensomotorischen „Nachreifung" kann durch Übungen zur Unterscheidung und Koordination von Stütz- und Zielmotorik im Körpergefühl die reproduzierbare, freie Armbeweglichkeit wieder entwickelt werden.

Zur Bedeutung des unteren Rumpfsegments

Eine wichtige und für Instrumentallehrer gut zu beobachtende Körperpartie ist das untere Rumpfsegment, d.h. die Lendenwirbelsäule mit Becken und dem dazugehörigen Rumpfabschnitt. Dieser Abschnitt wird hier beispielhaft herausgegriffen. Typischerweise kommen schon junge Instrumentalisten mit Fehlhaltungen wie Hohlkreuzhaltung im Stehen (Abb. 2.42 a) oder Rundrückenhaltung beim Sitzen (Abb. 2.42 b) in die Beratungsstunden.

Meistens haben die Lehrer im Vorfeld bereits versucht, korrigierend Einfluß zu nehmen, in der Regel jedoch ohne Erfolg oder nur um den Preis neuerlicher Verspannung an einer anderen Stelle. Denn im Rumpfsegment spiegeln sich viele Zusammenhänge wider, die für die Ganzkörperkoordination wichtig sind und die nur als Funktionsganzes und unter Berücksichtigung von Reflexketten in sinnvoller Weise modifiziert werden können. Im folgenden sind die wichtigsten Merkmale und Verknüpfungen des unteren Rumpfsegments zusammengefaßt. Das untere Rumpfsegment ist

- bei Haltungsproblemen meistens beteiligt,
- Körpermitte (Schwerpunkt/Zentrum/Hara) (vgl. Auerbach 1994; Dürckheim 1996; Neeb 1994; Rüdiger 1995; Wolf u. Kuhl 1994),
- abhängig von der Aktivität der Bein- und Beckenmuskulatur,
- abhängig von den Koordinationsleistungen der Rücken- und Bauchmuskulatur (Bobath 1986; van de Klashorst 1991; Klein-Vogelbach 1990; Schnack 1994; Stockmann 1994),
- Basis des Atemraums und Sitz vieler Gefühle (Dürckheim 1996; Johnson 1992; Lowen 1990, 1993; Rüdiger 1995),
- geformt über komplexe Lernfahrungen im kindlichen Aufrichtungsprozeß und in der sensomotorischen Entwicklung (Bobath 1986; Goyke 1989; van de Klashorst 1991; Löscher 1995; Stockmann 1994; Vojta 1988).

Abb 2.42 a, b
Typische Fehlhaltungen. **a** Hohlkreuzhaltung im Stehen, **b** Rundrückenhaltung im Sitzen (van de Klashorst 1991; Leibovitz u. Connington 1993)

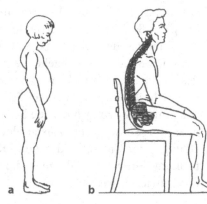

Im Sitzen weicht das untere Rumpfsegment häufig nach hinten, im Stehen häufig nach vorne aus und ist daher besonders belastet. Dies spiegelt sich in der großen Zahl von Rückenbeschwerden und Bandscheibenerkrankungen wider, die gerade in dieser Region am häufigsten auftreten. Außerdem ist von dieser Körperpartie aus ein erheblicher Anteil des darüber gelegenen Körpergewichts ständig neu auszubalancieren. Daß hierzu eine gut tonisierte Bauchmuskulatur nötigt ist, ist allgemein bekannt. Allerdings ist ein allgemeines Kräftigungstraining meist unzureichend, weil gerade die Koordination von Ober- und Unterbauchtonus – wie sie z.B. die Dispokinese und die Funktionelle Bewegungslehre verstehen (van de Klashorst 1991, 1992; Klein-Vogelbach 1990) – die Atmung und Rumpfhaltung entscheidend beeinflußt. Zuviel Oberbauchspannung stört die tiefe Atmung und führt bei Bläsern schon im Anfangsstadium zu Problemen mit der Ton- oder Atemstütze.

Wichtig für das Verständnis von Tonusformung im unteren Rumpfbereich ist dessen Einbettung in Muskel- und Reflexketten (Bobath 1986; Goyke 1989; Vojta 1988). Haltungsübungen für diesen Bereich sind nur sinnvoll, wenn gleichzeitig auch der Tonus von Fuß-, Bein- und Beckenbodenmuskulatur gezielt angepaßt wird. Für die asiatischen Körperschulen ist die Konzentration auf einen von unten gut gestützten Körperschwerpunkt schon immer eine Selbstverständlichkeit (Auerbach 1994; Dürckheim 1996; Neeb 1994; Rüdiger 1995; Wolf u. Kuhl 1994). Fließende Bewegungen der oberen Extremitäten, aber auch extrem kraftvolle und schnelle Aktionen sind nur auf dieser Basis möglich.

Becken und Unterbauch sind in Atemtherapien und körperorientierten Psychotherapien wichtige Bereiche, weil gerade hier emotional bedeutende Erfahrungen als Tonusstörungen manifest werden können (Johnson 1992; Lowen 1990, 1993). Auf die komplexe Geschichte der Aufrichtung des Körpers in der kindlichen Entwicklung kann hier lediglich hingewiesen werden. Da diese Aufrichtung in ganz unterschiedlichen Phasen und Tonusverhältnissen für das untere Rumpfsegment abläuft, ist die Störanfälligkeit in diesem Bereich natürlich groß (Bobath 1986; Goyke 1989; Vojta 1988). Dies ist für die sensomotorische Reedukation und „Nachreifung" von Musikern mit Spiel- und Gesundheitsproblemen besonders wichtig – gerade wenn es um früh durchgemachte und oft unbewußte Lern- und Bewegungserfahrungen geht (Hildebrandt 1996; van de Klashorst 1991; Löscher 1995; Lowen 1990, 1993; Stockmann 1994).

Das Sitz- und Stehverständnis wird durch neue Erfahrungen im unteren Rumpfsegment meistens gänzlich verändert, und Stuhlhöhe, Sitzflächenneigung und Schuhwerk werden wie selbstverständlich zu Variablen der individuellen Anpassung im Wachstums- und Entwicklungsprozeß. Das Sitzen ist auch aufgrund der langen Unterrichtszeiten der allgemeinbildenden Schulen ein wichtiges Thema. Die Notwendigkeit, Sitzprobleme zu lösen, zieht sich durch die Schulzeit und die spätere mögliche Berufs(orchester)zeit. Individuelle Lösungen verlangen Mut zur Abweichung von den Stuhlnormen und Gewohnheiten im schulischen oder beruflichen Umfeld. Es sei hier nur auf die für aktives Sitzen meistens günstige Sitzflächenneigung nach vorne von etwa 6 Grad und eine ausreichende Stuhlhöhe (minimal Unterschenkellänge plus Absatzhöhe) hingewiesen. Zum Ausgleich oder für nicht bühnenbezogene Tätigkeiten kommen auch in sich bewegliche Sitzgelegenheiten in Betracht.

> **BEISPIEL**
>
> Ein 12jähriger Cellist mit dauerhaften Rücken- und Schulterbeschwerden ist nach Erlernen einiger Koordinationsübungen und der Korrektur seiner Stühle für Schule und Cellospiel mittels Höhenanpassung und Verwendung eines 6 Grad vorwärts geneigten Kissens beschwerdefrei.

Grundlegendes zur methodischen Anleitung von Musikern

Spielanweisungen und Feinmotorik

Durch Haltungsverbesserungen sind in der Ausbildung und Behandlung von Musikern oft schon erstaunliche Erfolge zu erzielen. Große Verantwortung tragen die Lehrer jedoch auch bezüglich der Art und Weise, wie sie am Instrument durch Spielanweisungen die Qualität der Spielbewegungen und das Ausdrucksverhalten ihrer Schüler beeinflussen. Viele Probleme von Musikern gehen bereits auf die frühen Unterrichtsjahre zurück (vgl. Abschn. „Einführung"). Man könnte soweit gehen zu sagen, daß die Art der Anweisung für mögliche Lernschwierigkeiten eher verantwortlich ist als der Schüler, dessen Motivation an einer Unklarheit erlahmt. Ein besonders klares Konzept zeigt folgendes Beispiel, bei dem auch das, was beim Schüler „hängengeblieben" ist, besonders sorgfältig berücksichtigt scheint:

> **BEISPIEL**
>
> Von Pjotr Stoljarski, dem ersten Lehrer von David Oistrakh und Nathan Milstein, wird berichtet, daß er seine Schüler anfangs mehrmals pro Woche und nach einer langen Zeit des Zuhörens in den Stunden anderer Schüler unterrichtete. Er entließ sie aber ohne Instrument nach Hause, um alle Aspekte des Lernens ohne falsches häusliches Üben selbst überblicken und betreuen zu können (Goldstein 1984).

Schon im Kindesalter sollte eine *Spielanweisung* von Seiten des Lehrers mindestens die im folgenden aufgeführten *Qualitätsmerkmale* (Hildebrandt 1999) berücksichtigen, die im Anschluß durch Beispiele veranschaulicht werden:

1. Ein klares Ziel der Aktion in einem sinnhaften musikalischen Ausdruckszusammenhang vermitteln, z. B. als Bild oder gut vorstellbares Ganzes (Biesenbender 1992; Buytendijk 1956).
2. Eine klare Vorstellung vom erwünschten Klangergebnis und Rhythmus vermitteln (Klees-Dacheneder u. Campo 1993; Klöppel 1996; Langeheine 1996; Leimer u. Gieseking 1959; Orloff-Tschekorsky 1996).
3. Anstelle visuell-äußerlicher Nachahmung einen Anreiz für die eigene, innere Bewegungsempfindung bieten.
4. Eine Vorstellungshilfe für Zeit, Größe und Richtung einer Bewegung geben, die z. B. als Naturbild den Bezug zur individuellen Lebenserfahrung herstellt (Buytendijk 1956; Klein-Vogelbach 1995; Schäffer 1990; Schaller 1984, 1987).
5. Eine spürbare Anweisung für den Initiativpunkt einer kinetischen Kette ermöglichen, der *nicht* in deren Mitte liegen sollte.
6. Eine Vorstellungshilfe für die erwünschte Bewegung geben, die sich zugunsten des Bewegungsgefühls und des musikalischen Ausdrucksgehalts von der physikalischen Realität zu lösen vermag.

BEISPIEL

Beispiele

PUNKT 1. Eine Analogie aus der Malerei oder Theaterwelt kann Musikstücke inhaltlich „schmackhafter" oder eine Phrasierung, Tonfärbung und Tiefenwirkung einleuchtender und sinnvoller machen. Die klare Formulierung der Idee einer Etüde kann Faszination bezüglich der Spieltechnik auslösen. Auch Kinder und Jugendliche haben Anspruch auf die Klärung der Sinnfrage bei der Auswahl einer bestimmten Interpretationsidee, eines Stücks oder einer Etüde.

Zur Sinnstiftung kann es auch günstig sein, vor einer Prüfung ein ganz neues, frisches Stück auszuwählen, um die Unbefangenheit in Vorstellung, Lernverhalten und Bewegungsgefühl zurückzugewinnen. Orchestermusiker gehen dem Problem der Unterforderung und Erstarrung in Wiederholungen aus dem Wege, indem sie sich selbst durch virtuose Fingersatzvarianten sowie die Benutzung verschiedener Instrumente und Bögen interessante Herausforderungen schaffen.

PUNKT 2. Häufig läßt sich durch eine präzisierte Vorstellung allein von Rhythmus, Tonhöhe und Klangcharakter schon eine Koordinations- oder Verspannungsproblematik auflösen, wenn es z. B. bei Streichern um große Lagenwechsel oder bei Bläsern um das Verhältnis von Me-

BEISPIEL

trum und Atmung geht. Das „Mentale Training" bezieht die zugehörige gefühlsmäßige Vorbereitung bezüglich Körper und Bewegung bewußt mit ein (Eberspächer 1993; Klees-Dacheneder u. Campo 1993; Klöppel 1996; Langeheine 1996; Leimer u. Gieseking 1959; Orloff-Tschekorsky 1996).

PUNKT 3. Eine 10jährige Pianistin erlebt kurz vor Vorspielen immer wieder an unterschiedlichen Stellen unerklärliche Aussetzer und Störungen, auch ohne Zuhörer. Es stellt sich heraus, daß sie vor Auftritten ihre Finger beim Spielen vermehrt mit den Augen kontrolliert und dann im blank polierten Deckel des Flügels von deren seitenverkehrtem Spiegelbild verwirrt wird. Durch Übungen mit geschlossenen Augen und durch eine Änderung der Blickrichtung bei geöffneten Augen gelingen die weiteren Vorspiele dann fehlerfrei und mit einem Zugewinn an Ausdruck und Klangfarben.

Bei Studienanfängern an der Hochschule muß häufig zunächst eine Relativierung *äußerer* Regeln gelingen, die bislang als Verpflichtung aufgefaßt wurden und das Spielgefühl während des selbständigen Übens negativ beeinflussen können. Dabei müssen fälschlicherweise angestrebte Kopien rein äußerlicher Aspekte des Lehrervorbildes durch Muster *der eigenen* Körpersprache sinngemäß ersetzt werden.

PUNKT 4. Wichtige Bestandteile der Bewegungsvorstellung insbesondere zur Vermeidung von Enge- und Angstgefühlen auf der Bühne sind die Raumdimensionen und die Zeitlichkeit von Spielaktionen (Hildebrandt 1999). So werden vermeintliche Wundertaten von Lehrern verständlich, die mit Hilfe eines treffenden Bildvergleichs die Spielmotorik eines Schülers bereits innerhalb einer Stunde deutlich verbessern können. So kann ein Klarinettist sein Staccatoproblem plötzlich loswerden, indem er sich auf der Bühne vorstellt, etwas *hinter* das Publikum an die Wand zu spucken – und dabei die Zunge zu lösen. Ein Pianist kann durch die Vorstellung eines auf eine bestimmte Taste springenden Tieres den runden Schwung der großen, schnellen Seitwärtsbewegung entwickeln. Eine Cellistin kann durch die Vorstellung, einen Pfeil in eine bestimmte Richtung abzuschießen, die Strichart Martelè ins Gefühl bekommen.

PUNKT 5. Eine 7jährige weit fortgeschrittene Geigerin hat bei einem Stück mit schnellen Läufen in hohe Lagen Probleme, weil sie die Lagenwechsel grobmotorisch durch Initiativen im linken Ellenbogen steuert, anstatt den Ellenbogen nur Folgebewegungen ausführen zu lassen. Die Vorstellung der Beine eines um den Korpus der Geige krabbelnden, ihr vertrauten Insekts läßt innerhalb von Sekunden das

Initiativgefühl in die Fingerspitzen zurückkehren und von dort aus die Läufe feinmotorisch initiiert gelingen. Ähnliches läßt sich auch bei Zupf- und Tasteninstrumentalisten erreichen.

PUNKT 6. Eine 16jährige Flötistin hat Mühe, in einer Phrase so zu atmen, daß der musikalische Bogen erhalten bleibt. Mit der Vorstellung eines „utopischen", die ganze Phrase umfassenden Atems gelingt der „reale" Luftholvorgang in der Phrase bald wesentlich koordinierter und musikalischer. Bei der selben Schülerin zeigte die Aufklärung über die verschiedenen Anblaswiderstände innerhalb der Doppelzunge keinen Lernerfolg, dafür aber die Idee einer rhythmisch fortlaufenden und vor allem durch den „Klangwunsch" motivierten Repetitionsbewegung.

Ein 17jähriger Cellist hat Schwierigkeiten mit Bogenwechseln und Vibrato in Legatobögen. Weder der Hinweis auf den aus Intonationsgründen beim Fingeraufsatz extrem kurzen Moment des physikalisch notwendigen Vibratostops noch die Aufklärung über die vielfältigen Bewegungskomponenten beim Bogenwechsel bringen Erfolg. Dafür löst sich das Problem über die „irreale" Vorstellung des melodisch durchgehenden Vibratos und des „irreal" nicht stoppenden Bogenstrichs in Form einer liegenden Achterbahn.

Viele Studenten versuchen mit dem Wechsel zur Hochschule zunächst, ihre Spielvorgänge ganz bewußt und „physikalisch-real" zu zerlegen. Dabei verlieren sie oftmals ihr sensomotorisches Können. Die Qualitätsmerkmale 1 bis 6 müssen u. U. dann erst wieder neu in die Übe- und Lernvorgänge integriert werden.

Aufbau von Spielbereitschaft in Vorstellung und Motorik

In den genannten Qualitätsmerkmalen finden sich viele Aspekte, die die Zeit *vor* der eigentlichen Bewegung betreffen (Pöhlmann 1994; Schäffer 1990). So findet vor der Bewegung, die in der Vorstellung schon inszeniert ist, auch die stabilisierende Vorbereitung der Haltungsmuskeln statt. Dieser Vorgang sorgt u. a. dafür, daß grobmotorische Überraschungsreaktionen in Folge der Bewegung ausbleiben (siehe Abschn. „Ausgewählte Ansätze") und sich am Instrument überhaupt erst eine gezielte, ökonomische Feinmotorik entwickeln kann.

Die fließende Leichtigkeit einer Bewegung ist sowohl von der guten Vorbereitung der Haltungsmuskulatur als auch von der Qualität der in der Vorstellung wirkenden Spielanweisung abhängig. Zur Feinmotorik sind hier im wesentlichen die Finger- und Handmuskeln in ihrer Spezialisierung bezüglich Rechts- oder Linkshändigkeit zu zählen. Grobmotorische Initiativen entstehen durch Spielanweisungen, die an grobmotorische Muskelpartien ergehen. In der Regel ergeben sich in diesem Fall aufgrund von Ungenauigkeiten und mangelnder Ökonomie und Harmonie der Bewegung instrumentale Probleme. Wichtig ist in diesem Zusammenhang, daß an die Grobmotorik keine Verbote ausgesprochen werden, da dies eine Hemmung nach sich ziehen könnte. Gleichzeitig sollte jedoch die bessere Alternative der grobmotorischen *Folge*bewegung aufgezeigt und spürbar gemacht werden (siehe Abschn. „Schaukel-Schwung-Prinzip").

Denjenigen, die das Üben vor dem Spiegel gewohnt sind und somit dem äußeren Bild ihrer Aktionen folgen, kann gezeigt werden, daß die inneren, kinästhetischen Empfindungen z.B. bei geschlossenen Augen die Spieltechnik letztlich musikalischer, einfacher und präziser steuern können. Die Arbeit an der inneren Vorstellung ist für Musiker von zentraler Bedeutung. Oft lassen sich Schwierigkeiten beim Üben und Spielen auf die mangelnde Vorstellung im voraus zurückführen, zu der auch das passende Haltungs- und Spielgefühl gehört.

Innere Vorbereitung ist z.B. durch das noch viel zu wenig verbreitete *„Mentale Training"* (Eberspächer 1993; Klees-Dacheneder u. Campo 1993; Klöppel 1996; Langeheine 1996; Leimer u. Gieseking 1959; Orloff-Tschekorsky 1996) erreichbar. Dieser Ansatz schlägt ein Üben ohne Instrument und Noten vor – durch Vorstellen der ganzen musikalischen Gestalt eines Stückes einschließlich der zugehörigen Bewegungs- und Körpergefühle im entspannten Zustand. Dies setzt natürlich voraus, daß bereits erlernte Abläufe oder für das Thema geeigneten Aktionsmodelle vorhanden sind. Mentales Training fördert außer dem Vorbereitetsein auch das Ausdrucksbedürfnis und die Vorfreude auf das Spielen – Aspekte, an denen es in Ausbildung und Beruf (besonders im Orchester) oftmals mangelt, woraus sich dann negative Konsequenzen ergeben können.

Für Unerfahrene bieten sich Vorstufen des Mentalen Trainings an, bei denen einzelne Parameter oder einfache Kombinationen geübt werden, z.B. nur Rhythmus und Dynamik oder nur Rhythmus und Bogenstrich (ohne Bogen, in der Luft). Zu Beginn kann das durchaus noch ohne Noten geschehen. Das Singen mit gleichzeitiger Ausführung der Spielbewegungen in der Luft ist schon bei Anfängern und Kindern möglich (z.B. anhand eines Liedes). Diese vorbereitenden Stufen sparen Übezeit und sind ein sehr gutes Mittel gegen Fehler, Ängste und Verspannungen in Vorspielsituationen. Verkrampfungen und Überlastung sind u.a. die Folge davon, daß beim Üben ohne mentale Trainingsformen die Schwächen (z.B. Gedächtnislücken) ausgelassen werden und dann als Überraschungen in Vorspielsituationen in Erscheinung treten. Diese Überraschungen sind, wie auch das überflüssige „Üben" bereits beherrschter Stellen, bekanntlich sehr schädlich für Motivation, Spielgefühl und Gesundheit.

Im folgenden ist eine Übung mit mehreren Phasen dargestellt, die zum Mentalen Training (5. Phase) hinführt. Diese Übung hat sich auch bei Kindern bewährt und schafft durch die Phasen ohne Instrument Entlastungsmomente. Als Ausgangspunkt wird eine einfache Melodie oder ein Lied gewählt. Die Phasen 1 bis 4 werden mit Noten durchgeführt.

- *Phase 1:* Rhythmus ohne Tonhöhe sprechen und (über den Tönen markiertes) Metrum klatschen/dirigieren.
- *Phase 2:* Töne singen und zupfen/hauchen/andeuten.
- *Phase 3:* Töne mit dem Instrument langsam spielen.
- *Phase 4:* Mit allen Elementen (Dynamik, Triller usw.) in verschiedenen Tempi spielen.
- *Phase 5:* Auswendig in der Vorstellung ohne Instrument in entspanntem Zustand (= Mentales Training).

Gewährleistung des rhythmischen Bezugs von Spielbewegungen

Der rhythmische Bezug von Spielbewegungen ist die Voraussetzung für deren Sicherheit und Reproduzierbarkeit. „Rhythmischer Bezug" bedeutet, daß die Spielbewegungen zum jeweiligen Metrum passen und mit ihm koordiniert wechseln können. Dies gilt sowohl für Einsatzbewegungen (zu Beginn und nach Pausen) und für das Zusammenspiel mit anderen als auch für den Spielablauf selbst.

So kann beispielsweise der in Abb. 2.43 gezeigte Tonsprung durch die Art der Kürzung der Note vor dem Sprung zeitlich unterschiedlich gestaltet werden. Eine Kompensation des Tonteilverlustes durch einen guten Nachklang des gespielten Teils ist auf allen Instrumenten gebräuchlich. Unendlich kleine Bruchteile können als punktiert rhythmisierte Versionen den Eindruck von verlustfreier Gleichzeitigkeit des Wechsels mit dem Taktschlag erzeugen. Es kommt auf die Entscheidung für *eine wiederholbare* Version an, die anstelle vieler zufälliger Varianten geübt werden kann. Akustisch betrachtet findet eingehüllt in das Verklingen des vorherigen Tones die Vorbereitung des nächsten Tones statt, z.B. als extrem leise „Chromatikspur". Währenddessen wird bei Bläsern – analog zum noch auf

Abb 2.43
Gestaltung eines Tonsprungs (Saint-Saëns: Valse Caprice op. 52, Violinfassung)

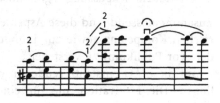

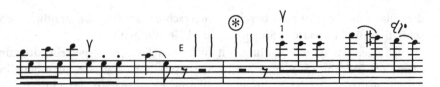

Abb 2.44. Metrische Bewegungsvorbereitung in der Pause. Die senkrechten Balken kennzeichnen das Metrum E die Tonvorstellung, der Stern den Fingeraufsatz (Mozart: D-Dur Violinkonzert No. 4, 1. Satz)

der Saite weiterlaufenden Streicherbogen – die Atemstütze normalerweise aufrecht erhalten. Der entstehende Schwebezustand während des Sprunges ermöglicht Orientierung und Abstimmung. Er verhindert Störungen und Überspannung infolge von Hastigkeit und Ruckartigkeit und ist daher als präventives Element zu empfehlen.

Abb. 2.44 bezieht sich auf die metrische Bewegungsvorbereitung in der Pause eines Stücks. Hier kann auf immer dem selben vollen Pausen-Viertelschlag des Metrums – nach z. B. einem zur Entspannung genutzten Viertelschlag – eine sichere Fingerposition für den folgenden Einsatz gewonnen werden. Dies gilt auch für die Strichstelle und die Position des Bogens über der Saite. Entsprechende Ideen lassen sich auf jedem Instrument umsetzen. Wichtig ist, daß beim Üben immer ein – wenn auch noch so langsames – Metrum besteht und die Vorbereitungsbewegungen und -positionierungen stets im bewußt ausgewählten Tempoverhältnis dazu erfolgen. Gerade vor Probespielen oder Konzerten wird eine solche Disziplin nur allzu leicht aufgegeben – und dies sogar häufig bereits bei der Einsatzbewegung zu Beginn des Stücks.

Zusammenfassung

Für die Prävention von Spiel- und Gesundheitsproblemen sind folgende Aspekte wichtig:

- Schulung und Koordination von Haltung, Atmung und Feinmotorik;
- Ausbildung einer adäquaten Spielvorstellung und Spielmotorik („Technik"), jeweils optimal angeleitet und abgestimmt auf das musikalische Ausdrucksziel;
- individuelle Anpassung ergonomischer Hilfsmitel.

Zusammenfassend sind diese Aspekte als Weg zur senso- und psychomotorischen Kompetenz sowie zur individuellen Ausdrucksfähigkeit (insbesondere vor Publikum) zu verstehen.

Auf diese Art entsteht Freude am instrumentalen und musikalischen Gelingen. Die Motivation, die für eine gute Ausbildung unverzichtbar ist, steigt. Zudem fördert die untrennbare Einheit von guter Spieltechnik und persönlicher musikalischer Ausdrucksfähigkeit die Gesundheit des Spielers und vermittelt eine Sinnhaftigkeit von Musikausbildung bzw. von der Berufstätigkeit als Musiker.

Literatur

Alexander G (1984) Eutonie. Ein Weg der körperlichen Selbsterfahrung, 4. Aufl. Beck, München
Altenmüller E (1996) Fokale Dystonien bei Musikern: Eine Herausforderung für die Musiker-Medizin. Musikphysiol Musikermed 2:29–40
Argyle M (1979) Körpersprache und Kommunikation. Junfermann, Paderborn
Auerbach C (1994) Qi Gong. Die Kunst, die Lebenskräfte zu üben. In: Schneider-Wohlfahrt U, Wack OG (Hrsg) Entspannt sein Energie haben. 18 Methoden der Körpererfahrung. Beck, München, S 67–82
Basmajian JV (1962) Muscles alive. Their functions revealed by Electromyography. Wilkins, Baltimore
Balser D (1990) Untersuchung funktionaler Ablaufbedingungen komplexer sensumotorischer Fertigkeiten am Beispiel des Streichinstrumentenspiels. Lang, Frankfurt
Biesenbender V (1992) Von der unerträglichen Leichtigkeit des Instrumentalspiels. Musikedition Nepumuk, Aarau
Billeter B (1995) Probleme an Tasteninstrumenten. In: Wagner CH (Hrsg) Medizinische Probleme bei Instrumentalisten: Ursachen und Prävention. Laaber-Verlag, Laaber, S 133–140
Birbaumer N, Schmidt RF (1990) Biologische Psychologie. Springer, Berlin Heidelberg New York
Blischke K (1986) Die Bedeutung bildhafter und verbaler Information für die Ausbildung einer Bewegungsvorstellung. Dissertation, TU, Berlin
Blum J (1995) (Hrsg) Medizinische Probleme bei Musikern. Thieme, Stuttgart
Böttner B (1993) Über die Physiologie des Instrumentalspiels. Neue Musikzeitung 1:64–65
Bobath B (1986) Abnorme Haltungsreflexe bei Gehirnschäden. Thieme, Stuttgart
Buytendijk FJ (1956) Allgemeine Theorie der menschlichen Haltung und Bewegung. Springer, Berlin Heidelberg New York
Candia V, Ebert T, Altenmüller E, Rau H, Schäfer T, Taub E (1999) Constraint-induced movement therapy for focal hand dystonia in musicians. The Lancet 353:42
Dannemann U (1992) Isometrische Übungen für Geiger. Braun, Duisburg
Deetjen P, Speckmann EJ (1994) Physiologie. Urban & Schwarzenberg, München
Deuschl G, Hallett M (1998) Die fokalen Dystonien: Vom Beschäftigungskrampf zur behandelbaren Sensomotorikerkrankung. Akt Neurol 25:320–328
Douglas M (1981) Ritual, Tabu und Körpersymbolik. Suhrkamp, Frankfurt
Dürckheim GK (1996) Hara. Die Erdmitte des Menschen. Barth, München
Eberhard S (1931) Hemmung und Herrschaft auf dem Griffbrett. Hesse, Berlin
Eberhard S (1938)Wiederaufstieg und Untergang der Kunst des Geigens. Hesse, Berlin
Eberspächer H (1993) Mentale Trainingsformen in der Praxis. Sportinform, München
Ernst A (1991) Lehren und Lernen im Instrumentalunterricht. Schott, Mainz
Feldenkrais M (1949) Body and mature behaviour. International Univ Press, New York
Feldenkrais M (1987) Die Entdeckung des Selbstverständlichen. Suhrkamp, Frankfurt
Feldkamp M, Aufschnaiter D von, Baumann JU, Danielcik I, Goyke M (1989) Krankengymnastische Behandlung der Infantilen Zerebralparese. Pflaum, München
Flesch C (1928/1929) Die Kunst des Violinspiels. Ries & Erler, Berlin
Flesch C (1951) Urstudien für Violine. Ries & Erler, Berlin
Galamian I (1983) Grundlagen und Methoden des Violinspiels. Europabuch, Unterägeri

Gelb M (1986) Körperdynamik, eine Einführung in die Alexandertechnik. Ullstein, Frankfurt

Glaser V (1990) Das Lösungsprinzip in der natürlichen Bewegung. Dokumente der Arbeitswissenschaft 27:70–85

Goldstein M (1984) Der Geige erträgliche Töne entlocken. Neue Musikzeitung 1:17–18

Golenhofen K (1997) Physiologie. Schwarzenberg, München Wien Baltimore

Gordon TH (1987) Lehrer-Schüler-Konferenz. Rowohlt, Reinbek

Gordon TH (1989) Familienkonferenz. Die Lösung von Konflikten zwischen Eltern und Kind. Heyne, München

Goyke M (1989) Entwicklungsneurologische Behandlung und Betreuung der frühkindlichen zerebralen Bewegungsstörungen nach dem Bobath-Konzept. In: Feldkamp et al. (Hrsg) Krankengymnastische Behandlung der Infantilen Zerebralparese. Pflaum, München, S 64–78

Günzel W (1989) (Hrsg) Körper und Bewegung, Improvisieren – Gestalten – Darstellen. Schneider, Baltmannsweiler

Hertel K (1995) Was ist Begabung? ESTA-Nachrichten 34:12–21

Hildebrandt H (1989) Die Bedeutung des kinästhetischen Sinns (Bewegungsinns) im Instrumentalunterrichts. Hochschulbibliothek, Freiburg

Hildebrandt H (1995) Vorbeugung von Anfang an, Anregungen zur Prävention von Spiel- und Gesundheitsproblemen in Musikausbildung und -beruf. Orchester 6:15–18, Presto 1:6–11

Hildebrandt H (1996, 1998) Was ist Dispokinesis? Kurze Einführung in ein aktuelles Fachgebiet für Musiker. Presto 12:5–7, Üben Musizieren 1:30–31

Hildebrandt H (1999) Die Bedeutung des (Selbst-)Anleitungsstils für die Vorbeugung und Therapie von Musikerkrankheiten. Schweizer Musikzeitung 1:3–7

Johnson LE (1992) Der körperorientierte Ansatz bei W. Reich und F. S. Perls. In: Petzold G (Hrsg) Die neuen Körpertherapien. dtv, München, S 140–151

Klashorst GO van de (1991a) Einführung in die Dispokinese. In: Fellsches J (Hrsg) Körperbewußtsein. Blaue Eule, Essen, S 30–46

Klashorst GO van de (1991b) Einführung in die Dispokinesiotherapie und -paedie. Eigenverlag, Oberhausen

Klees-Dacheneder U, Campo CH A (1993) Mentales Training in der Musik. Orchester 9:921–926

Klein-Vogelbach S (1990) Funktionelle Bewegungslehre, 4. Aufl. Springer, Berlin Heidelberg New York Tokyo

Klein-Vogelbach S (1995) Gangschulung zur Funktionellen Bewegungslehre. Springer, Berlin Heidelberg New York Tokyo

Klöppel R (1993) Die Kunst des Musizierens. Schott, Mainz

Klöppel R (1996) Mentales Training für Musiker. Bosse, Kassel

Kunze K (1992) Lehrbuch der Neurologie. Thieme, Stuttgart

Krüger M (1983) Geigenschulen im Überblick. Neue Musikzeitung 6/7:40–43

Lahme A (1992) Systematik therapeutischer Möglichkeiten bei Musikerkrankheiten. Orchester 1:17–18

Lahme A, Lahme J (1993) Entwicklung einer individuellen Kieferwinkelstütze. Orchester 3:246–249

Landesarbeitsgemeinschaft Musik NRW (Hrsg) (1994) Musikmachen, spannend aber nicht verspannt. Beiträge zur Körperarbeit mit Musikern. LAG, Remscheid

Langeheine L (1996) Üben mit Köpfchen. Zimmermann, Frankfurt

Ledermann RJ (1995) Neurologische Probleme. In: Blum J (Hrsg) Medizinische Probleme bei Musikern. Thieme, Stuttgart, S 194–213

Leibovitz J, Connington B (1993) Die Alexander-Technik. Rowohlt, Reinbek

Leimer K, Gieseking W (1959) Modernes Klavierspiel. Schott, Mainz

Lesle L (1993) Mit Vierzig ruiniert. Orchester 4:386–390

Löscher J (1995) Überblick über die Dispokinesis. Flöte aktuell 1:12–17

Lowen A (1990) Bioenergetik, Therapie der Seele durch Arbeit mit dem Körper. Rowohlt, Reinbek

Lowen A (1993) Bioenergetik als Körpertherapie. Rowohlt, Reinbek

Mantel G (1987) Cello üben. Schott, Mainz
Mantel G (1987) Musik und Gestus. ESTA-Nachrichten 17:3–15
Mantel G (1995) Spielschäden durch Unterricht mit besonderer Berücksichtigung der Streicher. In: Wagner CH (Hrsg) Medizinische Probleme bei Instrumentalisten: Ursachen und Prävention. Laaber, Laaber, S 41–47
Margulis V (1992) Bagatellen. MVK, Erlangen
Masunaga S, Ohashi W (1989) Shiatsu. Rowohlt, Reinbek
Mertens K (1989) Aufbau des Körperbewußtseins – Über das Bewegungsmuster: Schwingen und Schaukeln. In: Günzel W (Hrsg) Körper und Bewegung, Improvisieren – Gestalten – Darstellen. Schneider, Baltmannsweiler
Middendorf I (1992) Atem – und seine Bedeutung für die Entwicklung und das Heilsein des Menschen. In: Petzold G (Hrsg) Die neuen Körpertherapien. dtv, München, S 224–239
Molsberger AF, Hille E, Wehling P (1989) Der Künstler als Patient. Dtsch Ärztebl. 33:1444–1448
Neeb U (1994) Zen. Konzentration – Selbsterfahrung –Selbstverwirklichung. In: Schneider-Wohlfahrt U, Wack OG (Hrsg) Entspannt sein Energie haben. 18 Methoden der Körpererfahrung. Beck, München, S 107–117
Oerter R (1973) Moderne Entwicklungspsychologie. Auer, Donauwörth
Orloff-Tschekorsky T (1996) Mentales Training in der musikalischen Ausbildung. Musikedition Nepomuk, Aarau
Petzold G (1992) (Hrsg) Die neuen Körpertherapien. dtv, München
Piaget J (1967) Psychologie der Intelligenz. Rascher, Zürich
Piaget J, Inhelder B (1986) Die Psychologie des Kindes. dtv, Berlin
Pleeth W (1985) Das Cello. Europabuch, Unterägeri
Pöhlmann R (1994) Motorisches Lernen. Rowohlt, Reinbek
Riemkasten F (1983) Die Alexander-Methode. Haug, Heidelberg
Rogers CR (1979) Entwicklung der Persönlichkeit. Klett, Stuttgart
Rolland P (1978) Movement in String Playing. ESTA-News 12:3–8
Rolland P, Mutchler M (1974) The Teaching of Action in String-playing. Illinois String Research Associates, Urbana Illinois
Rödde U (1992) Musikerkrankheiten unter die Lupe genommen. Orchester 11:1321–1325
Rüdiger W (1994) Körper, Klang und künstlerischer Ausdruck im 18. Jahrhundert und heute. Üben Musizieren 2:16–24
Rüdiger W (1995) Der musikalische Atem. Musikedition Nepomuk, Aarau
Rywerant Y (1985) Die Feldenkrais Methode. Kübler & Akselrad, Heidelberg
Schäffer R (1990) Über die psychomotorische Steuerung einfacher Reaktionen. Dissertation, Universität Tübingen
Schaller K (1984) Rationale Kommunikation – Prinzip humaner Handlungsorientierung. In: Winkel R (Hrsg) Deutsche Pädagogen der Gegenwart. Schwann, Düsseldorf, S 319–342
Schaller K (1987) Frühzeitiger Beginn des Instrumentalunterrichts. Üben Musizieren 4:281–291
Schmidt R (1989) Richtig miteinander reden: Transaktionsanalyse im Alltag. MVG, München
Schmidt RF, Thews G (Hrsg) (1997) Physiologie des Menschen, 27. Aufl. Springer, Berlin Heidelberg New York Tokyo
Schnack G (1994) Gesund und entspannt musizieren. Fischer/Bärenreiter, Stuttgart/Kassel
Schneider-Wohlfahrt U, Wack OG (1994) Entspannt sein Energie haben. 18 Methoden der Körpererfahrung. Beck, München
Schnorrenberger CC (1984) Die Behandlung von Bewegungsstörungen und anderer Berufskrankheiten mittels Akupunktur. Orchester 12:1047–1055
Schnorrenberger CC (1991) Körpergefühl beim Musizieren. Orchester 9:972–980
Stockmann A (1994) Dispokinesis. In: Landesarbeitsgemeinschaft Musik NRW (Hrsg) Musikmachen, spannend aber nicht verspannt. Beiträge zur Körperarbeit mit Musikern. LAG, Remscheid, S 207–217
Szende O (1977) Handbuch des Geigenunterrichts. F. K. Sandvoss, Düsseldorf

Trendelenburg W (1925) Die natürlichen Grundlagen der Kunst des Streichinstrumentenspiels. Springer, Berlin Heidelberg New York

Vester F (1992) Denken, Lernen, Vergessen. DTV, München

Vojta V (1988) Die zerebralen Bewegungsstörungen im Säuglingsalter. Enke, Stuttgart

Vree Tom de (1993) Über das Üben. Karthause, Minden

Wagner CH (1994) Musikalische Begabungsforschung. Musikphysiologie und Musikermedizin 1:19–28

Wagner CH (1995) (Hrsg) Medizinische Probleme bei Instrumentalisten: Ursachen und Prävention. Laaber-Verlag, Laaber

Watzlawick P (1974) Menschliche Kommunikation. Huber, Stuttgart

Weber E (1973) Erziehungsstile. Auer, Donauwörth

Wenzel E (1986)(Hrsg) Ökologie des Körpers. Suhrkamp, Frankfurt

Weineck J (1990) Optimales Training. Perimed, Erlangen

Wilson F (1995) Gehirn und Hand – Die neurologische Basis instrumentaler Geschicklichkeit. In: Blum J (Hrsg) Medizinische Probleme bei Musikern. Thieme, Stuttgart, S 30–39

Winkel R (1984) (Hrsg) Deutsche Pädagogen der Gegenwart. Schwann, Düsseldorf

Wolf R, Kuhl H (1994) Tai Chi Chuan. Bewegung sucht die Ruhe. In: Schneider-Wohlfahrt U, Wack OG (Hrsg) Entspannt sein, Energie haben. 18 Methoden der Körpererfahrung. Beck, München, S 48–66

2.3.3 Ansätze zur Prävention für die einzelnen Instrumentengruppen

Allgemeine Grundsätze

(ALBRECHT LAHME)

Bevor die Instrumentengruppen nun separat betrachtet werden, hier noch einige allgemeine Bemerkungen. Zunächst: Um Krankheiten, die im Zusammenhang mit dem Instrumentenspiel auftreten können, von vornherein zu vermeiden, sollte sich jeder Instrumentalanfänger einer orthopädischen bzw. physiotherapeutischen Untersuchung unterziehen. Die Eignung für ein bestimmtes Instrument ist abhängig von der individuellen Konstitution und den Körperproportionen. Daher sollten bei einer solchen Untersuchung folgende Aspekte im Vordergrund stehen:

- konstitutionelle Gegebenheiten,
- Längenverhältnisse der Wirbelsäule,
- Länge und Längenverhältnisse von Oberarm zu Unterarm und Hand,
- Stellung des Schulter- und Beckengürtels,
- muskuläre Gegebenheiten,
- Handspanne,
- Proportionsverhältnisse der Finger und
- Länge und Proportion der unteren Extremitäten (Beine).

Ist die Entscheidung für ein bestimmtes Instrument gefallen, liegt es am Pädagogen, beim Schüler Freude am Spielen zu wecken und ihn die adäquaten Techniken zu lehren. Dabei ist stets zu bedenken: Es gibt unzählige Methoden des Instrumentalspiels, wobei im wesentlichen unterschieden werden kann zwischen Methoden, die *viel* und solchen, die *wenig Kraftaufwand* erfordern. Prinzipiell gilt der Leitsatz:

Die physiologisch günstigste Methode ist die, die sich den individuellen konstitutionellen Gegebenheiten des Lernenden anpaßt.

Deshalb sind für den Instrumentalunterricht folgende Punkte wichtig:

- Rücksichtnahme auf individuelle Gegebenheiten,
- ein bloßes Nachahmen des Lehrenden vermeiden,
- Anweisungen wie: „Das geht nur so", „Das mußt du so machen" usw. vermeiden,
- ein gutes Körpergefühl beim Instrumentalspiel vermitteln,
- Kritik bzw. Fragen zulassen, z. B.: „Warum führt man diesen Bewegungsablauf so aus?", „Was soll damit erreicht werden – technisch, klanglich, künstlerisch?"

Anweisungen wie „Steh gerade!", „Sei locker!" wirken sich oft negativ aus: Sie können zu Trotzreaktionen bzw. zu einer Abwehrhaltung von seiten des Schülers führen. Gerade die Aufforderung zu mehr „Lockerheit" ist alles andere als eindeutig: Wir haben immer wieder Patienten untersucht, die meinten, sehr „locker" zu spielen – und waren verwundert, wie unterschiedlich dieser Begriff verstanden wird.

Hohe Streicher: Violine
(ALBRECHT LAHME)

Grundregeln zur Körperhaltung

Bei den hohen Streichern liegt die Hauptbelastung im Bereich der oberen Extremität und des Schultergürtels. Daher richten Pädagogen und behandelnde Ärzte ihr Augenmerk oftmals ausschließlich auf diese Punkte, und die Gesamtkörperhaltung am Instrument wird vernachlässigt. Hier ist also eine ständige Selbstkontrolle gefragt.

Abb. 2.45
Gute Körperhaltung mit individuell angepaßter
Ergonomie. Beachte: Die Halsmuskulatur ist völlig
entspannt!

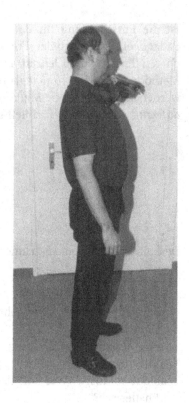

Der Musiker sollte sich immer wieder die folgenden Fragen stellen:

- Steht mein Kopf frei über dem Rumpf?
- Ist der Schultergürtel weit geöffnet?
- Steht der Rumpf aufrecht über dem Becken?
- Befindet sich meine Wirbelsäule im Lot?

Besonders für den Anfänger ist Ergonomie am „Arbeitsplatz Violine" wichtig. Das Instrument sollte möglichst dem Körper angepaßt werden – und nicht umgekehrt. Eine Schulterprotraktion (Vorziehen der Schulter) und damit auch das Absinken in den Rundrücken lassen sich so durchaus vermeiden (Abb. 2.45).

> **Erst die richtige, ökonomische Körperhaltung ermöglicht eine dynamische und ökonomische Technik.**

Abb. 2.46
Absinken ins Hohlkreuz bei gleichzeitigem
Katzenbuckel

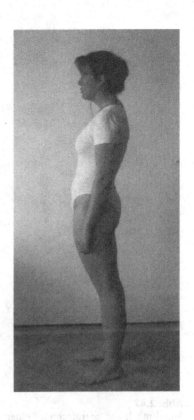

Haltung im Stehen

Bei im Stehen ausgeführten musikalischen Tätigkeiten sollte viel Wert auf einen stabilen, festen Stand gelegt werden, der die Grundlage für möglichst freie Bewegungen des Körpers bildet (siehe Abschn. 2.2.1). Wichtigste Voraussetzung für eine physiologische Körperhaltung beim Geigenspiel ist ein stabiler Rumpf. Der Musiker sollte vermeiden, ins Hohlkreuz abzusinken und dabei statische Überbelastungen des Übergangs zwischen Lendenwirbelsäule und Kreuzbein (lumbosakraler Übergang L5/S1) zu provozieren (Abb. 2.46).

Das richtige Stehen mit dem Instrument ermöglicht eine achsengerechte, d.h. vertikale Belastung der Wirbelsäule. Die Beine sollten leicht gegrätscht in physiologischer Außenrotation positioniert werden (Abb. 2.47). Die Füße stehen fest auf dem Boden, der linke Fuß wird etwas vor den rechten gesetzt. So steht der Musiker stabil und kann beim Spiel sein Gewicht dynamisch von einem Bein auf das andere verlagern (Abb. 2.48).

Knie- und Hüftgelenke sollten nicht zu steif sein. Beim Spielen ausgeführte Körperbewegungen gehen besser von den Knien als von der Hüfte aus. So läuft der Violinist kaum Gefahr, das Gleichgewicht zu verlieren,

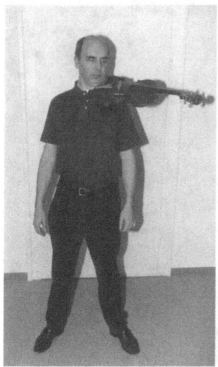

Abb. 2.47
Stand mit leicht gegrätschten Beinen in
physiologischer Außenrotation

Abb. 2.48
Dynamische Gewichtsverlagerung von
Stand- zu Spielbein und umgekehrt

und er muß seine Haltung dem Instrument gegenüber weniger verändern.
Arme und Oberkörper sollten möglichst spannungsfrei und frei beweglich
sein, was durch einen stabilen Stand der Füße erleichtert wird. Dann muß
der Oberkörper keine unnötige Muskelarbeit leisten, um das Gleichgewicht
zu halten.

Haltung im Sitzen

Der Streicher sollte stets darauf achten, *wie* er auf der Sitzfläche sitzt. Ideal
ist eine Sitzhaltung im vorderen Drittel der Sitzfläche. Auf diese Weise ist
der Musiker gezwungen, auf seinem Sitzbein zu sitzen. Rutscht er zu weit
nach hinten, ergibt sich im Lendenwirbelbereich ein Buckel (Kyphose),
und der Bandapparat der Wirbelsäule muß eine Haltefunktion ausüben,
für die er nicht vorgesehen ist.

Die linke Hand

Die Aufgaben des linken Arms bzw. der linken Hand beim Violinspiel sind so differenziert wie bei kaum einer anderen Tätigkeit. Im Gegensatz zu anderen Instrumenten verfügt die Violine ja weder über Tasten oder Bünde noch über Klappen. Die Hand vollbringt eine feinmotorische Höchstleistung: Die Finger müssen nicht nur die richtigen Töne auf der Saite treffen (Intonation) – weitaus höhere Anforderungen stellen Vibrato, Flageolett, Pizzicato, Pizzicato mit der linken Hand und Doppelgrifftechnik dar.

Um physiologische und damit ökonomische *Bewegungen des linken Arms* zu erreichen, sollte der Violinist

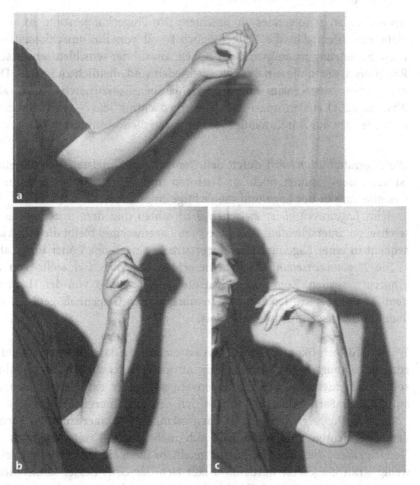

Abb. 2.49 a–c. Position der linken Hand **a** 1. Lage, **b** höhere Lage, **c** höchste Lage

- die Hebelwirkung Oberarm zu Unterarm ausnutzen,
- körpernah arbeiten (aber: nicht die Arme an den Körper pressen!),
- das Verhalten des linken Armes zunächst ohne Instrument beobachten (1. Lage, höhere Lage, höchste Lage) (Abb. 2.49 a–c).

Bei kleiner Hand läßt sich die Technik entsprechend modifizieren, indem der Spieler auch in niedrigeren Lagen mehr von oben zur Saite kommt.

Die *Handhaltung* ist von folgenden Faktoren abhängig:

- Proportion Oberarm/Unterarm,
- Handgelenkstabilität,
- Fingerlänge und -proportion und
- Fingergelenksstabilität.

Beim *Greifen* ist folgendes zu beachten: Die Fingerkuppe sollte so auf die Saite auftreffen, daß die Saite möglichst voll von ihr umschlossen wird. Diese Berührung ist aufgrund der hohen Anzahl der sensiblen/sensorischen Rezeptoren, die in diesem Bereich angesiedelt sind, deutlich zu spüren. Diese Rezeptoren (Vater-Pacini-Körperchen, Meißner-Tastkörperchen usw., siehe Abschn. 2.3.1) stellen quasi das „Fingergedächtnis" dar – ein Ultrakurzgedächtnis, das nur durch häufiges Üben ausreichend trainiert wird.

Die *Lagendefinition* wird durch den Daumen gewährleistet. Wie die Finger ist auch der Daumen reich an Sensoren und daher sehr wichtig für die Orientierung in der Lage und die richtige Intonation.

Beim *Lagenwechsel* ist zwischen dem echten und dem unechten Lagenwechsel zu unterscheiden. Beim unechten Lagenwechsel bleibt die Hand konsequent in einer Lage, und die Finger strecken nach oben oder unten ab.

Die *Lagenwechseleinleitung* beim echten Lagenwechsel sollte von den Fingern ausgehen: Zunächst gleiten die Finger, gefolgt von der Hand und dem Daumen. Wird der Daumen zu stark an den Geigenhals gepreßt, wird dadurch der Lagenwechsel behindert.

Wichtig für ein ökonomisches Spiel ist zudem die konsequente Durchführung der *Quintgriffe* in Kombination mit dem Saitenwechsel. Der Violinist sollte vermeiden, bei der Quint den Finger wieder extra anzuheben und auf die neue Saite zu setzen. So läßt sich Zeit und Energie sparen.

Bei der *Doppelgrifftechnik* ist ein übermäßiger Fingerdruck zu vermeiden. Die richtige Intonation läßt sich nicht durch Kraft erzwingen. Bei Doppelgriffen, die zunächst immer geteilt zu üben sind, sollte sogar relativ wenig Kraft eingesetzt werden. So läßt sich der Griff besser kontrollieren, und die Intonation kann frühzeitig korrigiert werden.

Bei der *Trillertechnik* sollte der Violinist den Fingern freien Lauf lassen: Eine allzu hohe muskuläre Aktivität beim Trillern kann schlimmstenfalls zu Koordinationsstörungen führen.

Der rechte Arm

Die Aufgabe der rechten Hand ist die „Bogenhaltung" oder besser „Bogenführung" – denn gehalten wird der Bogen im Prinzip vom Instrument selbst. Der Bogen federt quasi auf der Violine, und diese „Feder" kann nur durch eine adäquate Bogenführung richtig genutzt werden.

Der richtige *Bogengriff* entspricht dem physiologischen Feingriff, wie er z.B. beim Pflücken einer Beere angewandt wird (Abb. 2.50a,b; vgl. auch Abschn. 2.3.1). Dieser physiologische, feinmotorische Greif-Bewegungsakt sollte auf den Bogen übertragen werden. Selbstverständlich sind auch andere Bogenhaltungen möglich, die dann jedoch die Kontrolle der Bewegungsabläufe erschweren.

Für die *Tonerzeugung* ist ein modifizierbarer Druck auf den Bogen wichtig, der je nach Erfordernis entweder durch das Armeigengewicht oder mit Hilfe der Delta-Supraspinatus-Infraspinatus-Muskulatur erzeugt wird. Der adäquate Druck wird dann mit dem richtigen Schwung kombiniert, mit dem der Violinist unter Ausnützung der gesamten Bogenlänge in einer ge-

Abb. 2.50
Physiologische Bogenhaltung. **a** Blick auf die Fingerkuppen, **b** Blick zu Daumen und Hohlhand

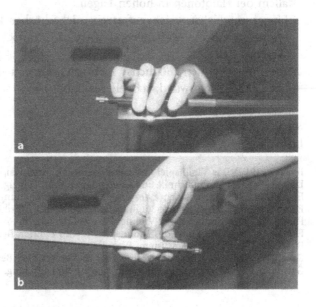

wissen Zeitspanne vom Frosch zur Spitze gelangt. Das richtige Verhältnis von Druck und Schwung bildet die Grundlage einer guten Bogeneinteilung.

Eine weitere wichtige Rolle bei der Tonerzeugung spielen die Kontaktstellen von Bogen und Saiten (z. B. näher am Steg oder Richtung Griffbrett streichen). Um ein Crescendo des Tones zum Frosch hin zu vermeiden, ist das *Kanten des Bogens* am Frosch zwingend notwendig. Ausnahmen sind selbstverständlich möglich, wenn spezielle Klangfarben erwünscht sind.

Beim *Spiccato* kommt es darauf an, nicht zu aktiv zu schlagen wie z. B. beim Battuto. Gerade beim Spiccato sollte man die Sprungeigenschaften des Bogens als „Feder" ausnutzen. Dazu gilt es zunächst, die Stelle mit den besten Sprungeigenschaften zu entdecken, die bei jedem Bogen anders gelagert ist.

Allgemeine Tips für eine gute Intonation

Folgende Vorgehensweisen erleichtern dem Violinisten das Finden der richtigen Töne und helfen dabei, den Kraftaufwand zu minimieren:

- Erkennen und Wahrnehmen des Notenbildes (Voraussetzung: gut leserliches Notenmaterial).
- Akustische Vorstellung der Tonabstände und Intervalle.
- Training der Handsensorik, tägliches Üben mit Vorstellen der meßbaren Wegstrecken, vor allem auch beim Lagenwechsel.
- Bei einem flacheren Aufsetzen der Finger (abhängig von der individuellen Konstitution) ist die Intonation leichter zu korrigieren. Dies gilt vor allem bei Halbtönen in hohen Lagen.
- Finger möglichst weich aufsetzen, nicht hörbar klopfend. Das Klopfen erfordert zuviel Kraftaufwand (Arbeit = Kraft × Weg, Leistung = Kraft × Weg pro Zeit).
- Die Finger sollten möglichst nicht zu weit von der Saite entfernt sein (weniger Kraftaufwand, schnelleres Spiel).

Literatur

Bloch J (1919) Das Violinspiel und seine Methodik. Rozsnyai, Budapest
Diestel F (1912) Violintechnik und Geigenbau. Kahnt, Leipzig
Eberhardt S (1922a) Die Lehre der organischen Geigenhaltung. Adolph Fürstner, Berlin
Eberhardt S (1922b) Virtuose Violintechnik. Deutscher Musik-Verlag, Berlin
Flesch C (1911) Urstudien für Violine. Ries & Erler, Berlin
Flesch, C (1923) Die Kunst des Violinspiels I. Ries & Erler, Berlin
Flesch C (1926) Das Skalensystem. Ries & Erler, Berlin
Flesch C (1928) Die Kunst des Violinspiels II. Ries & Erler, Berlin
Galamian I (1983) Principles of violin playing and teaching. Prentice Hall, Englewood Cliffs/NY

Green OC (1937) Violin performance with reference to temperal, natural and Pythagorean intonation. Univ Press, Iowa City (Univ of Iowa Studies on the Psychologie of Music, vol IV)

Grigorjan AT (1961) Anfängerschule für das Violinspiel. Moskau

Hauk N (1971) Das Vibrato auf der Violine. Bosworth, Köln Wien London

Hodgson P (1934) Motion study and violin bowing. Lavender, London

Jahn A (1913) Die Grundlagen der natürlichen Bogenführung auf der Violine. Breitkopf & Härtel, Leipzig

Jahn A (1951) Methodik des Violinspiels. Breitkopf & Härtel, Leipzig

Klingler K (1921) Über die Grundlagen des Violinspiels. Breitkopf & Härtel, Leipzig

Koeckert G (1909) Rationelle Violintechnik. Breitkopf & Härtel, Leipzig

Menuhin Y (1971) Six lessons with Yehudi Menuhin. Faber & Faber, London

Mostrass K (1953) Die Intonation auf der Violine. Hofmeister, Leipzig

Mozart L (1800) Gründliche Violinschule, 4. Aufl. Augsburg

Ries H, Sitt H (1921) Violinschule. Hofmeister, Leipzig

Rolland P (1959) Basic principles of violin playing. Music Education National Conf, Washington

Szende O (1961) Gedanken über die Lage des ungarischen Geigenunterrichtes. Parlando 1/2, Budapest

Szende O (1964) Über die Stricharten. Parlando, Budapest (ISME Sonderheft)

Szende O (1968/1970) Die Intonationstheorie des Geigenspiels. Parlando, Budapest (in Fortsetzungen)

Szende O (1977) Handbuch des Geigenunterrichts. F. K. Sandvoss, Düsseldorf

Szende O, Kàllay G (1969) Violinschule für die Mittelschule I. Edition Musica, Budapest

Szende O, Nemessri M (1964), Die physiologischen Aspekte des Geigenunterrichtes. Magyar Zene 3, Budapest

Trendelenburg W (1974) Die natürlichen Grundlagen der Kunst des Streichinstrumentenspiels. Hamecher, Kassel

Hohe Streicher: Viola

(STEPHAN P. SCHARF)

Violine und Viola im Vergleich

Beim Violaspiel hat man im Gegensatz zum Violinspiel aufgrund der größeren Mensur höhere Distanzen zu meistern, d.h. die linke Hand muß stärker gestreckt werden. Eine größere Vibratoamplitude und ein höherer Fingerdruck auf den Saiten, die höher zum Griffbrett liegen als bei der Violine, sind erforderlich. Der größere Saitenabstand erschwert den Saitenwechsel. Das Lagenspiel wird zusätzlich durch hohe Zargen erschwert, weshalb die Bratsche stärker als die Violine zur Körpermitte hin gekippt gehalten wird.

Notwendig sind außerdem ein höherer Bogendruck, verbunden mit einer geringeren Strichgeschwindigkeit und somit eine andere Bogeneinteilung. Da mit einem längeren Bogen gespielt wird, muß zur Gewährleistung einer einwandfreien Strichebene besonders beim Spiel an der Spitze die Bratschenachse der Sagittalachse des Körpers angenähert werden. Dies erfordert wiederum eine stärkere Supination der linken Hand mit der Gefahr der Grenzstellung. Die Mm. biceps und supinator (siehe Abschn. 2.2.1) werden stark beansprucht, die Extensoren erheblich gedehnt.

Aufgrund all dieser Umstände, die eine physiologische Haltung beim Violaspiel erschweren, gilt es, Kompromisse zu finden. Aus traditionell-ästhetischen Verpflichtungen heraus sind grundsätzliche formverändernde Neuerungen beim Bau dieser Instrumente abzulehnen. Jedoch sollte durch bauliche Optimierung (Steg-, Saiten- und Sattelhöhe zum Griffbrett, Saitenabstand, Stegwölbung, Position der Stimme, Halsdicke, Auswahl der Saiten usw.) durchaus eine bequeme Spielbarkeit und gute Ansprache des Instruments zu erzielen sein. Aufgrund größerer traditioneller Varianten bei Korpusgröße, Mensur und Modell bietet der Bratschenbau mehr Möglichkeiten der individuellen Gestaltung, als dies bei der Geige der Fall ist. Zudem ist darauf zu achten, daß der Bogen in Gewicht und Gewichtsverteilung sowohl dem Instrument als auch dem Spieler angemessen ist.

Hilfsmittel

Größere Spielräume läßt die Ausstattung des Instruments mit *Kinnhalter* und *Schulterstütze* zu (siehe Abschn. 2.5.3). Der Kinnhalter wurde von Ludwig Spohr (1784–1859) zur Überbrückung der Entfernung zwischen Kinn und Schulter erfunden. Aus Hilfsmitteln wie Kissen entwickelte sich später die Schulterstütze, die dazu dient, eine Totalkyphose zwischen HWS und BWS zu vermeiden und eine bessere Lagenspieltechnik zu ermöglichen.

Die sorgfältige Auswahl von Kinnhalter und Schulterstütze ist besonders für das Violaspiel wichtig, da aufgrund des Instrumentengewichts nach Mittenentzwei (1985) ein bis zu dreimal höherer Kraftaufwand zur schulterseitigen Fixierung des Instrumentes aufgebracht wird als bei der Violine. Nach statischen Messungen und Berechnungen (Möckel 1995) gewährleistet ein mittelständiger oder in Nähe des Saitenhalters angebrachter Kinnhalter, kombiniert mit einer Brücken-Schulterstütze, den sichersten Halt. Die Schulterstütze wird idealerweise wirbelwärts vom Kinnhalter versetzt am Instrumentenboden annähernd im rechten Winkel zur Längsachse der Geige (besser rechts etwas näher zum Spieler) fixiert. Bei Kinnhaltern ist sogar eine individuelle Anfertigung nach Kieferabdruck möglich, die u. U. von der Krankenkasse aus dem Fonds für orthopädische Hilfsmittel erstattet wird (siehe Abschn. 2.5.3).

Die Diskrepanz zwischen dem inneren Antrieb bzw. der starken Motivation des Musikers und seinen Schwierigkeiten bei der motorischen Umsetzung muß durch ein ökonomisches Spiel mit gediegener Methodik überwunden werden. Einige spieltechnische Aspekte sollen das Problem verdeutlichen.

Die linke Hand

Zunächst zum Problem des *Fingerdrucks:* Oft wendet der Spieler zuviel Kraft beim Druck der Finger auf die Saiten auf und hebt die Finger davor und danach zu hoch auf. Da so die zu bewältigenden Distanzen größer werden, verlangsamt sich die Bewegung, was besonders bei der Absolvierung schneller Passagen zu Problemen führen kann.

Durch methodische Fehler bei Lagenwechseln entstehen die linksinduzierten Überlastungsprobleme. Essentiell für deren Vermeidung ist eine gut durchdachte *Fingersatzökonomie,* die sich nach folgenden Grundsätzen richtet:

- Extensions- und Kontraktionsfingersätze verwenden.
- Lagenwechsel bevorzugt bei Halbtonschritten.
- Alle Lagen, auch die halbe, 2. und 4. Lage, gleichberechtigt benutzen.
- Sequenzfingersätze verwenden.
- Mehrere Lagenwechsel in Folge vermeiden.
- Lagenwechsel bei Kurz-Lang-Rhythmen vermeiden.
- Dreimaligen Wechsel mit dem gleichen Finger vermeiden.
- Wechsel desselben Fingers auf eine andere Saite in einer neuen Lage vermeiden.
- Nacheinandergreifen verminderter Quinten mit dem gleichen Finger vermeiden.

Der rechte Arm

Die *Bogenführung* wird durch folgende Faktoren erschwert:

- steifes Handgelenk,
- dachartig enge flache Fingerstellung beim Bogengriff,
- fehlerhafte Zeigefingerposition,
- starre Daumen- und Kleinfingerhaltung (fälschliches Verharren in der Extensionsstellung).

Auf das komplizierte Zusammenspiel von Schulter-, Arm-, und Handmuskulatur zum Halten und Führen des Bogens soll hier nicht detailliert eingegangen werden. Szende u. Nemessuri (1971) haben mit ihren EMG-(Elektromyographie-)Ableitungen während der Ausführung verschiedener Stricharten wertvolle Informationen geliefert. So wirken der M. deltoideus und der M. bizeps (siehe Abschn. 2.2.1) beim Abstrich gegen die Schwerkraft.

Der geräuscharme *Bogenwechsel* am Frosch wird besonders durch die ausgleichende Wirkung der Handgelenksextensoren gewährleistet. Der *Saitenwechsel* sollte durch Ausgleichsbewegung des Oberarmes vorbereitet werden.

Das kontrollierte Zusammenwirken der drei Parameter

- Bogendruck,
- Strichgeschwindigkeit und
- Kontaktstelle

ermöglicht Flexibilität und Kontinuität in der Tongebung. Grundsätzlich sollte der *Bogenstrich* gerade (parallel zum Steg) und möglichst mit gleichbleibender Geschwindigkeit ausgeführt werden. Dies muß vor dem Spiegel geübt werden. Das *Kanten* des Bogens während des Aufstrichs verhilft u. a. zu einer geraden Strichführung und somit zur Beibehaltung der Kontaktstelle.

Physikalische Kenntnisse helfen dabei, eine müheloseren Bogentechnik zu erlangen und damit Überlastungsgefahren abzuwenden. Der minimale *Bogendruck* muß um so größer sein,

- je höher die Strichgeschwindigkeit ist;
- je geringer der Abstand zum Steg ist (der Bogendruck steigt zum Steg hin exponentiell),
- je höher der Saitendurchmesser ist,
- je geringer die Eingangsimpedanz am Steg ist (Meyer 1984).

Je nach Resonanzeigenschaften des Instruments – bei wenig ausgeglichenem mehr – kann sich der aufzubringende minimale' Bogendruck auch von Ton zu Ton ändern.

Soll ein Ton forte gespielt werden, muß dazu nicht nur der Bogendruck erhöht, sondern vielmehr die Kontaktstelle zum Steg gewechselt werden. Die Drucksteigerung muß dann allerdings dosiert erfolgen, da das Ohr des Hörers die hellere Klangfarbe (Obertonreichtum) beim Spiel am Steg als größere Lautstärke empfindet. Gleichzeitig wird so auch Überlastungen beim Spieler vorgebeugt.

Bilaterale Koordination

Probleme der Lateralisation im Zusammenhang mit dem Streichinstrumentenspiel bedürfen noch eingehender Untersuchungen. Folgende Störungen, die vielfach bei Streichern zu beobachten sind, sollten vermieden werden:

- Durch Streichen mit starkem Bogendruck rechts erfolgt erhöhter Fingerdruck auf die Saite links.

- Eine erhöhte Aktivität der linken Hand durch schnelle Lagenwechsel oder Passagen führt zu beschleunigter Bewegung bzw. sogar zu Verkrampfung rechts.

Die bilaterale Isolation muß geübt werden. Bei der Koordinierung von Bewegungsabläufen ist zeitlich immer der linken Hand vor der rechten Aufmerksamkeit zu schenken.

Literatur

Galamian I (1988) Grundlagen und Methoden des Violinspiels, 2. Aufl. Ullstein, Berlin (Edition Sven Erik Bergh)
Hertel K (1984) Methodik des Violin- und Violaspiels (Vorlesungsmitschrift)
Lahme A, Lahme J (1993) Entwicklung einer individuellen Kieferwinkelstütze für Geiger und Bratscher. Das Orchester 3:246 ff.
Meyer J (1984) Physikalische Aspekte des Geigenspiels. ESTA-Bulletin 4:2–30
Mittenentzwei F (1985) Darstellung einiger Unterschiede im Kraft- und Bewegungsaufwand zwischen dem Geigen- und dem Bratschenspiel. ESTA-Bulletin 5:27–40
Möckel T (1995) Die Geigenhaltung und weitere Einflüsse als Voraussetzung für ein gutes Violinspiel und die Vermeidung von Spielerkrankungen. Diplomarbeit, Hochschule für Musik und Theater, Leipzig
Scharf S (1995) Berufsbedingte Erkrankungen des Bewegungsapparates bei Musikern, Aspekte zur Praevention, Therapie und Rehabilitation. In: Vogt MT (Hrsg) Schriftenreihe des Instituts für Kult. Infrastruktur Sachsen, Bd. 2. Dresden
Scharf S (1996) Einheit spielökonomischer und ergonomischer Faktoren und deren Relevanz für die Entstehung cervicaler und brachialer Krankheitsbilder beim Geiger und Bratscher. Musikphysiologie und Musikermedizin 1/96:12–16
Szende O, Nemessuri M (1971) The Physiology of Violin Playing. Ungarische Akademie der Wissenschaften, Budapest

Tiefe Streicher: Cello

(WERNER THOMAS-MIFUNE)

Spielhaltung mit dem Cello

Als Ausgangsbasis halten wir das Cello bequem (ohne Stachel) zwischen den Beinen (Abb. 2.51). Wenn wir dann den Stachel zu Hilfe nehmen, ergibt sich Spielraum nach oben oder unten, der im Hinblick auf physiologische Gegebenheiten nie zu extrem sein sollte. Um die richtige Spielhaltung für das Cello zu erreichen, gehe man von der Voraussetzung aus, man wolle das Instrument umarmen. Das Cello ruht auf den Unterschenkeln. Der Stachel wird zunächst nicht herausgezogen. Denken Sie daran, daß fast 300 Jahre lang die Cellisten ihr Instrument mit den Waden umschlossen hielten. Heute gibt uns der Stachel die nötige Standfestigkeit, darum nur der leichte Kontakt zu den Unterschenkeln.

Abb. 2.51
Ausgangshaltung (Thomas-Mifune 1991)

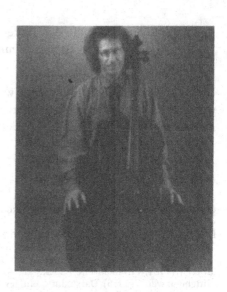

Die manchmal zu beobachtende hohe Lage des Korpus bei extrem langem Stachel kann beim Spielen zu Gleichgewichtsproblemen führen und wird daher nicht empfohlen. Zur Vorbereitung der Haltung des Cellos setzt sich der Spieler ziemlich nahe an den äußeren Rand des Stuhls. Vorteilhaft ist es, das Cello ganz leicht nach rechts zu drehen, um den Bogenarm im „Hochhalten" zu entlasten. Bei Verwendung eines zu langen Stachels gerät der Spieler oft in extreme Haltungen, die ihn sowohl physiologisch als auch psychologisch hemmen, sich ganz der Musik hinzugeben. Man umarme das Cello, damit schafft der Spieler eine natürliche Beziehung zwischen seinem Körper und dem Instrument. In den Fällen, in denen ein Spieler längere Arme hat oder besonders groß ist, wird man einen längeren Stachel verwenden müssen, aber nur, um dem Spieler zu einer guten Haltung zu verhelfen.

Der linke Daumen/die linke Hand

Bei fast allen Bewegungsvorgängen der Hände wie z. B. beim Halten oder Greifen bilden die vier Finger zusammen mit dem Daumen eine Art Kraftring. Daraus resultiert ein „angewöhntes" Abhängigkeitsverhältnis des Daumens von den Fingern, das eine Bewegung der Finger ohne gleichzeitige Gegenbewegung des Daumens erschwert. Bei dieser Griffposition entsteht ein Kräfteverhältnis von 4:1 zwischen Fingern und Daumen.

Will man nun die vier Finger auf dem Griffbrett locker aufsetzen, stellt man fest, daß der Gegendruck des Daumens bewegungshemmend sein kann. Um die weitgehende Unabhängigkeit der Finger vom Daumen zu er-

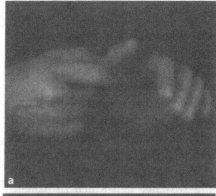

Abb. 2.52 a–c.
Grundbedingungen für einen lockeren
Daumen. **a** Der Daumen ist nicht zu
stark gebogen oder zu gerade, **b** Position
neben dem Zeigefinger, **c** freier Spielraum
(Thomas-Mifune 1991)

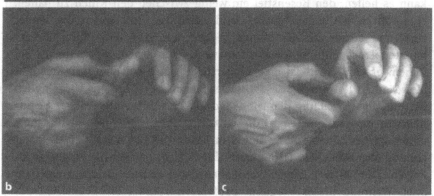

langen, empfiehlt es sich, folgende *Trockenübung* zunächst ohne Instrument so genau wie möglich auszuführen: Man hält den linken Daumen ganz locker mit der rechten Hand. Berührungspunkt ist das erste Gelenk des Daumens nach dem Ballen. Nun bewegt man den Daumen ungefähr im rechten Winkel zum Handteller hin und her. Hilfreich ist dabei, mit dem Verstand das Gefühl für einen völlig entspannten Daumen zu entwikkeln.

Nach mehrmaliger Ausführung der Übung wird man feststellen, daß der Daumen nur unter folgenden Bedingungen locker sein kann:

- Der Daumen ist nicht zu extrem gebogen oder gestreckt (Abb. 2.52 a).
- Der Daumen wird neben dem 1. Finger gelassen und nicht im Bereich der Finger 2, 3 und 4 (Abb. 2.52 b).
- Die Handstellung (Handinnenfläche unten nicht zusammengezogen) ist offen (Abb. 2.52 c). Erst so ergibt sich eine maximale Beweglichkeit der Finger und Sehnen (Abb. 2.53 a). Bei geschlossener Handstellung mit angespanntem Daumen ist die Beweglichkeit eingeschränkt und der Durchlauf der unteren Sehnen (Punkt A, Abb. 2.53 b) behindert.

Vorübungen auf dem Besenstiel

In unseren Seminaren erleben wir meist folgendes: Der Schüler, der es gewohnt war, lange Zeit mit angespanntem Daumen zu spielen, wird schon beim Hinführen der Hand zum Cellogriffbrett, spätestens aber direkt am Griffbrett den Daumen automatisch wieder verspannen.

Um dies am Anfang zu vermeiden, versuchen wir folgende Übung am „neutralen Ort", an einem möglichst dicken und langen Besenstiel aus Holz: In sitzender Position nehmen wir den Besenstiel, stellen ihn auf den Boden und legen ihn an/über unsere linke Schulter (Anfang des Schlüsselbeins). Wenn es nicht zu Haltungsverkrampfungen kommt, kann es helfen, den Besenstiel ein wenig zwischen den Knien zu halten. Nun führen wir unsere linke Hand zum Stiel und lassen die Finger rund und locker auf der Stange liegen (Abb. 2.54). Mit Hilfe der genannten Trockenübung überprüfen wir die Lockerheit des Daumens. Bei diesem ersten Schritt ist eine Fingerstellung wie auf dem Griffbrett zunächst nicht notwendig, da die Beweglichkeit des Daumens vordringlich ist. Aus dieser Stellung der rund und locker aufliegenden Finger beginnen wir, im Zeitlupentempo die einzelnen Finger aufzusetzen und herunterzuziehen, bis sie fester auf dem Besenstiel sitzen, als wir es später zum Spielen brauchen. Dabei empfiehlt es sich, mit dem 2. Finger anzufangen. Die anderen Finger verbleiben dabei rund und locker auf dem Stiel. Während dieses Vorgangs prüfen wir ständig die Lockerheit des Daumens in gewohnter Weise. Sollte er fest werden, verringern wir den Druck des jeweiligen Fingers soweit wie nötig, um den Daumen zu lokkern. Danach tasten wir uns wieder so weit vor, wie es die Lockerheit des Daumens zuläßt.

Das *Ziel* der Übung besteht darin, die Kraft, die zum Herunterdrükken einer Saite benötigt wird, mit lockerem Daumen zu entwickeln. Sobald wir den Daumen aktiv einem Finger der linken Hand gegenüberstellen, spannen wir unnötige Muskelgruppen an und blockieren die freie Beweglichkeit der Sehnen, die durch die Handmitte laufen.

Lagenwechsel

Bei Lagenwechseln ist grundsätzlich folgendes zu beachten:

- Lagenwechsel langsam und entspannt üben, um ruckartige und kantige Bewegungen zu vermeiden.
- Aufwendige und unnötige Kraftakte sind nicht gefragt.
- Während des Rutschens muß der Finger nicht zu fest und auch nicht zu locker gleiten und dabei stets das Kontaktgefühl zur Saite behalten. Glei-

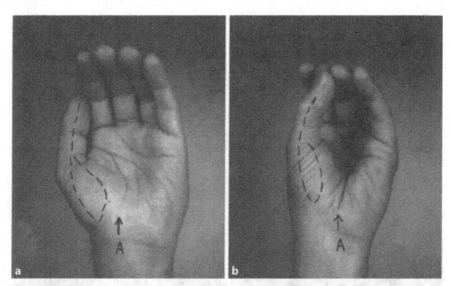

Abb. 2.53. a Offene Handstellung (Punkt A offen), **b** geschlossene Handstellung (Punkt A zusammengezogen) (Thomas-Mifune 1991)

Abb. 2.54
Übungen am Besenstiel. Die Finger liegen locker und rund auf der Stange (Thomas-Mifune 1991)

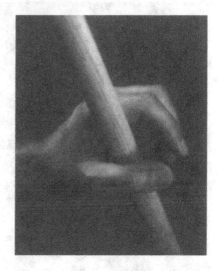

tet der Finger zu locker, rutscht er ab. Gleitet er zu fest, muß er geschoben werden.

- Die Fallbewegung erfolgt durch Loslassen und Freiwerden des Armgewichts in Richtung Steg. Dabei müssen wir dem Linksdrall, der natürlichen Kreisbewegung des Arms, so entgegenwirken, daß sich die Muskeln von Schulter und Oberarm nicht verspannen.

- Bei Lagenwechseln, die nicht in die Daumenlage gehen, kann der Ellenbogen tiefer gehalten werden. Bei Lagenwechseln in die Daumenlage hingegen muß der Ellenbogen so hoch gehalten werden, daß er nicht vom Korpus des Cellos gebremst wird.

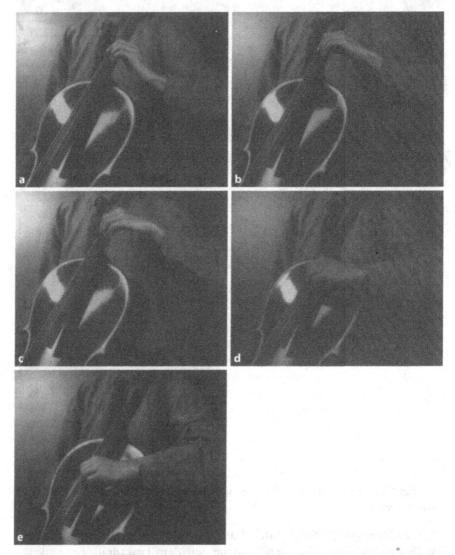

Abb. 2.55 a-e. Bewegungsablauf beim Lagenwechsel in hohen Lagen. **a–c** Das Handgelenk macht eine Kreisbewegung. **d, e** Der Arm „fällt" in die neue Lage (Thomas-Mifune 1991)

Wie aber kommt man nun vom Bewegungsablauf in eine höhere Lage? Das Handgelenk macht dabei eine Kreisbewegung (Abb. 2.55 a–c). Erst in dem Augenblick, wo das Handgelenk am höchsten Punkt ist, lassen wir den Arm in die avisierte „neue" Lage „fallen" (Abb. 2.55 d, e). Während des Rutschens gleiten die Finger ohne Druck auf der Saite. Dabei ist darauf zu achten, daß die Schulter locker bleibt. Jegliche Art von Übertreibung in den Bewegungen ist zu vermeiden. Erst kurz vor dem Ziel gleiten die Finger mit zunehmendem Saitendruck in die neue Lage.

Übungen zum Lagenwechsel

Für Lagenwechsel in die *höheren Lagen* machen wir am Anfang die Kreisbewegung des Handgelenks ohne den Lagenwechsel mit dem 2. Finger auf D von der A-Saite aus. Das Handgelenk führt die Bewegung. Wenn wir diese Bewegung beherrschen, starten wir vom höchsten Punkt des Handgelenks aus den eigentlichen Lagenwechsel. Die Gleitbewegung endet mit einem Bremsen vor dem neuen Ton, wobei die Hand eine imaginäre parallele Linie zu den Saiten berührt. Der komplette Lagenwechsel erfährt eine Erweiterung dadurch, daß sich der rutschende Finger am Ende des Lagenwechsels dem Endton ein wenig entgegenstellt, wobei der gleitende Finger seinen Druck auf das Griffbrett immer weiter verstärkt, bis er auf dem gewünschten Ton stehenbleibt.

Bei Lagenwechseln von den höheren in die *tiefen Lagen* müssen wir während des Rutschens die Saite (von oben gesehen) minimal nach rechts schieben. Anderenfalls können insbesondere die Muskeln zwischen Unter- und Oberarm (Ellenbogeninnenseite) verkrampfen. Auf keinen Fall dürfen wir den Arm nach oben ziehen, sondern wir schieben ihn quasi um die Ecke nach oben und halten ihn dadurch offen. Durch dieses Öffnen ergibt sich bei der Aufwärtsbewegung zur Schnecke hin zwangsläufig ein leichter Druck gegen die Saite nach rechts. Vorausgesetzt, daß alle vorangegangenen Bewegungsabläufe erfolgreich ausgeführt und geübt worden sind, versuchen wir, genau wie beim Lagenwechsel von unten nach oben jeweils das unterste Fingergelenk des rutschenden Fingers ein wenig gegen die Saite zu strecken. Dann erfolgt die Drehung des Handgelenks, und wir gleiten in die gewünschte Lage. Am Ende nimmt die Hand ihre Normalstellung wieder ein.

Das *Endziel* sollte darin bestehen, bei sämtlichen Lagenwechseln (aufwärts und abwärts) die Bewegungen so minimal ausführen zu können, daß sie kaum mehr sichtbar sind. Trainiert wird also letztlich die Unabhängigkeit der Bewegungsausführenden (Finger, Hand, Arm) vom Körper. Ein negatives Gegenbeispiel: Einige Cellisten erzielen Heiterkeitserfolge, wenn ihr Kopf in unmittelbarer Nähe zu den Fingern immer in die Lagen „mitfährt" (bei gleichzeitiger Verkrümmung des Rückens), was ein wenig einem Affen gleicht, der im unteren Bereich bei sich Flöhe sucht.

Der rechte Daumen/die rechte Hand

Das Erlernen der richtigen Bogenhaltung ist mit ähnlichen Problemen verbunden wie das Training der Haltung und Bewegungen der linken Hand. Die Vorstellung, den Bogen *halten* zu müssen, führt bei vielen Schülern dazu, daß sie unnötig viel Kraft aufwenden und den Daumen durchdrücken. Wird der Daumen durchgedrückt, zieht sich der Handballen zusammen. Dies verhindert eine lockere und natürliche Bogenhaltung, führt zu Verkrampfungen und bremst besonders die unteren Sehnen in ihrer Beweglichkeit (Abb. 2.56 a).

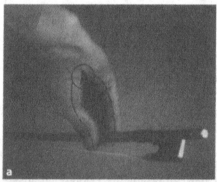

Abb. 2.56
a Verkrampfte Bogenhaltung, der Handballen (Punkt A) ist zusammengezogen.
b Lockere Bogenhaltung, der Handballen ist offen. **c** Extremstellung des Daumens gegenüber dem 4. Finger (Thomas-Mifune 1991)

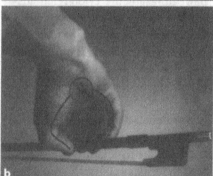

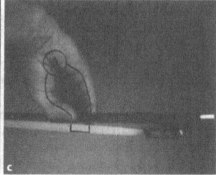

Um dem nun entgegenzuwirken, empfiehlt es sich, die Bogenstange etwa 8 cm in Richtung Spitze in gewohnter Weise zu halten. Dabei kann man Daumen und Hand besser auf ihre Lockerheit hin kontrollieren. Wir achten darauf, daß der Daumen leicht gekrümmt dem 2. Finger schräg gegenübersteht (Abb. 2.56 b). In dieser „Stangenhaltung" versuchen wir nun, leere Saiten zu streichen. Dabei können wir feststellen, daß dieses neue Spielgefühl sehr zur Sensibilisierung für den Kontakt zur Saite und zur Klangerzeugung beiträgt.

Erwähnenswert dabei ist, daß die richtige Position des Daumens auch von dessen Länge abhängt. So kann ein etwas längerer Daumen seinen richtigen Platz zwischen dem 2. und 3. Finger finden, während ein kürzerer Daumen direkt gegenüber dem 2. Finger gut aufgehoben ist. In jedem Fall befindet sich ein Daumen, der seinen Platz gegenüber dem 1. oder 4. Finger (Abb. 2.56 c) einnimmt, in einer Extremhaltung, die wenig Balancemöglichkeiten zuläßt. Bei Bogenbewegungen in der oberen Hälfte zur Spitze hin muß das abnehmende Gewicht des Bogens durch etwas mehr Gewicht auf dem 1. Finger ausgeglichen werden, wenn man die Kontinuität des Tons bezüglich Lautstärke und Intensität erhalten möchte.

Übungen: Der Bogen auf der Saite

Um bei den Bewegungen mit dem Bogen auf der Saite den Aufwand unseres Muskelapparates möglichst gering zu halten und dafür auch das nötige Spielgefühl zu entwickeln, führen wir folgende Übung aus: Wir legen den Bogen direkt am Frosch mit unserem Armgewicht auf die leere C-Saite. Dabei überprüfen wir die Lockerheit unserer Schulter und Oberarmmuskeln (Gefühl, daß der Arm entspannt am Körper herabhängt). Wir halten diese Position so lange, bis wir das Gefühl haben, daß das natürliche Eigengewicht unseres Armes (mit dem Bogen) locker auf der C-Saite ruht (Abb. 2.57 a), ohne daß der Arm durch das Eigengewicht nach unten rechts „lossaust". Dies passiert im nächsten Schritt, wenn wir den letzten Rest des gesamten Armgewichts auf der Saite loslassen. Mit dem Fallenlassen des Armes wird nun der Bogen nachgezogen (Abb. 2.57 b).

Dieses Gefühl des Ablegens eines Teils des Armgewichts auf der Saite bis zum völligen Loslassen müssen wir zuerst üben. Normalerweise würde der Arm der Schwerkraft folgend nach unten fallen. Dadurch, daß wir uns aber mit den Fingern auf der Bogenstange abstützen, bekommt der Abstrich eine seitliche Bewegung. Der zunächst durch das Teilarmgewicht erzeugte Druck und der Widerstand (Bogenhaar – Saite) lassen den Bogen am Frosch stehen. Erst durch die Zunahme des Drucks (volles Armgewicht – loslassen) wird dieser Widerstand überwunden, und der Bogen setzt sich in Bewegung.

Während also der Arm mit dem Schulterapparat hochgehalten wird, wird gleichzeitig mit dem Handgelenk Druck nach unten auf die Saite ausgeübt. Mit anderen Worten: Die Kräfte im Arm gegenläufig einsetzen, anstatt das Armgewicht als vorhandene „ablegbare" Kraft nutzen.

Besonders beim Wechsel von Ab- und Aufstrich werden wir mit dem Problem des „Zuziehens" der Muskeln neben der Achselhöhle konfrontiert. Um dies nun zu vermeiden, versuchen wir folgende Übung: Wir benötigen einen Tischtennisball und eine Glasscheibe oder eine glatte Wandfläche. Die Übung wird im Stehen durchgeführt. Mit den Fingern der linken Hand drücken wir relativ fest in die in Abb. 2.58 gekennzeichnete Muskelpartie, um die Bewegungen des rechten Arms und der rechten Hand zu kontrollieren. Mit der rechten Hand bewegen wir gleichzeitig den Ball auf der uns zur Verfügung stehenden Fläche. Ohne unseren Stehplatz zu verlassen, schieben wir den Ball vom Startpunkt langsam zunächst nach rechts oben/unten und dann nach links oben/ unten, wie in Abb. 2.59 skizziert, und holen dabei maximal aus (Abb. 2.60 a–d).

Wichtig ist, daß wir für das Halten des Balls nur minimale Kraft aufwenden – nur so viel, daß unser Arm nicht fällt. Durch das minimale Strecken des Arms aufgrund der permanenten Berührung der glatten Wand mit dem Ball lernen wir zu verhindern, daß sich die Muskeln „zuziehen". Man muß sich bewegungsmäßig daran gewöhnen, den Arm in minimal gestrecktem Dauerzustand zu bewegen. Mit Hilfe der linken Hand läßt sich feststellen, in welchen Positionen sich die betroffene Muskelpartie verspannt. In dem Moment, wenn wir merken, daß sich während der Bewegung die Muskeln zuziehen, kehren wir sofort an den letzten Ausgangspunkt der Übung zurück und versuchen aufs Neue, über diese Blockade hinwegzukommen. Nur durch langsames Herantasten gelingt es, das Festziehen der Muskeln abzubauen. Manchmal hilft es, den Arm ein wenig schräger zu halten oder den Ellenbogen mehr zu öffnen.

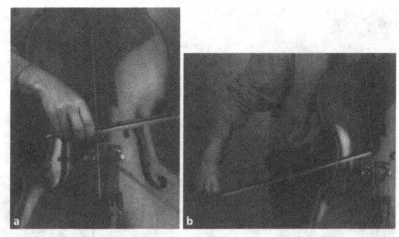

Abb. 2.57 a, b. Übung: Der Bogen auf der Saite. **a** Das natürliche Eigengewicht des Arms ruht locker auf der C-Saite. **b** Mit dem Fallenlassen des Arms wird der Bogen nachgezogen (Thomas-Mifune 1991)

Abb. 2.58
Beim Wechsel von Auf- und Abstrich oft verspannte Muskelpartie (Thomas-Mifune 1991)

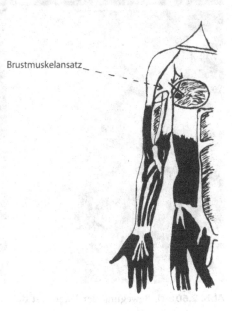

Brustmuskelansatz

Abb. 2.59
Bewegungsskizze zur Übung mit dem Tischtennisball (Thomas-Mifune 1991)

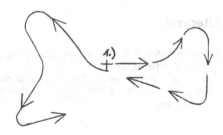

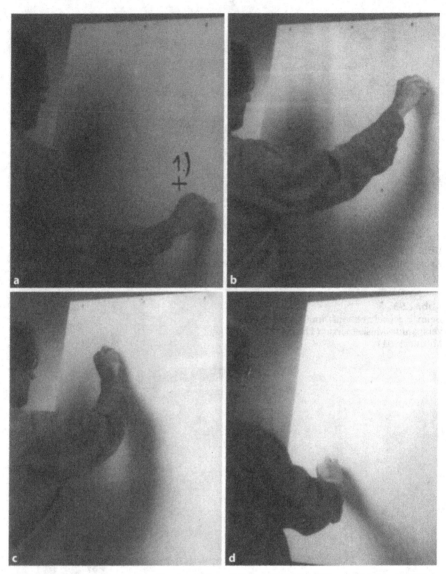

Abb. 2.60 a-d. Bewegung der Hand mit dem Ball an der Tafel (Thomas-Mifune 1991)

Literatur

Corredor MA (1995) Conversations avec Pablo Casals. Souvenirs et opinions d'un musi-
cien. A. Michel, Paris
Thomas-Mifune W (1991) Cello-spielen leichter. Edition Kunzelmann, Lottstetten
Thomas-Mifune W (1993) Tägliches Training für Violoncello. Edition Kunzelmann,
Lottstetten

Tiefe Streicher: Kontrabaß
(JÜRGEN NORMANN)

Vom Stehen zum Sitzen

Richtet man sein Augenmerk auf die Streichergruppen des klassischen Orchesters, so fällt einem bei näherem Hinsehen auf, daß die Kontrabassisten im Gegensatz zu den übrigen Steichern (Violine, Viola, Violoncello) keine herkömmlichen Stühle benutzen, sondern auf eigens dafür angefertigten Spezialstühlen sitzen. Warum dies so sein muß, wird deutlich, wenn man die Ausmaße des Instruments betrachtet.

Vor allem die Gesamtlänge (von Stachelhalterung bis Schnecke bis zu 200 cm) macht es unmöglich, den Kontrabaß auf einem normalen Stuhl sitzend zu spielen. Außerdem hindern das Gewicht und die relativ klobige Form des Korpus den Spieler daran, in dieser Haltung die teilweise sehr schwierigen Passagen der Orchesterliteratur in angemessener Weise auszuführen. Daher gehört der Kontrabaß traditionell eigentlich zu den Instrumenten, die immer *im Stehen* gespielt werden mußten (Abb. 2.61 a–c). So wird in den Kontrabaß-Klassen der Musikhochschulen bisweilen noch heute heftig diskutiert, ob man den Kontrabaß beim solistischen Vortrag und in der Kammermusik im Stehen oder Sitzen spielen soll.

Die Notwendigkeit einer Sitzgelegenheit beim *Orchesterspiel* ergab sich bereits in der Zeit zwischen 1820 und 1830, denn schon bei Beethoven und

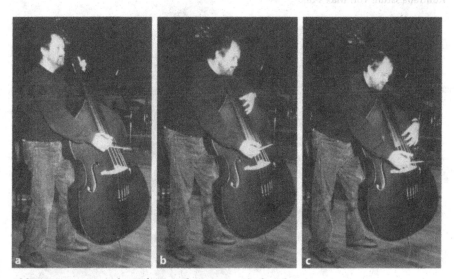

Abb. 2.61 a–c. Typische Haltungen beim Kontrabaßspiel

Schubert konnte eine Symphonie das zeitliche Maß einer Stunde erreichen oder überschreiten. Um 1890 wurde dies bei Bruckner und Mahler schon zur Regel. Betrachtet man zusätzlich die Entwicklung im Opernorchester (z. B. Richard Wagner, „Die Meistersinger von Nürnberg", mit einer Aufführungsdauer von bis zu 6 Stunden!), wird noch deutlicher: Im Stehen war dies nicht mehr durchzuhalten.

Der Kontrabaßstuhl

Da man um die Jahrhundertwende noch nicht die Mittel zur Verfügung hatte, Kontrabaßstühle in Serie herstellen zu lassen, griffen leidgeprüfte Kontrabassisten zur Selbsthilfe, indem sie ihre Stühle selbst konstruierten und dann bauen ließen. Unter ihnen war der Berliner Kammermusiker Max Poike, der um 1912 neben anderen Patenten auch einen „Kontrabaß-Spieler-Stuhl" anpries, der aus heutiger Sicht jedoch eher an ein Foltergerät erinnert (Abb. 2.62).

Das Modell läßt zwar die Form des heutigen Stuhls bereits erkennen – aber: War der Kontrabassist zu klein, dann konnten seine Beine die Fußrasten nicht erreichen, war er zu groß, dann war das rechte Bein beim Spielen im Wege. Zudem war die Sitzfläche weder gefedert noch im Neigungswinkel verstellbar, ebenso wie die nicht vorziehbare Rückenlehne, die ausschließlich als Verzierung dienen konnte. Dennoch galten diese Stühle

Abb. 2.62
Kontrabaßstuhl von Max Poike

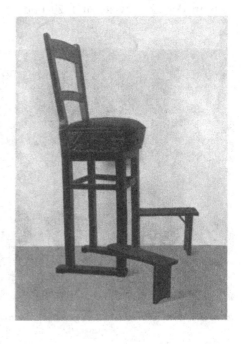

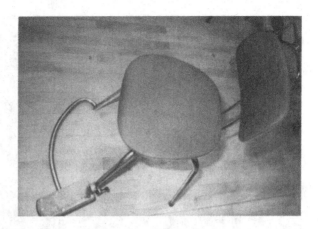

Abb. 2.63
Kontrabaßstuhl der Firma
Kolberg Percussion

lange Zeit als Nonplusultra. Bei Konzertreisen muß man leider immer wieder feststellen, daß diese Stühle auch heute noch zum festen Inventar mancher Konzertsäle gehören.

Schon eher den körperlichen Bedürfnissen angepaßt ist ein Modell, das von einer Firma gebaut wurde, die hauptsächlich Schlaginstrumente herstellt (Abb. 2.63). Hier sind Sitzflächenhöhe und Fußrasten schon auf individuelle Körpermaße einstellbar. Die Rückenlehne ist zwar in der Höhe, jedoch nicht zum Körper hin verstellbar und hat somit keine Stützfunktion. Federung und Sitzwinkelverstellung sind nicht vorgesehen, allerdings ist die Sitzfläche leicht nach vorne geneigt.

Nach längerer Benutzung dieses Stuhl zeigen sich grundsätzliche Mängel: Möchte man die Sitzfläche optimal ausnutzen und soll der Rücken mit der Lehne Kontakt haben, befindet sich das rechte Bein fast in rechtwinkliger Stellung. Das Knie ist dadurch so sehr im Wege, daß man auf den tiefen Saiten nicht mehr streichen kann (Fünfsaiter!). Um nun dennoch das rechte Bein strecken und auf allen Saiten spielen zu können, muß man sich quasi diagonal auf die quadratisch gestaltete Sitzfläche setzen. Die schräge Sitzweise hat zur Folge, daß die rechte Schulter wesentlich weiter nach unten hängt als die linke. Dies führt zu Verspannungen im Schulter-Nacken-Bereich und auf Dauer zu Schäden an Wirbelsäule und Bandscheiben. Außerdem drückt die vordere rechte Sitzflächenecke so stark in die Innenseite des Oberschenkels, daß das Bein „einschlafen" kann. Sogar die Bildung von Krampfadern konnte beobachtet werden.

Mittlerweile kam bereits ein neues Modell auf den Markt (Abb. 2.64a). Bei diesem Kontrabaßhocker ist eine Druckluftfederung eingebaut, der Neigungswinkel der Sitzfläche und die Lehne sind nun individuell einstellbar

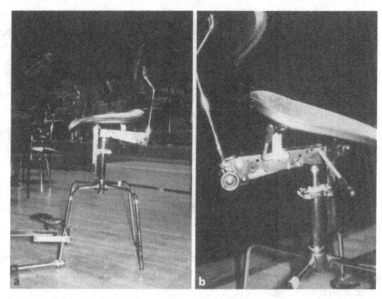

Abb. 2.64 a, b. Kontrabaßstuhl der Firma Kolberg Percussion. Neigungswinkel der Sitz-fläche und Lehne sind individuell einstellbar (**b**)

Abb. 2.65 a, b
Stabile und relativ ent-spannte Spielhaltung nach einigen Anpassungen (Kontrabaßstuhl der Firma Kolberg Percussion)

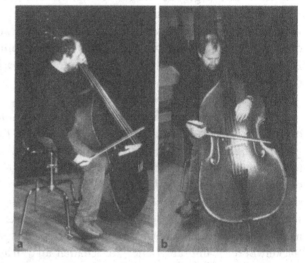

(Abb. 2.64 b). Die Form der Sitzfläche ist allerdings immer noch symme-trisch.

Dieses Problem ist jedoch relativ leicht zu lösen: Man sägt die rechte Ek-ke der Sitzfläche ab und rundet dann die Kanten ab, so daß der Musiker das rechte Bein ausstrecken kann, ohne dabei schräg auf der Sitzfläche sitzen zu müssen. In Verbindung mit der verstellbaren Rückenlehne läßt sich so eine stabile und gleichzeitig relativ entspannte Sitzhaltung einnehmen (Abb. 2.65 a, b).

Nach all den Verbesserungen könnte man meinen, für den Kontrabassisten seien goldene Zeiten angebrochen. Dem ist jedoch leider nicht so: Denn auch wenn dem Kontrabassisten annähernd optimale Stühle zur Verfügung stehen, muß er weiterhin über viele Stunden hinweg mit Armen und Oberkörper Haltearbeit leisten und gleichzeitig stereotype Bewegungen ausführen. Diese Bewegungen widersprechen teilweise den natürlichen Abläufen und haben neben schmerzhaften Verspannungen auch zu bleibenden Schäden geführt, die manchen Kontrabassisten zur vorzeitigen Aufgabe seines Berufs gezwungen haben.

Die „Steh-/Sitzhaltung", zu erreichen mit Hilfe des Kontrabaßhockers, deckt also nur den ergonomischen Aspekt des Orchesterspiels ab. Um Erkrankungen des Bewegungs- und Stützapparates vorzubeugen, muß letztendlich an die Eigenverantwortlichkeit des einzelnen Musikers appelliert werden. Er muß erkennen, daß das Orchesterspiel mit einer Hochleistungssportart vergleichbar ist und spezielle muskuläre Aufbau- bzw. Entspannungsarbeit erfordert. An dieser Stelle sind die Physiotherapeuten und Orthopäden gefordert, gezielte Trainingsprogramme auch für Kontrabassisten zu entwickeln.

Blechblasinstrumente
(GERHARD WOLF, ALBRECHT LAHME)

Grundregeln

Gerade bei Blechbläsern trägt eine entspannte und bewußte *Körperhaltung* wesentlich zur Entfaltung der spieltechnischen Anlagen bei. So ist zur Produktion eines voluminösen *Klangs* die optimale Nutzung der gegebenen Lungenkapazität notwendig. Nicht zuletzt durch eine natürliche und unverkrampfte Bewegungsfreiheit des Brustkorbs, die ihrerseits nur bei guter Körperhaltung gegeben ist, kann man das Fassungsvermögen der Lungen erheblich positiv beeinflussen.

Auch in den Bereichen *Luftführung*, *Ansatz* und *Zugtechnik* lassen sich durch bestimmte Körperhaltungsänderungen Verbesserungen erreichen. Vielen Atemtechnik- und Ansatzproblemen bei Blechbläsern, deren Ursachen meist im zahnärztlichen oder lungenfachärztlichen Bereich gesucht werden, liegen jahrelange körperliche Fehlhaltungen zugrunde. Gerade im

Bereich der Blasinstrumente wäre daher eine verstärkte Kooperation mit Orthopädie und Physiotherapie äußerst sinnvoll.

Für ein optimales Zusammenwirken von Körper und Instrument haben sich folgende Grundprinzipien bewährt:

- Ein stabiler Stand, wobei das Körpergewicht gleichmäßig auf beide Beine verteilt werden sollte.
- Die Kniegelenke sollten leicht gebeugt sein.
- Man achte auf eine besonders aufrechte Haltung, die auch immer entspannt bleiben sollte, so daß die Körperdynamik erhalten bleibt.

Exemplarisches Beispiel: Posaune

Stellvertretend für alle Blechblasinstrumente soll hier die Posaune näher betrachtet werden. Viele der genannten Prinzipien sind für die gesamte Gruppe der Blechbläser relevant.

Als Ausgangspunkt für eine *gute Haltung* (siehe oben) kann sich der Instrumentalist vorstellen, wie eine Marionette von einem am Scheitelpunkt des Kopfes befestigten Faden nach oben gezogen zu werden. Dadurch erreicht er Bewegungsfreiheit für den Brustkorb. Auch für den Blechbläser gilt das Prinzip des körpernahen Arbeitens (siehe Abschn. 2.1.1). Der Schulterbereich sollte entspannt bleiben, die Oberarme sollten nicht zu sehr abgespreizt werden. Dies gilt insbesondere für den Posaunisten, da bei ihm die rechte Schulter sowie die rechte Ober- und Unterarmmuskulatur aus zugtechnischen Gründen besonderen Belastungen ausgesetzt sind.

Das *Hauptgewicht* der Posaune sollte mit der linken Hand mit festem Griff gehalten werden. Besonders bei der Benutzung der 6. und 7. Lage ist darauf zu achten, daß sich die Posaune möglichst wenig bewegt und nicht nach rechts ausweicht. So läßt sich nicht nur zugtechnisch eine außergewöhnliche Präzision erreichen. Auch im Ansatzbereich sind auf diese Weise Verbesserungen zu erzielen, denn durch das relativ stabile Halten der Posaune, das Erfühlen des Instruments als Zentrum wird fast automatisch jede störende Mundstückbewegung ausgeschaltet.

Bezüglich des *Winkels* empfiehlt sich eine Neigung von 60 Grad zur Vertikalen. So läßt sich die Luftführung innerhalb des Mundstücks optimieren und die klangliche Entwicklung des hohen Registers verbessern.

Bei Posaunisten ist häufig ein unnatürliches Hochziehen der Schultern beim *Einatmen* zu beobachten, das jedoch keinerlei positive Effekte auf die Entfaltung der Lungenkapazität hat. Die Schultern sollten entspannt bleiben (siehe oben). Um in extremen Lagen extra Zwerchfellspannung erzeugen zu können, empfiehlt es sich, beim *Ausatmen* die Luft so auszublasen, als ob man den Bauchnabel von innen nach außen stoßen wollte. Zusätz-

Abb. 2.66 a, b
Haltung hier am Beispiel
eines Trompeters. **a** In die
Hocke gehen ergibt eine
zusätzliche Spannung des
Zwerchfells. **b** Gleichzei-
tigs Zurückbeugen des
Oberkörpers verstärkt die
Zwerchfellstütze (Adam
1992)

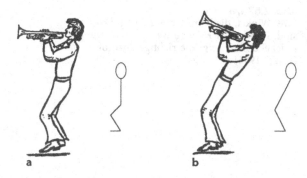

a   b

lich kann man in die Hocke gehen, als ob man ein schweres Gewicht auf
dem Kopf tragen würde (Abb. 2.66 a), und bei stabilem Rumpf und gebeugten Knien zurücklehnen, so daß Oberschenkel und Rumpf eine Linie bilden (Abb. 2.66 b).

Literatur

Adam S (1992) Super power embouchure. Bold Brass (Eigenverlag), Vancouver
Quinque R (1985) Atmung, Stütze, Ansatzmethode, 3. Aufl. Edition BIM, Bulle/Schweiz
Tarr E (1977) Die Trompete. Hallwag, Bern

Holzblasinstrumente: Querflöte
(Klaus Schochow, Albrecht Lahme)

Körperhaltung mit der Flöte

Die Flöte sollte im rechten Winkel zur Körperlängsachse stehen (Abb.
2.67 a, b). Durch das Anheben beider Arme auf der rechten Körperseite
kommt es zu einer physiologisch ungünstigen Drehung der Wirbelsäule besonders im Bereich der Halswirbel. *Probleme* entstehen in folgenden Fällen:

- Der Kopf wird zur Flöte hingeführt. Dadurch kommt es zu einem Vor-
  strecken des Kopfes mit Fehlbelastung.
- Die Flötenspitze zeigt zu weit nach unten. Durch Schräghaltung des
  Halses kommt es zu einer Kompression der Zwischenwirbelscheiben und
  einer Einengung der Nervenaustrittspunkte der Halswirbelsäule.
- Die Arme werden zu hoch gehalten. Die Schultern folgen nach, und die
  Muskulatur verkrampft sich. Das nach oben wandernde Zwerchfell behindert die Bauchatmung. Durch die hohe Position der Ellenbogen knik-
  ken die Handgelenke besonders stark ab. Dies führt häufig zu einer

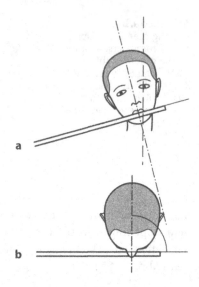

Abb. 2.67 a, b
Zwei Winkel, die beim Flötenspiel zu beachten sind. In **a** ist der Kopf zu weit geneigt. Die gestrichelte Linie zeigt die richtige Position (Fetzer 1996)

Abb. 2.68
Die Daumenstütze nach Schochow vergrößert die Auflage- bzw. Stützfläche für den Daumen

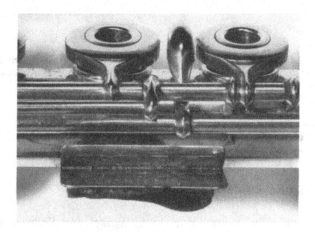

Schädigung eines sensiblen Astes des linken N. ulnaris (siehe Abschn. 2.2.1). Der linke N. ulnaris kann an zwei Stellen geschädigt werden. Durch die Handhaltung (Abknicken des Handgelenks) wird der Guyonsche Kanal eingeengt, und der in ihm verlaufende N. ulnaris kann eingeklemmt und verletzt werden.

Das *Gewicht* des Instruments sollte deshalb vor allem mit dem *Daumen der rechten Hand* gestützt werden. Der Daumen sollte dabei nicht durchgedrückt sein, sonst kann es zu Verkrampfungen mit Schmerzen kommen. Die runde Form des Flötenrohrs erschwert den Haltepunkt. Hier ist eine waagrechte Platte für den Daumen der rechten Hand empfehlenswert, die als zusätzliche Auflage angebracht werden und durch eine Perforierung den Haltepunkt darüber hinaus stabilisieren kann (Abb. 2.68). Wird ein Teil des Gewichts mit dem linken Zeigefinger getragen, kann es passieren, daß nunmehr der radiale Ast des N. ulnaris am Zeigefinger komprimiert wird. Häufig sind Schmerzen, Taubheit oder Lähmung die Folge.

Bei einer guten Haltung „kleben" die Hände an der Flöte, die Arme hängen locker nach unten.

Bei zu starker Drehung um die Körperlängsachse (Füße, Beine, Hüfte, Oberkörper) kann es zu Beschwerden kommen. Aber auch wenn der Spieler parallel zur Flöte bzw. zum Notenständer steht, ist eine enorme Drehfähigkeit (Vorziehen) der Schultern (besonders der rechten) gefordert. Es kommt zusätzlich zum Anheben der Schulter mit Verspannungen der Muskulatur. Dreht man deshalb die Körperlängsachse in einen spitzen Winkel zur Flöte, erleichtert man zwar die Schultern, beansprucht jedoch durch zu starke Linksdrehung des Kopfes die Halswirbelsäule.

Bei einer guten Haltung bleibt die in sich gerade Körperachse bestehen, lediglich der Kopf wird nach rechts geneigt. Der Winkel zwischen Flöte und Körperlängsachse kann individuell gewählt werden, beträgt jedoch meist etwa 20 Grad.

Es gilt also, einen Kompromiß zwischen Beanspruchung der Schultern und Kopfdrehung zu finden. Diese Position soll gleichzeitig eine gute Brust- und Bauchatmung ermöglichen.

Die *Stellung der Füße* ist relativ parallel, das Gewicht gleichmäßig auf die Füße verteilt.

Grundsätzlich gilt: Die Flötenhaltung ist als Ausgangspunkt für Bewegungen aufzufassen. Sie sollte daher nicht statisch sein, sondern flexibel anpaßbar.

Haltung im Sitzen

Bei einer geraden oder nach hinten geneigten Sitzfläche kommt es zu einer Abflachung der Lendenlordose (siehe Abschn. 2.2.1, Abb. 2.19) und zu einer Behinderung der Atmung, da ein Teil der Stützfunktion der Sitzbeine auf das Brustbein verlagert wird. Voraussetzung einer guten Sitzhaltung ist daher ein Stuhl mit nach vorne geneigter Sitzfläche (Winkel 6 Grad) und einer verstellbaren Lehne, die in der Lendenlordose liegen sollte. Der Stuhl sollte in einem Winkel zur Flöte und dem Pult stehen, damit es nicht zu einer Verdrehung der Wirbelsäule kommt. Mit anderen Worten: Der Winkel Körperlängsachse – Flöte (siehe Abb. 2.67a) sollte erhalten bleiben.

Eine breitbeinige Sitzhaltung gibt besseren Halt und mehr Stabilität und Freiheit für Bauchatembewegungen.

Position des Notenständers

Ist es nicht möglich, den Blick gerade auf den Notenständer zu richten, kann es zu Verspannungen kommen. So verkrampfen sich z.B. beim Blick nach rechts die rechten Nacken- und Rückenmuskeln reflektorisch. Ist das Pult zu tief eingestellt, wird die Rückenmuskulatur unnötig belastet.

Bei einer guten Haltung befindet sich die Flöte parallel zum Notenständer, was einen geraden Blick auf die Noten ermöglicht. Der Notenständer sollte nicht zu tief, sondern auf Augenhöhe eingestellt sein.

Literatur

Fetzer S (1996) Gesundheitliche Beschwerden bei Querflötisten. Diplomarbeit, Hochschule für Musik und darstellende Kunst, Wien
Scholl-Hori HI (1991) Flute-Blance-Spoiler. flöte aktuell 3/91:18–21
Weinapel SF, Cole JL (1988) The not-so-magic flute: two cases of distal ulnar nerve entrapment. Medical Problems of Performing Artists June 1988:63–65

Holzblasinstrumente: Oboe, Klarinette, Fagott
(ANDREAS SCHNEIDER)

Will man die Frage nach den Voraussetzungen für „den schönen Ton" bei Doppelrohrblattinstrumenten hinreichend beantworten, kommt man nicht umhin, sich mit dem komplexen Wechselspiel zwischen

- psychosomatischen Aspekten,
- Haltung,
- Atmung und
- Ansatz

auseinanderzusetzen. Die Einflüsse, die sich in günstiger und ungünstiger Weise auf die Tonerzeugung und darüber hinaus auf die künstlerische Interpretation auswirken, sind vielfältig. Soll ein im Instrumentalunterricht auftauchendes Problem behoben werden, sind daher manchmal „Trockenübungen" ohne Instrument notwendig – vor allem, wenn es um Verbesserungen der Haltung und Atemführung geht. Die dabei gewonnenen Erkenntnisse müssen dann am Instrument überprüft werden. Dies wird fortgeschrittenen Instrumentalisten um so schwerer fallen, je mehr sich der entstandene Fehler bereits verfestigt hat.

Die Prävention möglicher „Spielunarten" oder „Spielschäden" im frühestmöglichen Stadium ist daher das oberste instrumentalpädagogische Gebot.

Psycho-physische Zusammenhänge

Neben der rein somatischen, auf den funktionellen Ablauf beschränkten Seite gibt es einen anderen sehr bedeutenden Aspekt, auf den hier kurz eingegangen werden soll: die Seele, das Innenleben des Musikers. Mit anderen Worten: Soll die Interpretation jedweder musikalischer Äußerung nicht das Ergebnis puren Zufalls sein, so gewinnt neben der erlernten, bereits automatisierten sensomotorischen Technik eine andere Dimension an enormer Bedeutung, nämlich die Entwicklung einer ausgeprägten Vorstellungskraft dessen, was der Musiker eigentlich ausdrücken möchte. Diese geistige Komponente ist natürlich während der musikalischen Aktion vielen Einflüssen ausgesetzt – sowohl störenden als auch stimulierenden – und stellt sich im Erwachsenenalter u. U. anders dar als beim Heranwachsenden.

Belastende „innere" Einflüsse können sich auf die Interpretation noch negativer auswirken als äußere Störfaktoren. Daher gilt es, neben dem mechanischen auch den geistigen Bereich immer wieder zu analysieren und zu trainieren: Wie überwindet ein Musiker beispielsweise in der aktuellen Konzertsituation negative Emotionen wie Angst, Wut, Mißmut oder gar eine depressive Verstimmung, die ihn in jedem Lebensalter und in jeder Lebenslage treffen und einen ausgeprägten Motivations- oder Leistungsmangel verursachen können? Er kann diesen ungünstigen Faktoren wohl nur von vorne herein, also präventiv, seine immer wieder geistig durchdachte, musikalisch empfundene und danach technisch gut durchtrainierte Interpretation entgegenstellen.

Vor diesem Hintergrund wird deutlich, wie komplex und zeitaufwendig der Vorgang der gelungenen muskalischen Willensäußerung letztendlich ist, wobei körperliche und geistig-seelische Bedingungen untrennbar miteinander verbunden sind und sich gegenseitig beeinflussen. Zeitaufwendig bedeutet: mit viel Üben verbunden. Viel Üben birgt neben der Freude am wachsenden Können natürlich auch die Gefahr des physischen Verschleißes, der „geistigen Abnutzung" und der Fehlerentwicklung durch übermäßige und falsch verstandene Routinisierung. Daher tut der Instrumentalpädagoge gut daran, eventuellen Anfängen frühzeitig zu wehren – denn falsche feinmotorische Abläufe, die sich bereits eingeschliffen haben, können sich als sehr hartnäckig entpuppen.

In manchen Fällen lassen sich Abnutzungs-, Hemm- oder Übertonisierungsmechanismen durch entsprechende krankengymnastische, naturheilkundliche oder psychotherapeutische Verfahren nur langsam abbauen.

Abhängig vom Schweregrad stellt daher die medikamentöse Behandlung bei akuten oder chronischen Schmerz- und Entzündungszuständen oftmals die ultima ratio dar, wenn ein – durch Symptome zwar stark beeinträchtigter, aber den Zwängen des kommerziellen Musikbetriebs ausgelieferter – Interpret ein lange geplantes Konzert nicht absagen möchte und kurzfristig Beschwerdefreiheit erzielt werden muß. Empfehlenswerter wäre sicherlich die Krankschreibung, um eine „störungsfreie" längerfristige physiotherapeutische Behandlung zu ermöglichen.

Körperhaltung

Wie wichtig die Körperhaltung in Verbindung mit dem Instrument für die Tonerzeugung ist, kann gar nicht oft genug betont werden. Eine gelungene, sprich ausgewogene Tätigkeit von Zwerchfell und Bauchmuskulatur zeigt sich sogar im reibungslosen motorischen Ablauf von Finger- und Zungentechnik. Zusätzlich kommt der Körperhaltung eine entscheidende Bedeutung für die musikalische Gestaltung zu, die sich nicht zuletzt im äußeren Erscheinungsbild des Musikers mitteilt. Möglicherweise spiegelt sie sogar die seelische oder nervliche Verfassung des Spielers wider und verrät mehr, als dem Interpreten vielleicht lieb ist.

Bevor jedoch die Kriterien einer physiologischen Haltung und deren mögliche Störfaktoren weiter diskutiert werden, muß darauf hingewiesen werden, daß ein fundamentaler Unterschied zwischen Spielen im *Stehen* und Spielen im *Sitzen* besteht. Die meisten Berufsmusiker, egal ob Streicher oder Bläser, verbringen den Großteil ihrer Arbeitszeit im Sitzen und damit in einer Position, die die Ausbildung von Fehlhaltungen und die Verkümmerung wichtiger, Ausgleich schaffender muskulärer Anteile fördert. Die Stühle an den unterschiedlichen Arbeitsstätten entsprechen meist nicht den ergonomischen Anforderungen, sondern machen eine gebeugte Sitzhaltung mit Rundrücken erforderlich, wobei das Gesäß zur Mitte der Sitzfläche abrutscht. Bei einer solchen Haltung entwickelt sich auf die Dauer ein enormer Druck auf die Zwischenwirbelscheiben, die sog. Bandscheiben. Eine optimale Wirbelsäulenentlastung durch wiederholtes Aufstehen oder ausgleichende Körperbewegungen auf dem Stuhl sind daher unabdingbare Voraussetzungen für die Gesundheitserhaltung. Zusammenfassend läßt sich also sagen:

Die optimale physiologische Haltung und Atmung ist nur im freien Stehen zu erzielen. Wer während des Musizierens zum Sitzen gezwungen ist, sollte daher versuchen, durch muskuläres Entspannungstraining Atemverspannungs- oder Fehlhaltungszuständen entgegenzuwirken. Nur so läßt sich auch eine Einbuße der Tonqualität durch die Einengung oder Verspannung des frei schwingenden Resonanzraumes im Sitzen verhindern.

Die eingespielten reflexartigen Abläufe im Bereich der Atmung funktionieren zwar gewissermaßen noch in jeder extremen körperlichen Position, aber beim Musizieren spielen zusätzliche komplexe Faktoren (z.B. rasches Ein- oder Ausatmen im Verlauf einer längeren Phase) eine Rolle, die die „normale" Atmung erschweren können. Kommen dann noch ungünstige anatomische Voraussetzungen (z.B. Neigung zu heraustretendem Bauch, zu Schulterschiefstand oder zu eingesunkener Brust) hinzu, können sich erhebliche Probleme ergeben, wenn der Instrumentalist seiner über lange Zeit entwickelten Tonästhetik auch weiterhin Rechnung tragen will.

Die folgenden Grundregeln für eine gute Körperhaltung sollten nicht nur geistig verbal nachvollzogen, sondern deren Anwendung und Ergebnis mit Hilfe eines großen Spiegels vom ausübenden Musiker ständig überprüft werden:

- Im Stehen sollten beide Kniegelenke bei Spreizung der Füße in Hüftbreite gestreckt, aber keineswegs komplett durchgedrückt sein. Stand- und Spielbein können wechseln. Solche Bewegungen können u.a. ein interpretatorisches Moment mitbefördern.

- Die Schultern sollten so entspannt wie möglich bleiben. So können Verspannungen im Bereich der Nackenmuskulatur bzw. der Halswirbelsäule verhindert werden, die unweigerlich auch die Ansatzbildung ungünstig beeinflussen und sich entsprechend auf die Tonqualität auswirken.
- Der Kopf sollte locker gerade und im Moment der Ansatzbildung eher etwas höher als zu tief gehalten werden.

Beim Fagottspielen ist stark auf die prinzipiell nach außen rotierte und im Seitenvergleich etwas höher stehende rechte Schulter zu achten (Abb. 2.68 a, b). Mögliche Hilfen ergeben sich durch die individuelle Anfertigung des S-Bogens oder gar durch die Konstruktion und Anpassung eines „Fagottstachels", der Entlastung schafft.

Oboe und Klarinette stellen durch die Betonung der Beugerfunktion und die Innenrotation im Schulterbereich hohe Anforderungen an die Haltung. Daher sollten hier die Schultern tendenziell leicht zurückgenommen werden, ohne jedoch zu verkrampfen.

Brustkorb und *Bauch* bilden die atemphysiologische Einheit, deren Funktionsablauf sich zum einen innerlich, also unsichtbar im jeweils aktuellen Kontraktions- oder Spannungszustand des Zwerchfells und zum anderen äußerlich in der sich dazu anpassenden Tätigkeit der Bauchmuskulatur mitteilt.

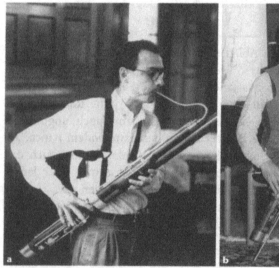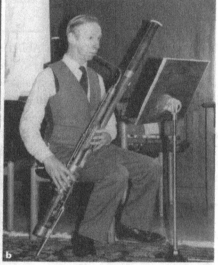

Abb. 2.68. a Charakteristische Fagottistenhaltung: stark zurückgezogene, außenrotierte rechte Schulter, ungleiche Seitenhöhe beider Schultern bei genormtem S-Bogen und ohne Entlastungsstachel. **b** Atypische, weil individuelle Fagottistenhaltung: Anbringen eines Stachels am unteren Fagottende; Konstruktion eines individuellen S-Bogens in passender Länge mit entspanntem Ansatzbereich

Diese sichtbaren äußeren Zeichen sind die Bewegungen der Bauchmuskeldecke bei der Einatmung (Inspirationsphase) nach außen und bei der Ausatmung (Exspirationsphase) nach innen. Taillenbeengende Kleidung oder das Anlegen oder gar Anpressen der Arme an den Oberkörper und damit die Behinderung des freien Atmens sollte stets vermieden werden.

Die *Hüftstellung* resultiert zum einen aus dem Grad der Aktivität bzw. dem Wechselspiel von Stand- und Spielbein und zum anderen aus der Ausprägung der Lendenlordose (bei Frauen meist stärker als bei Männern). In diesem Kontext ist auf vernünftiges Schuhwerk zu achten, das möglichst weder eine Verkürzung der Wadenmuskulatur noch eine Steilstellung der Wirbelsäule und ein Nach-vorne-Kippen des Beckens mit Hyperlordosierung bewirken sollte.

Isometrische Übungen (Abb. 2.68 c–e)

Bei *chronischen Fehlhaltungen* wie einem ausgeprägtem Hohlkreuz oder Rundrücken sind isometrische Übungen (Anspannungsübungen der Rückenmuskulatur, siehe auch Abschn. 2.2.2) empfehlenswert, bei denen der Übende beispielsweise mit dem Rücken an der Wand lehnend „den inneren Raum (Brust- und Bauchraum) aufweitet." Mit dieser Übung kann der Instrumentalist wieder ein Gefühl für den großen inneren Resonanzraum des Körperrumpfes entwickeln, dessen Basis im oberen Bauchraum (Zwerchfellregion) sitzt und der bis zum Ansatzrohr des Instrumentes immer stabil und elastisch zugleich sein sollte. Das verblüffende Ergebnis in Form einer volleren, organischen Tonentwicklung während des Blasens bei dieser Übung ist leicht selbst nachzuvollziehen.

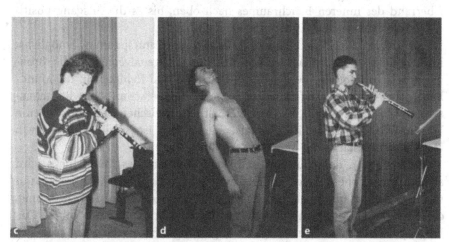

Abb. 2.68. c Ausgangslage: schlechte Körperhaltung mit Verspannung im Halswirbelsäulen- und Schulter-Arm-Bereich. **d** Isometrische Übung im Wirbelsäulenbereich. **e** Hervorragendes Haltungsergebnis nach 2jährigem isometrischen Training im Wirbelsäulen- und Armstreckerbereich

Atmung und Ansatz

Neben einer physiologischen, dem Instruments wie auch dem Spieler angepaßten Körperhaltung sind auch eine korrekte *Atemführung* und ein gut trainierter *Ansatz* bei jedem Bläser für die Verwirklichung des entsprechenden Klangideals unabdingbar. Zusätzlich spielen natürlich die perfekte Bauweise des selbständig angefertigten Rohres und – damit verbunden – der spezifische Ansatz des Bläsers eine große Rolle. In keiner anderen Bläsergattung wie der der Doppelrohrinstrumente ist die Bandbreite des „eigenen Tones" so groß, führen so viele unterschiedliche Wege zum individuell erwünschten Klangziel. Dennoch – oder gerade deshalb – gibt es einige Grundprinzipien, die jedem Bläser vertraut sein sollten und die im folgenden zusammengefaßt werden.

Das Geheimnis des fesselnden, betörenden, erotisierenden, schlicht gesagt, schönen Tons liegt darin, mit dem Instrument richtig auszuatmen. Für die richtige *Ausatmung* sind drei Faktoren ausschlaggebend:

- ein gut ansprechendes, nicht zu schweres Mundstück,
- ein für die spezifische Schwere des Rohrs idealer Ansatz und
- eine ideal koordinierte Aktivität von Zwerchfell und Bauchmuskulatur.

Die pathologisch möglichen Zusammenhänge werden erst vor dem Hintergrund der anatomischen und physikalischen Aspekte des Blasvorgangs verständlich: Während der Ausatmungsphase „schiebt" die Bauchmuskulatur konsequent die Luft aus der Lunge in Richtung Instrument, indem sie sich nach innen bewegt. Gleichzeitig hebt sich das Zwerchfell kontrolliert am Oberrand des inneren Bauchraumes nach oben, bis es die Ausgangsposition für die erneute tiefe Einatmung erreicht hat.

Der durch die Zwerchfell- und Bauchmuskulaturspannung möglichst ideal regulierte Atemstrom gelangt aus den Lungenalveolen in die Bronchien und von dort aus weiter durch Luftröhre und Kehlkopf in die Mundhöhle. Hier entstehen aufgrund des engen Rohrquerschnitts des Bronchialsystems (vgl. Abschn. 2.2.4) Druckverhältnisse zwischen 180 und 680 mm Wassersäule (Druckeinheit). Der tatsächliche Wert ist jeweils abhängig von Höhe und Lautstärke des angeblasenen Tons.

Abhängig von der Bauweise und damit Schwere des Mundstücks wird also im Innenlippenbereich ein relativ hoher Druck aufgebaut. Hier kommt nun der *Ansatz* ins Spiel. Als Ansatz wird das Lippenpolster bezeichnet, das eine Rundung um die oberen und unteren Schneidezähne bildet. Das Lippenpolster hat nun eine sehr wichtige Aufgabe: Es verhindert, daß der mit hohem Druck angeblasene Ton auf schroffe, quasi ungefilterte Art erzeugt wird. Dies ist natürlich nur dann in optimaler Weise möglich, wenn die oberen und unteren Schneidezähne keine starken Abdrücke hinterlassen oder gar Dauerverletzungen der inneren Lippenschleimhaut verursachen. Besteht hier kein Risiko, so kann die idealerweise konzentrisch um das Rohr liegende Lippenmuskulatur die herben, grellen Schwingungen, die durch das Doppelrohrblatt naturgemäß erzeugt werden, abdämpfen. Dieser Umstand, gepaart mit einem ideal und „schön" ansprechenden Rohr, verhilft den Tönen zu jener traumhaften Unvergleichlichkeit, die das Instrument in der Einbettung im Orchesterklang so faszinieren läßt.

Um einen getragenen, fundierten, in seiner Substanz kernigen und eben nicht fiepsigen, dünnen Ton produzieren zu können, muß der Bläser nicht nur über einen guten Ansatz verfügen – er muß *tief einatmen* und *kontrolliert ausatmen* können. Beim Einatmen ist darauf zu achten, daß neben dem optimalen Einsatz des Hauptatemmuskels, das Zwerchfell stets alle in Frage kommenden Hilfsmuskelgruppen – insbesondere die der Flankenregion – beansprucht werden, um das Reservoir für den folgenden Ausatemstrom optimal zu gestalten. Der richtige Einsatz der Muskulatur verhilft zu einer fundierten Stütze und zu einer verstärkten Kapazität in der Phrasenausgestaltung.

Die kontrollierte Ausatmung zeigt sich in wichtigen Aspekten wie der Sicherheit in der Intonation und in der Fähigkeit, auch in langen Phrasen über alle Möglichkeiten der dynamischen Gestaltung zu verfügen und sich selbst und dem Zuhörer niemals das Gefühl eines substanzarmen, in seinem Kern nicht erfaßten Tons zu geben.

Die Bewegungsabläufe in Bauch- und Beckenregion während der Ein- und Ausatmung können durch Abtasten und Fühlen mit den Händen (Fremdpalpation) sehr einfach und wirkungsvoll überprüft werden.

Das *Luftholen* zwischen einzelnen Abschnitten sollte kaum hörbar und schnell erfolgen. Will man nicht als Bläser-Karikatur eines rot anlaufenden und wie aufgepumpt erscheinenden „Maikäfers" in die Musikgeschichte eingehen, ist eine vernünftige Ausatemtechnik für lange Passagen unabdingbar.

Diesen allgemeinen Prinzipien zum Trotz ist abschließend noch zu bemerken: Jeder Spieler weicht auf irgendeine Weise von der anatomischen oder konstitutionellen Norm ab, verfügt also auch über eine ganz *individuelle Atemkapazität*. Als Pädagoge sollte man daher davon Abstand nehmen, für alle Spieler gleiche Atemstellen festlegen zu wollen. Die gleichermaßen als Zäsuren oder Gliederungspunkte festgelegten Atemstellen sollten vielmehr immer so gewählt sein, daß der Eindruck entsteht, man hätte eigentlich nicht unbedingt atmen müssen – als geschehe das Atmen um der Gliederung willen, also aus musikalischen Gründen. Solchermaßen präpariert wird dem Interpreten die Bewunderung seiner Blaskunst, die er in den Dienst der Interpretation der Musik stellt, sicher sein.

Literatur

Schnorrenberger CC (1994) Kongreßband der Vorträge und Diskussionen zum Ersten Europäischen Ärztekongreß für Musiker-Medizin, Bd. 12. (Schriftreihe des Deutschen Forschungsinstituts für chinesische Medizin e. V., Freiburg i. Br.)
Schneider A (1994) Vermeidbare Spielschäden bei Bläsern von Doppelrohrblattinstrumenten. DFCM, Freiburg (Schriftreihe des DFCM, Bd XII)
Schneider A (1997) Medizinische Probleme bei Bläsern (Vortrag am 17./18.10. bei der Musikermedizin-Tagung, Basel)
Waldeyer A (1973) Anatomie des Menschen, Bd. II 8. Aufl. (de Gruyter)

Tasteninstrumente: Klavier

(HILDE FINDEISEN)

Wenn man vom Singen absieht, liegt dem Klavierspielen eine der natürlichsten Haltungen aller Musikausübung zugrunde: Man sitzt, gestützt von den sog. „Sitzhöckerchen" und den aufgestellten Beinen, auf einem vierbeinigen Stuhl, einer Bank, einer „Gondel" oder einem Hocker und muß lediglich aufpassen, daß man den Stuhl nicht als Lehnstuhl mißbraucht oder auf einem alten dreibeinigen Hocker umkippt.

Trotz dieser scheinbaren Problemlosigkeit lauert von Note zu Note die Gefahr aller nur denkbaren Fehlhaltungen von der Zunge bis zur Ferse. Es gilt hier das gleiche Gesetz wie bei den meisten Disziplinen: Das Einfache ist zugleich das Schwerste. Sich verkünsteln ist leicht, sich einfach und natürlich zu verhalten schwer!

Hiermit sind wir bei den drei *Grundvoraussetzungen aller Musikausübung:*

- Natürlichkeit,
- Lockerheit,
- Freiheit,

einer Trias, die der große Lehrer der russischen Klavierschule Heinrich Neuhaus (1888–1964) in seinem Werk *Die Kunst des Klavierspielens* formuliert hat. Daß sich diese drei Begriffe in der Praxis gegenseitig durchdringen, ja bedingen, liegt auf der Hand.

Natürliche Körperhaltung

Sehen wir uns zuerst die Sitz- und Körperhaltung am Klavier an: Die *Füße* sollten in Pedalbreite aufgestellt sein, wobei die Ferse immer am Boden abgestützt ist. Bei Kindern ist je nach Größe eine Fußunterlage zu verwenden. Die Kniekehlen bleiben locker. Den *Sitz* wählt man nur auf der vorderen Hälfte der Sitzgelegenheit in agiler Position. Die *Sitzhöhe* sollte so eingestellt sein, daß Oberarm und Unterarm mit Hand ungefähr einen rechten Winkel zur Klaviatur bilden.

Der *Rücken* wird aufgerichtet bis zum obersten Schädelpunkt. Der *Nakken* ist nicht vorgebeugt, sondern leicht gestreckt. Der *Schultergürtel* sollte bei frei hängenden Schulterblättern, die bewußt tief gestellt sind, entspannt sein, der Oberarm sollte frei hängen. Der *Ellenbogen* bleibt inaktiv. Er folgt den Bewegungen des Unterarms und führt die Balance mittels seines Schwerpunktes im Ellenbogengelenk. Als Vorstellungshilfe dient das Bild einer kleinen Bleikugel im Ellenbogengelenk. Das *Handgelenk* ist bereit für jegliche Seit-, Hoch-, Tief-, elliptische und Kreisbewegungen. Es ist verantwortlich für den jeweils besten Einfallswinkel der Finger in die Tastatur! Die *Hand* verweilt in der sog. Hohlhandstellung, die leicht zu erreichen ist, indem man sie wie beim Spazierengehen hängen läßt und dann ohne jede Änderung auf die Tasten legt. Dabei ist auf eine leichte Innenneigung der Hand (entsprechend der Unterarm-Hand-Achse) zu achten, wobei der Mittelhandbereich als Stütze fungiert. Die *Finger* werden je nach Länge halbkreisförmig aufgesetzt – mal als Hämmerchen gerundet, mal länglich gehalten, aber niemals mit eingeknicktem Endglied oder gar zur Kralle eingezogen. Der Daumen ist dabei leicht zur Hand geneigt, im Endglied gebeugt.

Nicht immer hat man diese Grundbedingungen natürlicher Haltung so praktiziert. Im 19. Jahrhundert trieb die sog. „Schwarze Pädagogik" auch auf dem Klaviersektor ihre abstrusen Blüten. So klemmte man dem Klavierschüler unter beide Achselhöhlen ein Buch und legte ihm einen Groschen auf den Handrücken. Wehe, wenn etwas hinunterfiel! Daß mit dieser und ähnlichen Methoden Spielschäden vorprogrammiert sind, versteht sich von selbst.

Zum Glück kam – zugleich mit den gesteigerten Anforderungen der Klavierliteratur und synchron mit Bestrebungen in anderen Lebensbereichen – eine Entwicklung in Gang, die sich der Lockerheit, Natürlichkeit und Beweglichkeit verschrieb. Klavierpädagogen wie Deppe (1828–1890) und Breithaupt (1873–1945) folgten diesem neuen Trend. Deppe befaßte sich auch speziell mit dem Thema „Spielschäden". Leider ist sein Aufsatz „Die Armleiden des Klavierspiels" verschollen. Seine Schülerin Elisabeth Caland berichtet in einer Reihe von Werken (u.a. 1912) über seine Methode, die die Rückenmuskulatur mit tief gestellten Schulterblättern als Kraftzentrum ins Blickfeld rückt. Damit sind die Oberarme als Träger entlastet, und der freie Fluß des Kraftstroms kann ungehindert bis zur Fingerspitze geleitet werden.

Bewegung

Klavierspielen ist eine Bewegungskunst, ja eine Sportart! Als solche gehorcht es dem Grundsatz der *Ökonomie in Krafteinsatz und Bewegung*. Dazu kommt, daß das Klavier im Gegensatz zu seinen Vorgängern ein „athletisches Instrument" genannt werden kann, das allein durch das oft in schnellster Folge zu betätigende Tastengewicht von etwa 50 g viel Kraft erfordert – und dies nicht nur im 3fachen Fortissimo. Gerade die zurückgehaltene Kraft im Pianissimo ist oft die beschwerlichere.

Der berühmte Pianist, Komponist und Pädagoge Feruccio Busoni (1866–1924) hat mit Blick auf eisern trainierende Nachwuchspianisten einmal gesagt: „Für sie ist das Klavier ein mit einem Musikinstrument verbundener Sportplatz" (Hildebrand 1985). In der Tat: „Sportlich" geht es zu beim Klavierspiel. Muskeltraining und Ausdauer sind gefragt. Was „Spiel" heißt und entsprechend klingen soll, ist Schwerstarbeit.

Bewegungen sind Diener der *Zeit* – genaues Timing ist erforderlich. Ist beispielsweise eine Notenpause lang, so wird die entsprechende Bewegung langsamer und somit größer auszuführen sein als bei einer kurzen Pause. Auch die Zeit, in der eine Komposition entstand – ihr Stil, ihre Charakterisierung – ist mitgestaltend für die Bewegung. So besteht zwischen den erforderlichen Bewegungen bei der Interpretation einer Sonate von Mozart und eines Klavierkonzerts von Rachmaninow ein himmelweiter Unterschied. „Bei Mozart darf die Bluse nicht rutschen," sagte einmal der große Pianist Walter Gieseking zu mir, als ich ihm ein Klavierkonzert von Mozart vorspielte und nicht an Bewegungen sparte (das war in den 50er Jahren, und man trug kurze Oberteile!).

Prinzipiell sollte sich jede Bewegung als notwendig und sinnvoll erweisen und in Natürlichkeit vollziehen. Die Bewegung beim Klavierspiel hat allerdings auch einen Parasiten, „Reflex" genannt. Das ist die unwillkürliche Mitbewegung. Sie verselbständigt sich zum Übeltäter – angefangen innerhalb der einzelnen Finger bis zu Gesichtsmuskulatur, Zunge und Kinnlade. Durch Spiegel und andere Hilfsmittel wie z. B. stimmhaftes, prononciertes Zählen des Takts sind solche ungewollten Bewegungen im Zaum zu halten. Sie auszuschalten bedarf es zäher Willenskraft.

Bewegungen haben zudem die Aufgabe, muskuläre Lockerung herbeizuführen, und setzen immer ein Wechselspiel zwischen Anspannung und Entspannung voraus, wobei der Entspannung unser Hauptaugenmerk gilt.

Lockerheit

Die Lockerheit ist das wichtigste Mittel zur Prävention von Spielschäden. Es ist kaum zu glauben, wie viele Menschen – meist Erwachsene – auch heute noch keine bewußte Lockerung und Anspannung ihrer Muskulatur herbeiführen können. Kinder tun sich dabei leichter, denn bei ihnen geschehen diese Vorgänge noch unbewußt. Man sollte dieses Stadium möglichst lang erhalten und nutzen.

Für den Musiker ist die Beherrschung eines blitzschnellen Wechsels zwischen Lockerung und Spannung Spielerfordernis. Halten wir fest:

- **Ohne Anspannung keine Entspannung.**
- **Ohne Einatmen kein Ausatmen.**
- **Ohne Fixation keine Relaxation.**

Die Begriffe „Fixation" und „Relaxation" spielen im folgenden (und im Musikerjargon) eine große Rolle und sollen daher zunächst näher erläutert werden, zumal sie im medizinischen Bereich eine andere Bedeutung haben. *Relaxation* heißt hier Lockerung, *Fixation* bedeutet Spannung (aber nicht Verspannung!).

- **Fixation schafft Stabilität.**
- **Anspannung schafft Verkrampfung.**
- **Verkrampfung schafft Erkrankung.**
- **Ohne Fixation kein Ton.**
- **Ohne Relaxation kein schöner Ton.**
- **Auf jede Fixation muß Relaxation folgen.**

Die Zentralpunkte bei der *Fixation* sind:

- der Schultergürtel,
- der Mittelhandknochen und
- die Fingerspitze,
  wobei von der Schulter bis zur Fingerspitze der Kraftstrom ungehemmt fließt. Der Mittelhandknochen bildet dabei keinen Unterbruch, sondern nur eine Stütze. Als Vorstellungshilfe läßt sich hier das Bild einer Hängebrücke (Schultergürtel – Fingerspitze) mit einem Stützpfeiler (Mittelhandknochen) heranziehen. Der Hauptsitz für die *Relaxation* ist diese hängende Brücke.

Die *Fingerspitze* ist eine eigene Betrachtung wert. Sie ist es, die des Pianisten alleinigen Kontaktpunkt zum Instrument darstellt. An ihr hängt der erwähnte Kraftstrom, und auf ihn muß sie sich einlassen und ihn in die Tastatur weitergeben – ein Anspruch, der nichts mit Drücken zu tun hat. Wir „drücken" ja auch unser Gewicht nicht auf den Stuhl, auf dem wir sitzen[6]. Ohne dieses genüßliche Bewußtsein der in die Tiefe des Tastengrundes stehenden jeweiligen Finger ist ein lockeres, natürliches Kantilenenspiel schier unmöglich.

Schließlich hängt auch der *Klang,* unser wichtigster Maßstab, von der Dosierung Fixation – Relaxation ab. Er muß erspürt und erhört werden, auf daß auch im äußersten Fortissimo kein sog. „Durchschlagen" (überinterpretierter Ton, der hart/blechern/hölzern klingt) passiert und der Ton im äußersten Pianissimo nicht an Tragfähigkeit und Intensität einbüßt.

Die Hauptpunkte möglicher Verkrampfung sind:

- Kniekehlen,
- Nackenmuskulatur,
- Kinnlade,
- Schulter (wenn hochgezogen),
- Handgelenk,
- Daumen,
- Handbinnen- und Fingermuskulatur (Mm. lumbricales).

Der häufigste Sündenbock ist das Handgelenk. Für diesen kritischen Bereich folgen nun einige simple, jedoch grundlegende Übungen aus der Praxis.

Übungen zur Lockerung

ÜBUNG 1

Man greift einen x-beliebigen 5-Ton-Cluster (Cluster = Tontrauben; eine Anzahl nebeneinander liegender Töne, gleichzeitig angeschlagen). Die gerundeten Fingerspitzen saugen sich ohne Druck, nur mittels des natürlichen Gewichts an der Tastatur an. Während der Cluster ausgehalten wird, bewegt man das Handgelenk langsam auf und ab.

Dieselbe Bewegung führt man anschließend aus mit dem Unterschied, daß statt des Clusters einzelne Töne (mit einzelnen Fingern als Stütze) ausgehalten werden.

---

[6] So ist die Bezeichnung „Druckspiel" in der Methode Leimer-Gieseking (1951) irreführend. Das sog. Druckspiel ist eine der lockersten Anschlagsarten überhaupt und kann mit „Hineinfühlen" der länglich gehaltenen Finger sinnvoll interpretiert werden.

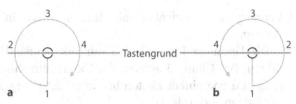

Tastengrund

a   1   b   1

Abb. 2.69 a, b. Übung 2: Handgelenk-Kreise. Das Handgelenk kreist von außen nach innen. **a** Bewegung der linken Hand, **b** Bewegung der rechten Hand

ÜBUNG 2 (Handgelenk-Kreise)

Ebenfalls mit einem ausgehaltenen Stützfinger führt man den (Handgelenk-) Kreis aus. Man beginnt nach unten und beschreibt mit dem Handgelenk über außen nach oben und innen/seitlich so großzügig wie möglich einen Kreis (Abb. 2.69). Daß dabei die Fingerhaltung keine Rolle mehr spielt, versteht sich. Dagegen dient diese Übung auch zum Abstecken und Bewußtmachen des Aktionsradius des Handgelenks, das praktisch die „Lenkstange" des Spielapparats ist (vgl. „Natürliche Körperhaltung").

ÜBUNG 3 (Fallbewegung)

Abb. 2.70 zeigt die Anfangsstellung zu dieser Übung. Die Handgelenke hängen nach unten über der Tastatur in Zielrichtung. Die Zielfinger sind nicht vorgestreckt. Das Ziel wird unmittelbar vom Kopf her angesteuert, die Tonstärke wird von der Schwere und Schnelligkeit des Falls bestimmt.

Der Fall selbst geschieht in der Reihenfolge: Arm – Fingerspitze – Handgelenk. Letzteres gibt dabei dem Fallgewicht nach, sinkt unter die Tastenebene und stellt sich sofort wieder in normale Position auf. Der

Abb. 2.70
Übung 3: Fallbewegung.
Ausgangsstellung

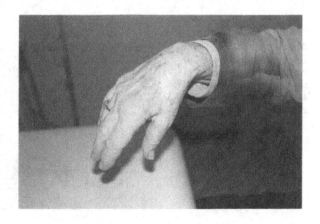

Vorgang ist vergleichbar mit dem Abfedern in den Knien bei einem Sprung.

Die Übungen 1 und 2 sind nur mit beiden Händen getrennt auszuführen. Bei Übung 3 agieren die Hände allmählich auch zusammen und steigernd von einem Zielton bis zu zweistimmigen Zieltönen (*nicht* dreistimmigen Akkorden!).

Die in Abb. 2.70 gezeigte Haltung des Handgelenks ist übrigens eine Lockerungshaltung par excellence, die in jeder Ruhephase, bei Pausen, Abzugsnoten, Phasenenden etc. sinnvoll ist. (Man denke an die natürliche Haltung der Pfoten bei Tieren!)

ÜBUNG 4 (Fingerkraft)

Nun folgt noch eine Übung für die Fingerkraft, für die Strecker und für die Unabhängigkeit der Finger untereinander. Sie kann ohne Instrument geradezu „in jeder Lebenslage" trainiert werden.

Bis auf den Daumen werden alle vier Finger zur Innenhand *extrem* eingebogen, so daß die vorderen Fingerglieder an den inneren Ansatz der Grundgelenke angepreßt sind (keineswegs eine Faust!) (Abb. 2.71). Dann streckt man *einzeln* jeden Finger aus und holt ihn wieder ran – möglichst ohne Mitbewegungen der unbeteiligten Finger.

Diese Übung sollte man sehr mit Maßen durchführen und jeweils dazwischen entspannen.

Weitere Ratschläge

Bei Verkrampfungen im Bereich der *Kinnlade* empfehle ich stimmhaftes prägnantes Taktzählen.

Verspannungen des *Daumens* sind mit Kreisen – auch während die Außenhand spielt – beeinflußbar, wobei sich der Spieler selbst mit der unbeschäftigten Hand Hilfestellung leisten kann.

Abb. 2.71
Übung 4: Fingerkraft. Die vorderen Fingerglieder sind an den inneren Ansatz der Grundgelenke angepreßt

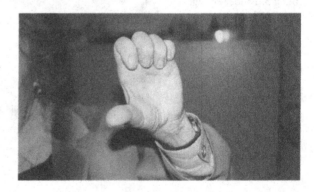

Viel „Nach Noten-" oder „Prima-Vista-" („Beim ersten Sehen-)Spielen beansprucht speziell die Nackenmuskulatur. Hier empfehlen sich Unterbrechungen mit *Kopf-Pendeln:* Mit der Vorstellung, man habe einen langen Elefantenrüssel anhängen, pendelt man tief unten durch von Seite zu Seite in langsamem Tempo.

Man sollte nicht davon ausgehen, daß Verkrampfungen und Verspannungen allein verbal, mit gutem Zureden zu beheben sind. Echte Hilfestellung kann der Pädagoge nur dann leisten, wenn er selbst Hand anlegt, erfühlt und führt. Idealerweise wird sich der Spieler eventueller Probleme bereits vorher, d.h. im Anfangsstadium bewußt und unternimmt etwas dagegen, bevor sie sich manifestieren.

Ich möchte den Exkurs über Lockerung abschließen mit der Feststellung des großen Pianisten Gèza Anda. Er sagte – anläßlich eines Interviews im Anschluß an einen seiner Meisterkurse in Luzern: „Wir haben die ganzen drei Wochen im wesentlichen nur an Lockerungen gearbeitet" (und das bei bereits konzertierenden Pianisten!)

Freiheit

Für Heinrich Neuhaus (1974) ist *Freiheit* „bewußt gewordene Notwendigkeit". Als eine der Grundvoraussetzungen der Musikausübung (siehe oben) ist sie eng mit den beiden anderen Imperativen *Natürlichkeit* und *Lockerheit* verbunden.

Jeder Spieler hat seine ganz individuelle Natürlichkeit und braucht entsprechend auch seine eigene Freiheit. Man denke nur an die z.T. enormen Sitz-, Haltungs- und Bewegungsunterschiede bei großen Pianisten (vgl. beispielsweise Gould, Horowitz und Rubinstein, um nur einige aufzuführen!).

Dasselbe gilt für die *Hände,* deren grundverschiedene „Bauweisen" oft beträchtliche pädagogische Rätsel aufgeben. So gibt es kleine Hände mit weiten und große mit engen „Schwimmhäuten"; kleine Hände, die kaum eine Oktave fassen, aber eine große Oktavtechnik entwickeln; große Hände, die bei Oktaven danebentreffen und sich erst bei Nonen und Dezimen wohlfühlen. Große Hände vollbringen oft Kleines (an Zartheit) – kleine Hände vollbringen oft Großes (an Kraft). Voraussagen treffen selten zu, Messungen besagen wenig. Der erfahrene Pädagoge muß solchen Gegebenheiten – besonders auch im Anfangsunterricht – Rechnung tragen, da sonst die Natürlichkeit auf der Strecke bleibt.

Jede Bewegung gelingt auch nur in Freiheit. Das sensibelste Glied in der Kette ist der pianistische *Anschlag:* Es gibt nichts Persönlicheres als ihn! Keine zwei Spieler haben den gleichen, denn der Ton ist Ausfluß ihrer gesamten psychischen und physischen Persönlichkeit. Zwar ist er bis zu einem gewissen Grade noch formbar, doch das Ergebnis ist nur dann positiv, wenn die pädagogische Ausbildung für die individuelle Entwicklung und freie Gestaltung Sorge trägt.

Eine wichtige Rolle spielt auch die *Atmung.* Sie ist zugleich ein Mitgestaltungsmittel. Eine Faustregel lautet: Beim Crescendo einatmen, beim Decrescendo ausatmen. Eine zu globale Verordnung, die nicht durchführbar ist!

BEISPIEL Aus meiner Unterrichtspraxis ein Beispiel: Eine Nebenfachstudentin, Sängerin im Hauptfach, erbleichte beim Spielen rapid: Sie hatte tragikomischerweise das Atmen vergessen!

Läuft die Atmung beim Spiel hingegen natürlich ab, sollte sie möglichst nicht ins Bewußtsein gerückt werden. Ich habe bei vielen Musikern, besonders bei Kindern, erlebt, daß sie die Atmung unbewußt als Hilfsmittel einsetzen (besonders bei großen Steigerungen und Krafteinsatz!). So hört man bei bedeutenden Interpreten in Konzerten und Aufnahmen auch oft das „Mitschnaufen". Arme Philister, die sich daran stören!

Die Prävention

Alles bisher Gesagte trägt auf die eine oder andere Weise dazu bei, Spielschäden zu vermeiden. Einige Ergänzungen zu diesem Thema:

Grundsätzlich gilt: Die Dehnfähigkeit der Hand sollte sachte entwickelt werden. Auf Forcierungen und mechanische Hilfsmittel ist unbedingt zu verzichten.

Ein Negativ-Paradebeispiel bietet Robert Schumann (1810–1856), der sich durch eine Eigenkonstruktion zwecks höheren Fingerfalls eine Lähmung zuzog und damit seine pianistische Laufbahn zunichte machte.

Für Pianisten mit solistischen Ambitionen ist Cembalo- und Orgelspiel sowie Schreibmaschinenschreiben nicht zu empfehlen. Die mechanische Anschlagsweise irritiert die sensibilisierten Fingerspitzen, und das steif gestellte Handgelenk ist äußerst konträr zu unserer elastischen Handgelenksführung.

Aber vor Schonung und Verhätschelung sei auch gewarnt. Ich habe selbst erlebt, wie Walter Gieseking am Vormittag eines Konzerts einen Baum in seinem Garten fällte. Ein anderes Mal schaufelte er eine Fuhre Kies ein. Wilhelm Furtwängler, der zufällig dazukam, fragte erstaunt, ob sich dies mit den Pianistenhänden vertrage würde. Gieseking murmelte nur: „Wer soll es denn sonst machen?" – und spielte abends so gelöst und wunderbar wie immer.

Die Konzertpianistin Lilli Kraus (1905–1986) war im 2. Weltkrieg bei schwerster Hand- und Körperarbeit in Djakarta interniert. Als sie wieder in Freiheit war, gab sie nach kurzer Übezeit wieder Konzerte. Ihre pianistische Überlebenstaktik bestand in täglichem rein geistigem Üben mit genauer Vergegenwärtigung von Tastatur, Bewegungsabläufen, Elementarempfindungen der entsprechenden Interpretation.

Man sieht: Der wahre Sportplatz ist der Kopf! Unvernünftiges stundenlanges Üben am Instrument oder sinnloses Wiederholen ohne musikalischen Ausdruckswillen sind absolute Fehlerquellen.

Noch ein Wort zum Damoklesschwert der Pianisten schlechthin: der sog. *„Sehenscheidenentzündung"*, an der früher oft genug eine Karriere scheiterte. Während meiner über 50jährigen Konzert- und Unterrichtspraxis habe ich weder bei mir selbst noch bei meinen Studenten und Schülern derartige berufsgefährdende Spielschäden erlebt. Wird von Anfang an auf die konsequente Durchführung präventiver Maßnahmen (speziell der Lockerung!) geachtet, ist die Gefahr weitgehend gebannt. Meist handelt es sich ohnehin nicht um eine echte „Entzündung", sondern um eine muskuläre Überlastung, der mit herkömmlichen Mitteln wie Einreibungen, Bädern und manuellen Muskellockerungen zu begegnen ist. Von genereller Ruhigstellung sollte man möglichst absehen. Liegt allerdings eine Disposition vor, so sollte ein Arzt mit orthopädischem und musikalisch-instrumentalem Fachwissen konsultiert werden.

Natürlich lauern auf höchster pianistischer Ebene und unter extremer Belastung (wie z.B. bei den Brahms-Klavierkonzerten) immer Gefahren für den Spielapparat (Krafteinsatz, Großgriffigkeit, um nur einige zu nennen). Auch die Entwicklung im Bereich zeitgenössischer Werke mit entsprechend innovativen Techniken und ungewohnten Spielmodellen wird möglicherweise neue Ansprüche an die Behandlung und Prävention mit sich bringen. Nach wie vor sollte jedoch gelten:

> **!** **Klavierspielen darf nicht weh tun (von kleinen Ausnahmen, wie z.B. Hautabschürfungen beim Glissando oder dergleichen, abgesehen), sonst ist es falsch!**

Abschließend noch ein ketzerischer Rat: Denken Sie nicht zu sehr an die einzelnen Bewegungsabläufe, an Muskeln und Nerven, die beim Klavierspiel beansprucht werden. Denken Sie an die Musik, empfinden Sie Freiheit, Natürlichkeit und Freude. Solche Gefühle sind der beste Garant für ein gesundes Spiel.

Literatur

Caland E (1912) Die Deppe'sche Lehre des Klavier Spiels. Eber'sche Musikalienhandlung, Stuttgart
Hildebrand D (1985) Pianoforte. Hanser, München
Kraus L (1996) Das Klavier ist ein phantastisches Instrument. In: Frauen mit Flügel. Lebensbereiche berühmter Panistinnen. Insel, Frankfurt a. M.
Leimer K, Gieseking W (1951) Modernes Klavierspiel. Rhythmus, Dynamik, Pedal. Schott, Mainz
Neuhaus H (1974) Die Kunst des Klavierspiels. Gerig, Köln

Tasteninstrumente: Cembalo
(GISELA HEINEMANN)

L'Art de toucher le Clavecin ist der Titel eines Lehrwerkes von François Couperin (1668–1733), das wesentlich übereinstimmt mit der Abhandlung Jean Philippe Rameaus (1683–1764) „*De la Mechanique des Doigts sur le clavessin*" oder auch mit Carl Philipp Emanuel Bachs (1714–88) Buch „*Versuch über die wahre Art das Klavier zu spielen*". Diese und andere hauptsächlich theoretische Lehrwerke bauen auf dem Anfängerunterricht auf. In unserer Zeit wenden sich eher fortgeschrittene Klavier- und Orgelspieler dem Cembalo zu. Sie werden die in der Regel enge Mensur der Tasten angenehm empfinden. Aber auch für sie gelten die folgenden Grundregeln.

Sie gehen von der Sitzhaltung aus, die durch die Füße und das Becken gut abgestützt sein soll. Die Entfernung vom Instrument beträgt je nach Körpergröße und Armlänge jeweils etwa 25 cm. (Die Beine haben mit etwa 120 Grad einen günstigen Winkel). Vor allem beim Spiel auf einem zweimanualigen Instrument ist der Sitzposition besonderes Augenmerk zu schenken. Sie muß immer ein freies Agieren aus dem Oberkörper ermöglichen.

Zuerst muß man sich so ans Cembalo setzen, daß die Ellbogen sich höher als die Tasten befinden und daß die Hand allein durch die natürliche Bewegung des Handgelenks darauf fallen kann (J.Ph. Rameau).

Das freie Agieren aus dem Oberkörper ist abhängig vom Erspüren der Rückenmuskulatur, von hängenden Schultern und entspannter Armmuskulatur.

Aus der natürlich gewölbten Hand ergibt sich die Grundstellung. Die Finger nehmen ganz leichten Kontakt mit den Tasten und bewegen sich ausschließlich aus den Grundgelenken.

Die Fähigkeit zum Gehen oder zum Schnellaufen ergibt sich aus der Geschmeidigkeit des Kniegelenks; diejenige zum Cembalospielen hängt von der Geschmeidigkeit der Fingerwurzelgelenke ab (J.Ph. Rameau).

Das Ideal ist ein ausgewogenes Legato aus allen Fingern. Der Vorbereitung dienen Übungen im Fünftonraum bei stillstehender Hand und in verschiedenen Lagen; vorab auf dem Untermanual mit einem weich intonierten 8-Fuß-Register.

Die Bewegung der Finger aus den Grundgelenken erfordert – vor allem am Anfang – ein bewußtes Erfühlen der Spannung und Entspannung der Fingermuskulatur.

In der weiteren Arbeit hat die Bewegungsenergie der Finger sehr differenziert auf den Tastenwiderstand zu reagieren, der davon abhängig ist, ob man auf dem Untermanual (längerer Tastenhebel) oder Obermanual spielt, ob mit einem Register oder mehreren gekoppelt.

Im wesentlichen Unterschied zum Klavier liegt der Anreißpunkt des Kiels mit der Saite knapp unter der Mitte des Tastenweges. Diesen Punkt gilt es zu berühren (daher „toucher"). Ein Zuviel an Druck bis auf den Tastengrund verunstaltet jeden Ton und erzeugt ein störendes Klopfgeräusch.

Eine größere Bewegung darf nicht gemacht werden, wenn auch eine geringere genügt (J.Ph. Rameau).

Dies ist die Devise für das horizontale Spielen, das mit fast unmerklich kreisenden geschmeidigen Handgelenks- und Armbewegungen gelingt. Beim Unter- oder Übersetzen darf es zu keiner Gewichtsveränderung kommen. Das heißt: Bei Skalen, Arpeggien und *„pièces croisées"* (Stücken mit überkreuzten Händen) kommt den Füßen und dem Becken Stützfunktion zu.

So bleibt der Oberkörper unbelastet. Das gilt auch für den Manualwechsel, wobei der Arm in einer gut austarierten elliptischen Bewegung die Hand versetzt. Dieser Manualwechsel ist zwar nur für eine überschaubare Zahl an Werken von den Komponisten „Alter Musik" vorgegeben (G.Fr. Händel, *Pieces for two-rowed Harpsichord*; Werke von J.S. Bach und den französischen Clavecinisten), er empfiehlt sich aber auch für transparente und farbige Gestaltung vieler Kompositionen durch den Registerwechsel.

Man muß bedenken, daß das erste nachweislich datierte Instrument die Jahreszahl 1521 trägt und Beethoven noch Anfang des 19. Jahrhunderts seine Klaviersonaten bis op. 26 (außer op. 14 und 22) ausdrücklich „*pour le Clavecin ou Piano-Forte*" bestimmte!

Mit der Wende vom 19. zum 20. Jahrhundert begann die Renaissance „Alter Musik" und damit der Anfang von Nachbauten historischer Cembalomodelle wie auch von Konstruktionen in moderner Bauweise. Cembali bieten sehr unterschiedliche Anschlagsbedingungen, auf die sich der Spieler beim Wechsel von einem Instrument auf ein anderes besonders einstellen muß, mehr als vergleichsweise bei Klavieren verschiedener Fabrikate.

Die spieltechnischen Anforderungen der „Neuen Musik" stimmen weitgehend mit denen der Klavierliteratur überein. Aber auch bei Glissandi, Clustern u. a. darf „*L'Art de toucher le Clavecin*" nicht außer acht gelassen werden.

1. Beim Cembalospiel sind Hals-, Schulter- und Rückenmuskulatur beansprucht.
2. Spannung und Entspannung der Fingermuskulatur soll bewußt erfühlt werden.
3. Vor allem bei längerem Spiel auf dem Obermanual kann es zu Verkrampfungen in Schulter und Oberarm kommen, z.B. bei der Erarbeitung von J.S. Bachs Goldberg-Variationen und des 2. Teils der Klavier-Übungen, für die Bach ausdrücklich „ein Clavicymbel mit zweyen Manualen" verlangt. Um Verkrampfungen vorzubeugen, hilft u.U. ganz geringes Abstützen auf den Fersen, aufrechtes Becken und Erhöhung des Stuhls um wenige Zentimeter.
4. Eine Warnung von François Couperin:

   Da die rechte Hand beim Akkompagnement (Generalbaß-Spiel) nur damit beschäftigt ist, Akkorde anzuschlagen, ist sie immer in einer gewissen Spannung, die zur Steifheit verleitet.

   Das ist eine für das Cembalo spezifische Beanspruchung. Die Geschmeidigkeit der Hand stellt sich aber schnell wieder her, wenn Daumen und Zeigefinger der linken Hand alle Gelenke der rechten Hand sanft bewegen.
5. Bei „*pièces croisées*" achte man auf tiefe Schultern und lasse die Schulterblätter mit kalkulierter Bewegungsreserve weich nach außen gleiten.

Literatur

Linde A (Hrsg) (1933) François Couperin: L'Art de toucher le Clavecin. Breitkopf & Härtel, Wiesbaden (Ed. Nr. 5560)

Jacobi ER (Hrsg) (1960) Jean Philippe Rameau: Pièces de Clavecin. Bärenreiter, Kassel Basel London New York (Ed. Nr. 3800)

Bach CPE (1965) Versuch über die wahre Art, das Klavier zu spielen, 7. Aufl. C.F. Kahnt, Leipzig

Zupfinstrumente: Gitarre
(Joaquín Clerch, Albrecht Lahme,
Übersetzung von Florian Kadner)

Wie bei vielen anderen Instrumenten ist auch die Körperhaltung an der Gitarre von vornherein nicht physiologisch optimal. Daher gilt es, die Haltung den Umständen entsprechend so bequem und gesund wie möglich zu gestalten. Im Laufe der Geschichte der Gitarre wurden die unterschiedlichsten Haltungen und Hilfsmittel ausprobiert. Ehe der fortgeschrittene Gitarrist diesbezüglich Entscheidungen trifft, sollte er verschiedene Möglichkeiten kennen und die wichtigsten testen. Im folgenden wird die Entscheidung des Autors vorgestellt – nicht weil sie die einzig mögliche ist, sondern weil er die betreffende Haltung am besten kennt und weil sie bei ihm bis zu einem gewissen Grad funktioniert. Wir können sie die „klassische Haltung" nennen – aber nicht im stilistischen Sinne „klassisch", sondern weil sie die am häufigsten benutzte ist.

Hilfsmittel

Die *Sitzgelegenheit* sollte keine Lehne haben und höhenverstellbar sein. Die Sitzfläche sollte weich sein, aber nicht wie bei einem Sessel oder Sofa, in das man „hineinsinkt". Die Klavierbank kommt diesen Vorstellungen am nächsten.

Das *Fußbänkchen* sollte mindestens drei Verstellmöglichkeiten haben.

Körperhaltung

Wir setzen uns bequem und elegant auf die Bank (Abb. 2.72). Die Bank sollte so eingestellt sein, daß beide Füße bequem auf dem Boden stehen. Wir achten auf folgende Einzelheiten:

- Die Wirbelsäule sollte gerade sein, wobei Verrenkungen (Abb. 2.73a) oder der bekannte „Katzenbuckel" (Abb. 2.73b) zu vermeiden sind.

Abb. 2.72
Ausgangshaltung beim Gitarrenspiel

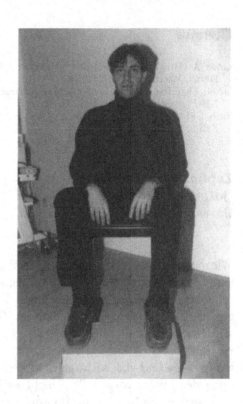

- Die Oberschenkel mit den Knien als Endpunkten sollten in einem Winkel von etwa 100 Grad zur Sitzfläche stehen (Abb. 2.74). Die Durchblutung der unteren Gliedmaßen darf nicht behindert sein (Kniekehlen lokker!) (Abb. 2.75).

Nun stellen wir unseren linken Fuß auf die Fußbank. Die Höhe der Fußbank richtet sich nach Körpergröße und -proportionen und nach der Höhe der Sitzbank.

- Wichtig ist, daß die Fußbank nicht zu niedrig eingestellt wird, sonst müssen wir uns zu sehr zur Gitarre hinunterbeugen, was den unerwünschten „Katzenbuckel" verursacht.

Wir nehmen die Gitarre zwischen die Beine und legen dabei die provokative Kurve auf unseren erhöhten linken Oberschenkel (vgl. die Haltungen von Tarrega, Segovia, Bream, Williams, Fisk). – Diese Kurve ist wie die Nachbildung der Hüfte einer Frau. So nannte sie der kubanische Dichter Nicolás Guillén „Kurve mit offenem Holz". Außerdem ist dies der Punkt, an dem der volle Kontakt zwischen Körper und Gitarre hergestellt wird. Wenn ich die Augen schließe, kann ich es mit dem Gefühl vergleichen, als würde man beim Tanzen die Hände auf die Hüften einer Frau ruhen las-

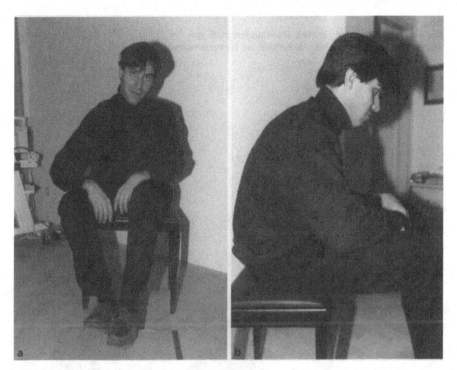

Abb. 2.73 a, b. Fehlhaltungen beim Gitarrenspiel

Abb. 2.74
Die Oberschenkel stehen
in einem Winkel von etwa
100 Grad zur Sitzfläche

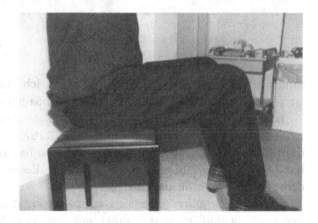

sen. Dieses räumliche Gefühl des Abstands, das im Verstand beginnt, wenn man an den Moment der Berührung denkt, der schon den Sinn der Zeit verloren hat, überrascht durch eine Anhäufung von Sanftheit, Zartheit, Hüfte ... – Ich bitte meine Studentinnen um Entschuldigung, wenn ich mich so äußere, aber ich bin ein Mann, und ich möchte auch den schönen

Abb. 2.75
Die Durchblutung der unteren Gliedmaßen muß gewährleistet sein, zu starkes Abwinkeln ist zu vermeiden

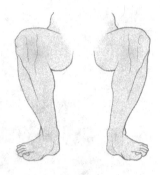

Abb. 2.76 a, b
Berührungspunkte zwischen Körper und Gitarre

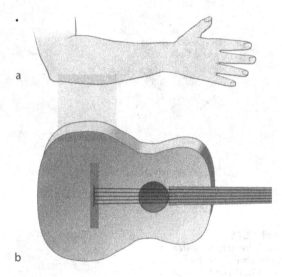

Eindruck gestehen, den ich empfinde, wenn ich eine Gitarristin sehe. Es ist, als würde man zwei Frauen zwischen den Saiten vibrieren sehen...

Dann stützen wir den rechten Unterarm an dem Punkt, an dem die muskuläre Spannung am größten ist (Abb. 2.76 a), auf den äußersten Ring der Gitarre (Abb. 2.76 b). Mit der linken Hand halten wir den Gitarrenhals fest (Abb. 2.77). Nun suchen wir zwischen diesen beiden Punkten nach dem Gleichgewicht für die Gitarre.

Die rechte Schulter sollte sich entspannt anfühlen. Dieses Gefühl der Entspannung muß nicht unbedingt mit dem visuellen Eindruck übereinstimmen: Manchmal kommt es uns auf den ersten Blick so vor, als stünde die Schulter zu hoch, und wir versuchen, sie herunterzuziehen. In diesem Fall dürfen wir nicht vergessen, daß die Position der Schulterhöhe zu unserer Gesamtkörperhaltung sowie zu dem von uns ausgewählten Kontaktpunkt des Unterarms zur Gitarre im Verhältnis stehen muß. Gleichzeitig sollten wir stets genau darauf achten, daß jeder Punkt unseres Körpers in

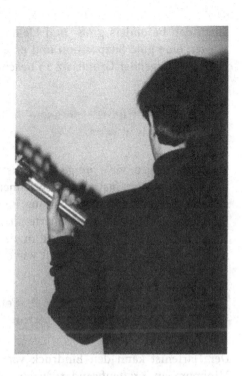

Abb. 2.77
Haltung des Gitarrenhalses

Beziehung zur Gitarre flexibel bleibt. Wir dürfen also keinen Moment lang vergessen, daß wir zur Erzeugung bestimmter Effekte (Klangfarben, Dynamik) die Flexibilität und die Kraft benötigen, die uns die Schulter bietet.

Jetzt beugen wir uns ein wenig zur Gitarre hin, ziehen sie gleichzeitig etwas zu uns heran *und fühlen uns mit der „Dame" vereint* (vgl. dazu die Bilder von Picasso mit den Titeln „Der Arm" oder „Der Mann und die Frau").

Literatur

Bobri V (1977) Eine Gitarrenstunde mit Andres Segovia. Schott, Mainz

Zupfinstrumente: Harfe
(HELGA STORCK, ALBRECHT LAHME)

Grundregeln

Wenn man heute von der Harfe spricht, ist in erster Linie die Konzertharfe gemeint. Die Konzertharfe ist ein großes, schweres Instrument (Gewicht ca. 60 kg, je nach Ausführung). Unter diesen Voraussetzungen fällt es vor allem den besonders groß- und kleinwüchsigen Spielerinnen und Spielern schwer, eine gute Sitzposition und eine korrekte Armhaltung zu erreichen. Daher ist folgender Grundsatz zu beachten:

Die Instrumentenmensur sollte der Armlänge individuell angepaßt werden.

Dennoch neigen viele junge Harfenistinnen und Harfenisten dazu, sich beim Spiel an das Instrument zu lehnen. Ein guter Pädagoge achtet daher auf eine dynamische Körperhaltung unter Berücksichtigung der genannten Punkte sowie auf eine koordinierte Sitzhöhe. Auf diese Weise „verliert" die Harfe ihr Gewicht und tendiert in der Vorstellung des Musikers ebenso nach oben gegen die Schwerkraft wie die Flöte oder die Violine.

Leichtigkeit und eine ausgewogene Balance am Instrument sind die Grundvoraussetzungen für ein gutes Harfenspiel.

Der Harfenist kann den Eindruck vermitteln, daß das Harfespiel auf ein Minimum an Kraftaufwand reduziert wird. Ähnlich einer Ballerina beim Tanz erreicht der Harfenist die Mühelosigkeit, die es ihm ermöglicht, sich dadurch ausschließlich auf die Musik zu konzentrieren. Dabei kann der Körper die dynamischen Bewegungen, die sich durch die Musik ergeben, durchaus mitmachen. Ein aktives Mitwippen im Takt ist allerdings zu vermeiden.

Das Lernziel besteht im Erreichen der Schwerelosigkeit bei gleichzeitiger Berücksichtigung der komplexen Funktionen beim Musizieren.

Körperhaltung mit der Harfe

Der Harfenist sitzt richtig, wenn der Resonanzboden des Instruments zwischen den angewinkelten Beinen an den Innenseiten der Kniegelenke in Höhe des Oberrandes der Kniescheibe anliegt. Die rechte Schulter, die an der Harfe anliegt, sollte so oft wie möglich durch Verlagerung des Rumpfes nach hinten entlastet werden. Deshalb benötigt der Harfenist einen stabilen, aber beweglichen *Rumpf*.

Abb. 2.78
Harmonische Sitzhaltung an der Harfe (z)

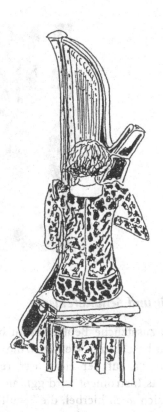

Charlotte Balzereit
13. Harp Contest
Jerusalem, Israel

Ran Deli

Rumpfübung

Folgende Rumpfübung ist für den Umgang mit dem Instrument sehr nützlich: Der stabil aufgerichtete Rumpf (physiologische Sitzhaltung, Abb. 2.78, siehe auch Abschn. 2.1.1) wird, auf den Sitzbeinen rollend, nach vorne und hinten bewegt. Der Rumpf wird also zum Instrument hin- und vom Instrument weggeführt. Die Bewegung nach hinten löst den zu engen Kontakt zwischen Schultergürtel und Instrument und verhilft gleichzeitig zur richtigen Positionierung der Harfe zwischen bzw. auf den Knien.

Abb. 2.79
Pedalarbeit mit beiden
Füßen

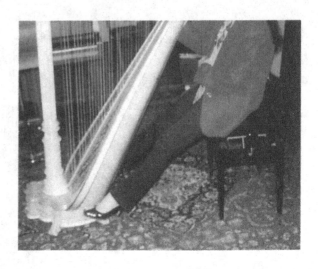

Beinarbeit und Schultereinsatz

Durch die zusätzliche Beinarbeit an bis zu sieben Pedalen sind die Beine fast ebenso beschäftigt wie die Arme. Bei der Bedienung des *linken Pedals* ruht die Harfe auf der Höhe der rechten Kniescheibe und der rechten Schulter. Das Instrument wird ggf. an die rechte Schulter angelehnt. Jedoch empfiehlt sich auch hierbei, die Schulter zu entlasten.

Der Schultergürtel sollte immer weit sein. Lediglich beim Spiel in tiefen Lagen oder bei der Pedalarbeit mit beiden Füßen (Abb. 2.79) kommt es gelegentlich zum verstärkten Schultereinsatz.

Schwergängige Wirbel können beim Stimmen des Instruments zu Überlastung und Schmerz im Handgelenksbereich führen.

Tonerzeugung

Die Tonerzeugung sollte nach dem Pfeil-und-Bogen-Prinzip erfolgen: Die Seite wird angespannt und dann losgelassen.

Der Ton wird also aus der Saite „herausgeholt". So läßt sich die beste seitliche Schwingung (Transversalschwingung) der Saite erreichen. Ein bloßes Anzupfen der Saite erbringt keinen kräftigen und gut klingenden Ton. Die Saite muß vorgedehnt werden.

Vermehrte Hornhautbildung an den Fingerkuppen kann durch regelmäßige Behandlung mit Naturölen reduziert werden.

Abb. 2.80 a, b
Unvermeidbare Verren-
kungen beim Harfenspiel

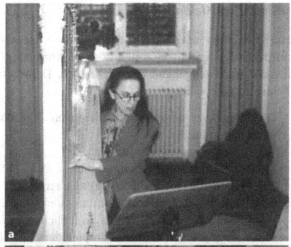

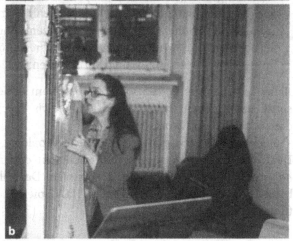

Spiel mit Noten

In der Orchesterpraxis und bei Kammermusik kann das Spiel mit Noten-
vorlage zusätzlichen körperlichen Tribut fordern. Der Kopf muß ständig
nach links geneigt oder gewendet sein, so daß die Noten richtig erkannt
werden können (Abb. 2.80 a). Dies führt dazu, daß der linke Arm stärker
gestreckt werden muß. Steht der Dirigent gleichzeitig rechts vom Harfenisten, kommt es zu unbequemen Verrenkungen (Abb. 2.80 b), die sich im
Orchesteralltag nicht vermeiden lassen.

Für Orchesterspieler, die lange Aufführungen durchstehen müssen, empfehlen sich Stühle mit kurzer Sitzfläche und einer Rückenlehne, die den
Lumbalbereich abstützt.

Die richtige Kleidung

Harfenistinnen und Harfenisten sollten – wie alle Musiker und Sänger – während des Spiels frei atmen können. Störenden Einflüsse auf die Beweglichkeit sind weitgehend auszuschließen. Daher ist auf eine entsprechende Bekleidung zu achten:

- Dicke Pullover oder Blusen mit engen Manschetten schränken die Beweglichkeit ein.
- Enge Jeans spannen und tun weh.
- Miniröcke sind gänzlich ungeeignet.
- Die Fingernägel sollten nicht zu lang sein.
- Nagellack beeinträchtigt die Atmung der Finger.
- Armbänder, Uhren usw. stellen zusätzliche Gewichte an den Armen dar.
- Fingerringe können beim Abdämpfen der Saite Nebengeräusche erzeugen.
- Für die Fußarbeit an den Pedalen empfiehlt sich je nach Schuhgröße das Tragen von Schuhen mit höheren Absätzen (Abb. 2.81). Zu flache Schuhe belasten die Sprunggelenke und können Störungen und Schmerzen im Bereich der Achillessehnen verursachen.

Beim Bedienen der Pedale sollte die Ferse am Boden abgestützt werden, da sonst zur Kompensation der Nackenbereich durch vermehrtes Vorziehen des Halses belastet wird.

Bei *Brillenträgern* gibt es zusätzliche Probleme mit der Akkomodation. Das Auge muß sich an unterschiedlich weit entfernte Objekte (Notenpult, hohe und tiefe Lagen, Dirigent) anpassen. Da brillentragende Harfenisten häufig mit zu stark vorgezogenem Hals spielen, kommt es hier zu Haltungsstörungen.

Abb. 2.81
Schuhe mit höheren Absätzen für die Fußarbeit an den Pedalen

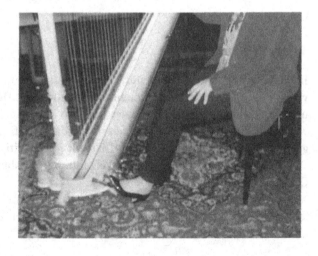

Transport

Beim Transport der Harfe ohne Spezialwagen muß unbedingt auf eine aufrechte Körperhaltung geachtet werden.

Unterricht mit Kindern

Bei der Unterrichtsarbeit mit Kindern besteht die Kunst des Pädagogen darin, schrittweise die richtige Balance zwischen Haltung und Bewegung zu vermitteln. Empfehlenswert ist ein Unterricht in kurzen Abschnitten mit Ablenkungs- und Entspannungsphasen.

Literatur

Riley L, McBean M (1993/94) Preventing and correcting chronic harp-related injury, 3rd edn. Eigenverlag, Vashon Island/WA

Schlaginstrumente
(MARKUS STECKELER, ALBRECHT LAHME)

Die Schlaginstrumente unterscheiden sich durch *zwei wesentliche Besonderheiten* von anderen Instrumentengruppen:

- durch die Vielzahl und Variationsbreite der Instrumente (bei einem Symphonieorchester, das zeitgenössische Werke bzw. Symphonien spielt, befinden sich etwa 100 verschiedene Schlaginstrumente auf der Bühne) (Abb. 2.82 a–c);
- durch die unterschiedlichen Spielhaltungen, die je nach Instrument und Kontext variieren:
  - *im Stehen:*
    - Große Trommel (teilweise auch sitzend),
    - Paarbecken (mit kleinerem Becken auch sitzend),
    - Stabspiele (Marimba-, Vibra-, Xylophon, Glockenspiel, Röhrenglocken, Gong, Tamtam),
    - Pauken (Amerika, Japan);
  - *im Sitzen:*
    - Pauken (Europa),
    - Kleine Trommel,
    - Jazzschlagzeug;
  - *im Gehen (bei Militärmusik und Spielmannszügen):*
    - Große Trommel,

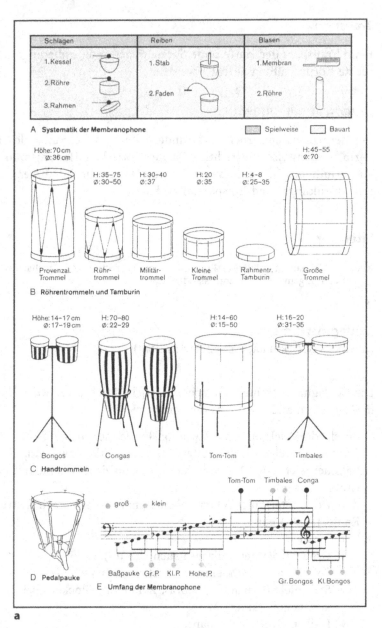

Abb. 2.82 a–c. Schlaginstrumente. **a** Systematik der Schlag- und Handtrommeln mit Tonumfängen, **b** Stab-, Röhren- und Platteninstrumente, **c** Schlaggeräte (dtv-Atlas 1992)

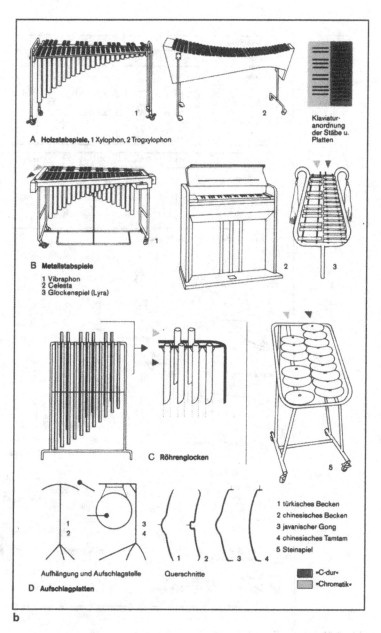

A Holzstabspiele, 1 Xylophon, 2 Trogxylophon

Klaviatur-
anordnung
der Stäbe u.
Platten

B Metallstabspiele

1 Vibraphon
2 Celesta
3 Glockenspiel (Lyra)

C Röhrenglocken

Aufhängung und Aufschlagstelle   Querschnitte

D Aufschlagplatten

1 türkisches Becken

2 chinesisches Becken

3 javanischer Gong

4 chinesisches Tamtam

5 Steinspiel

»C-dur«
»Chromatik«

b

Abb. 2.82 b. Legende siehe S. 206

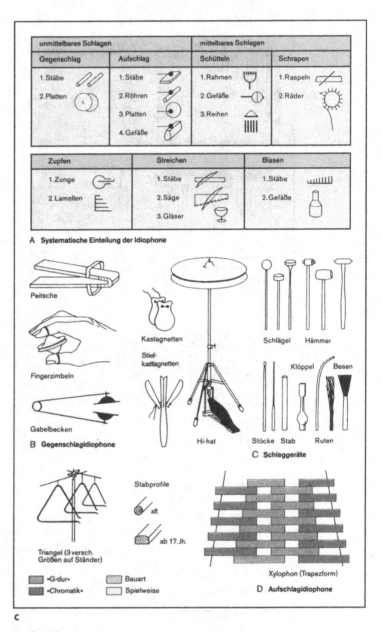

A Systematische Einteilung der Idiophone

B Gegenschlagidiophone

C Schlaggeräte

D Aufschlagidiophone

Abb. 2.82 c. Legende siehe S. 206

- Kleine Trommel,
- Paarbecken.

Ein weiteres Unterscheidungsmerkmal ist die *physische Belastung*, die durch das Spiel des jeweiligen Instruments entsteht. Zu den Schlaginstrumenten, die viel Kraft beanspruchen, zählen

- Pauken,
- Paarbecken,
- Tamburine und
- Jazz-/Rock-Schlagzeuge wie Bongos und Kongas.

Körperlich anstrengend ist nicht nur das Spielen, sondern teilweise auch das *Tragen* des Instruments (z. B. große Trommel bei Militärmusik) oder der Stativkoffer (Hardwarecases), die ein Gewicht von mehr als 20 kg haben können. Hinzu kommen die physischen *Ausdauerbelastungen*, z. B. beim Halten der Schlegel bei der Pauke oder der Kleinen Trommel, bei der Vier-Schlegel-Technik beim Marimbaspiel, in deren Folge es im Bereich des Grundglieds von Mittel- und Ringfinger zur Schwielenbildung kommen kann, oder beim Jazz-/Rock-Schlagzeugspiel bei länger andauernden gleichbleibenden Rhythmen (Ostinati), bei denen beispielsweise der Arm zum Anschlagen des Beckens (Ride-Cymbals) gestreckt bleiben muß.

Starke *Belastungen der linken Hand* ergeben sich u. a. beim Tamburinspiel. Beim Paarbecken wird vor allem die *Schultergürtelmuskulatur* belastet. Bei Bongos und Kongas sind *Handflächen* und *Finger* stark beansprucht, so daß sich professionelle Instrumentalisten mit entsprechenden Fingerbandagen behelfen, um Druck- bzw. Kontusionsbelastungen zu vermindern.

Selbst kleinere, leichte Schlaginstrumente wie z. B. die Triangel können „Nebenwirkungen" haben. Gerade Anfänger können bereits einen einzigen Triangelschlag als „anstrengend" empfinden, weil sie während eines längeren „tacet" evtl. leichter vom Lampenfieber ereilt werden als beim kontinuierlichen Spiel ohne längere Pausen.

Grundregeln für eine gute Haltung beim Schlaginstrumentenspiel

Grundsätzlich gelten für alle angeschlagenen Instrumente folgende Regeln:

- Die Instrumente sollten rechtwinklig zur Membrane bzw. zum Klangstab angeschlagen werden.
- Der Schlegel bildet die Verlängerung des Arms.
- Auch hier gilt das Prinzip der Ökonomie, wobei für die Ausführung der Bewegung die Größe des zur Verfügung stehenden Raums (Akustik) entscheidend ist. Positiv, d. h. kräftesparend, wirken sich die Ausnutzung

der Schwerkraft, ein guter Anschlagwinkel, die richtige Schlegelwahl und ein ausgeprägtes Körperbewußtsein aus.

Auch beim routinierten, professionellen Schlaginstrumentenspieler, der die Bewegungsabläufe gut beherrscht, kann es bei einem ihm bislang unbekannten Werk zu Verkrampfungen kommen. Entscheidend ist hier die Phase des *Einstudierens*, bei der die Bewegungsabläufe zunächst vom Großhirn aus gesteuert werden. Die Bewegungen werden zunächst bewußt ausgeführt und können in diesem Stadium noch gesteuert/korrigiert werden; erst dann erfolgt eine „Automatisierung". Die Bewegung sollte stets den musikalischen und dynamischen Gegebenheiten des Musikstücks angepaßt sein.

Kleine Trommel

Schlegelhaltung

Bei der Kleinen Trommel unterscheidet man zwischen

* klassischer und
* amerikanischer Schlegelhaltung.

Die *klassischen Schlegelhaltung* stammt aus der Militärmusik und berücksichtigt musikalisch die „schwächere" linke Hand. Dort liegt der Schlegel zwischen Daumenkuppe und Ringfingerendglied (Abb. 2.83). Das Handgelenk ist locker, der Unterarm befindet sich in Neutralstellung parallel zum Trommelfell (Funktionsstellung). Der Daumen dient als Stabilisator und Impulsgeber für den Schlegel. Die Schlegelführung der rechten Hand entspricht der der „amerikanischen" Haltung (Abb. 2.84 a, b). Linkshänder halten die Schlegel seitenverkehrt.

Die klassische Haltung wird traditionell in Deutschland und Österreich benutzt. Hauptargument für diese nur scheinbar unbequeme Haltung ist

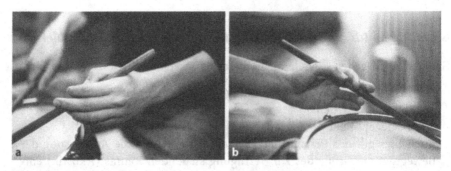

Abb. 2.83 a, b. Physiologische „klassische" Schlegelhaltung, linke Hand

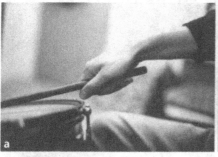
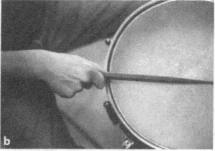

Abb. 2.84 a, b. Physiologische „klassische" und „amerikanische" Schlegelhaltung, rechte Hand

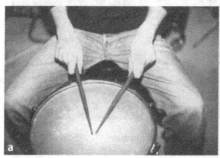
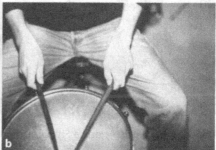

Abb. 2.85 a, b. „Amerikanische" Schlegelhaltung. **a** Physiologisch günstige Haltung, **b** ungünstige Haltung: der Daumen behindert den Schlegel beim Abprallen

die Tatsache, daß die Musik für diese Haltung komponiert wurde. Bei der Militärmusik ist sie unerläßlich.

Die *amerikanische Schlegelhaltung* ist für das Spiel mit zwei Schlegeln universell einsetzbar und wird deshalb von den meisten Schlagzeugern bevorzugt. Der Unterarm und das Handgelenk mit Hand befinden sich jeweils in Pronationsstellung, d.h. die Handfläche zeigt nach unten. Der Schlegel wird locker zwischen der Daumenkappe und dem Mittelgelenk des Zeigefingers gehalten (Abb. 2.85 a). Befindet sich der Daumen auf dem Schlegel, behindert er das Abprallen des Schlegels vom Trommelfell (Abb. 2.85 b).

Sitzhaltung

Die physiologische Sitzhaltung an der Kleinen Trommel (Abb. 2.86 a, b) erfordert eine gerade, aufrechte Rumpfposition. Die Schultern sollten nicht hochgezogen oder verdreht sein. Die Sitzhöhe ist so zu wählen, daß sich der Ellenbogen in Funktionsstellung befindet, d.h. etwa 90 bis 110 Grad

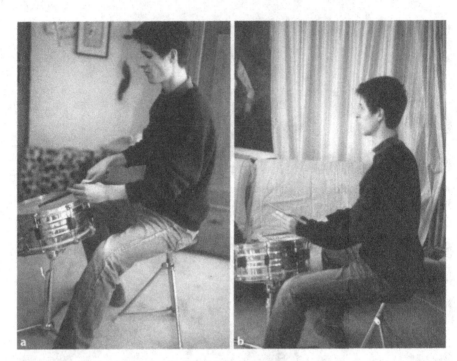

Abb. 2.86 a, b. Physiologische Sitzhaltung an der Kleinen Trommel

Abb. 2.87
Sitzhaltung beim Pianissimospiel

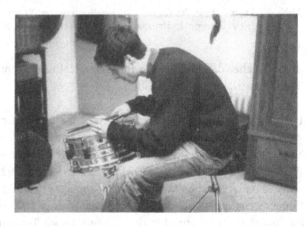

gebeugt ist. Die Beine sind gegrätscht, die Fußsohlen haben guten Bodenkontakt.

Beim Pianissimospiel muß die Sitzhaltung modifiziert werden (Abb.
2.87). Der Trommelspieler beugt den Rumpf über das Instrument. Unter
Umständen wird das Handgelenk vorsichtig am Instrumentenrand abge-

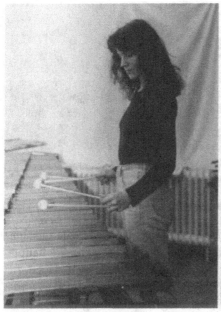 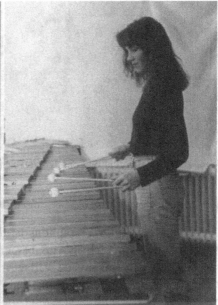

Abb. 2.88. Physiologische Körperhaltung an der Marimba mit optimaler Höheneinstellung des Instruments

Abb. 2.89. Unphysiologische Körperhaltung: die Marimba ist etwas zu hoch eingestellt, die Schultern müssen hochgezogen werden

stützt. Diese gebückte, „ängstliche" Sitzhaltung sollte möglichst nur an den entsprechenden Stellen eingenommen werden.

Marimba-, Vibra- und Xylophon

Um Rückenproblemen vorzubeugen, ist bei Marimba-, Vibra- und Xylophon auf eine anatomisch korrekte Haltung im Stehen zu achten (Abb. 2.88, siehe auch Abschn. 2.1.1). Das Instrument darf weder zu tief noch zu hoch eingestellt sein. Ist die Einstellung zu hoch (Abb. 2.89), kommt es frühzeitig zu Ermüdungserscheinungen im Bereich des Schultergürtels und der Arme.

Marimbaphon: Handhaltung bei der Vier-Schlegel-Technik

Bei der Vier-Schlegel-Technik wird jeweils ein Schlegel zwischen Daumen und Zeigefinger und ein Schlegel zwischen Mittel- und Ringfinger gehalten (Abb. 2.90a,b).

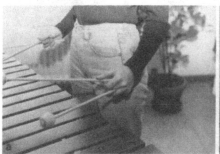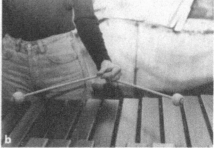

Abb. 2.90 a, b. Handhaltung bei der Vier-Schlegel-Technik an der Marimba

Vibraphon: Besonderheiten bei der Körperhaltung

Die Besonderheit des Vibraphons ist das Dämpfungspedal, das die meisten Musiker mit dem rechten Fuß bedienen. Weil dabei das Gewicht hauptsächlich auf den linken Fuß verlagert wird, kann es bei langem Üben zu einer einseitigen Dauerbelastung der Wirbelsäule und dadurch zu Verspannungen kommen. Abb. 2.91 a zeigt die physiologische Haltung beim Vibraphonspiel mit der Vier-Schlegel-Technik. Ein Vorbeugen über das Instrument läßt sich nicht vermeiden und ist bei manchen Akkorden unerläßlich

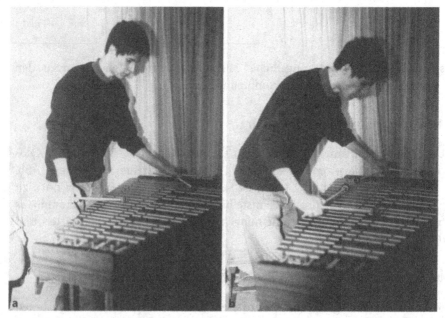

Abb. 2.91. a Physiologische Körperhaltung am Vibraphon, **b** gebeugte Haltung mit stabilem Rumpf

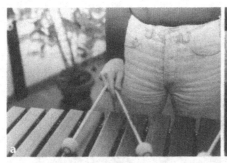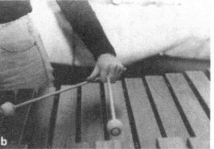

Abb. 2.92 a, b. Handhaltung bei der Vier-Schlegel-Technik am Vibraphon. **a** Rechte Hand, enges Intervall, **b** linke Hand, weites Intervall

(Abb. 2.91 b). In diesem Fall sollte der Rumpf stabil gehalten werden (kein Katzenbuckel!).

Vibraphon: Handhaltung bei der Vier-Schlegel-Technik

Das Vibraphon erfordert eine andere Handhaltung als das Marimbaphon. Der erste Schlegel wird zwischen Daumenkuppe und Zeigefingermittelglied gehalten, der zweite Schlegel zwischen Zeigefinger und Mittelfinger (Abb. 2.92 a, b). Die Haltung ist für ein und dasselbe Intervall für beide Hände gleich (Zeigefinger leicht gebeugt = kleines Intervall, Zeigefinger stark gebeugt = großes Intervall).

Paarbecken

Anschlag und Körperhaltung

Der Anschlag der Becken sollte federnd erfolgen. Um einen präzisen Klang zu erzeugen, muß der Schlagzeuger unmittelbar vor bzw. fast gleichzeitig mit dem Schlag wie ein Dirigent einen kleinen, ökonomischen, aber deutlichen Impuls geben. Das Hauptaugenmerk liegt dabei weniger auf dem Gegeneinanderschlagen der Becken (Abb. 2.93 a) als vielmehr auf dem schnellen Öffnen (Abb. 2.93 b), das für ein freies Schwingen unerläßlich ist. Auch für das Beckenspiel gilt das Prinzip des körpernahen Arbeitens.

Beim Pianissimospiel wird das Paarbecken ganz nah zum Körper hingeführt (Abb. 2.94). So kann der Musiker die Parallelführung der Becken kontrollieren und gleichzeitig den Dirigenten beobachten. Für größere Lautstärken sollte das Instrument weiter vom Körper und damit auch vom Ohr entfernt geführt werden. Jeder Zentimeter zählt! Für das Fortissimospiel ist das Tragen eines (unsichtbaren) Gehörschutzes dringend anzuraten. Zum Ausklingen sollte man die Becken frei an der Schlaufe hängen lassen (Abb. 2.95).

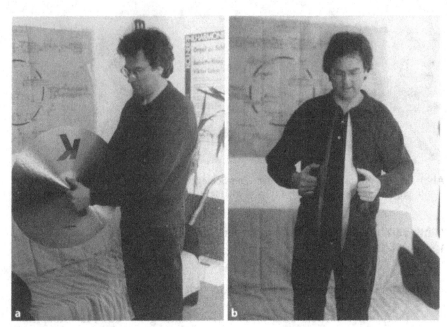

Abb. 2.93. a Zusammenführen des Paarbeckens (Anschlag). **b** Das schnelle Öffnen ist wichtig für eine freies Schwingen

Abb. 2.94
Pianissimospiel mit dem Paarbecken

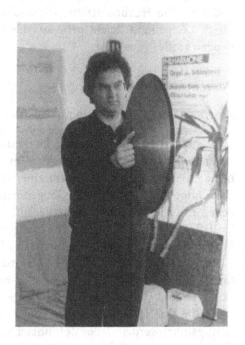

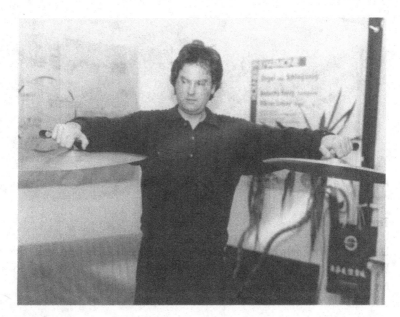

Abb. 2.95. Ausklingenlassen der Becken

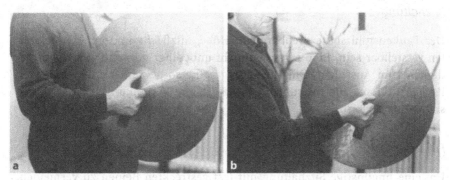

Abb. 2.96. a Richtige Daumenhaltung am Paarbecken. **b** Falsche Haltung: Daumen und Halteschlaufe liegen am Becken an und verhindern einen obertonreichen Klang

Handhaltung

Beim Beckenspiel ist die Position des Daumens wichtig. Er steuert den vertikalen Anschlagswinkel. Die optimale Daumenhaltung (Abb. 2.96 a) ermöglicht einen obertonreichen Klang. Eine ungünstige, möglicherweise bequemere Haltung (Abb. 2.96 b) kann die Schallentwicklung behindern.

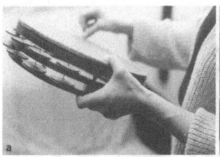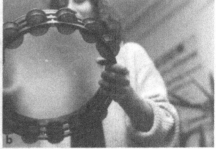

Abb. 2.97 a, b. Tamburinhaltung. **a** Ansicht von links, **b** Ansicht von vorne unten

Tamburin

Das Tamburin wird mit der linken Hand gehalten und mit der rechten Hand gespielt (Abb. 2.97 a, b). Um Überbelastungen zu vermeiden, ist auch hier auf möglichst geringen Kraftaufwand zu achten.

Pedalpauken

Sitzhaltung

Der Paukenstuhl sollte drehbar sein; Höhe, Sitzfläche und ggf. Lehne sollten verstellbar sein. Eine Lehne ist nicht unbedingt notwendig, sie dient lediglich zum Ausruhen. Die Sitzhaltung sollte so gewählt werden, daß vom Paukenstuhl aus alle Instrumente ohne größere Verrenkungen zu erreichen sind (Abb. 2.98 a, b).

Fußstellung

Um eine ungünstige Sitzhaltung mit fast gestreckten Beinen zu vermeiden, sollten rechts und links neben den Pedalen Querstützen angebracht sein (Abb. 2.99). Die Höhe sollte in etwa der der Pedale entsprechen.

Zum Umstimmen muß das Pedal seitlich ausgeklinkt und gleichzeitig nach oben oder unten getreten werden (Abb. 2.100).

Spieltechnik

Die Pauke ist im Symphonieorchester das wichtigste Schlaginstrument. Der Solopauker ist ein wichtiges *rhythmisches* Gerüst des Klangkörpers. Er stellt die *harmonischen Weichen* und prägt nicht nur den Klang der Baßgruppe, sondern des gesamten Orchesters. Diese Tatsache wird vielen Zuhörern erst dann bewußt, wenn der Pauker nicht in diesem Sinne „funk-

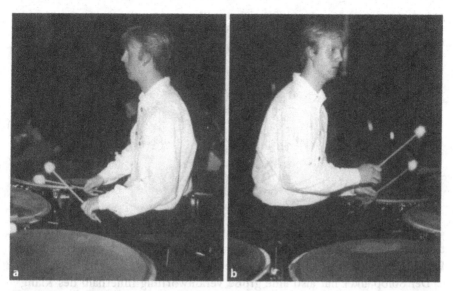

Abb. 2.98 a, b. Physiologische Sitzhaltung an den Pedalpauken

Abb. 2.99
Querstützen neben den Pedalen verhindern ein schnelles Ermüden

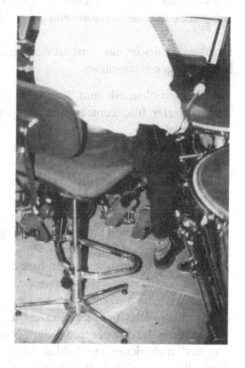

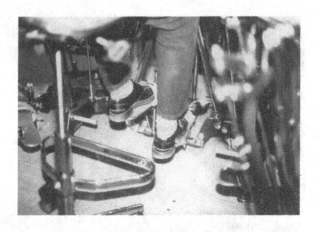

Abb. 2.100
Ausklinken des linken
Pedals zum Umstimmen

tioniert". Ganz offensichtlich ist die Funktion als rhythmisches Gerüst bei Pop-, Jazz- oder Big-Band-Schlagzeugern.

Der Solopauker hat also eine große Verantwortung innerhalb des Klangkörpers und benötigt deshalb auch unbedingt den nötigen harmonischanalytischen Überblick. Dies ist die Voraussetzung zur Bewältigung der entsprechend hohen Anforderungen in Spitzenorchestern.

Darüber hinaus ist das Spiel an der Pauke durch folgende spezifische Gegebenheiten gekennzeichnet:

- Distanzproblematik zum Dirigenten bzw. zu den Streichern.
- Erschwerter Blickkontakt zum Dirigenten, Konzertmeister und den anderen Solisten.
- Notwendigkeit eines gut geschulten relativen oder absoluten Gehörs (Tonarten hören).
- Genaue Partiturkenntnis, da der Paukenspieler an bestimmten Stellen nur sich selbst hört. Er muß den harmonischen Verlauf eines Werks also so genau kennen, daß er es jederzeit auch selbst dirigieren könnte. Gleichzeitig sollte er dazu in der Lage sein, die körperliche Bewegung des Dirigenten aufzugreifen.
- Umstimmproblematik während eines Werks. In der modernen Musikliteratur ist häufiges Umstimmen an der Tagesordnung. Dies bringt in der Regel eine Verschlechterung der stabilen Sitzhaltung und somit eine zusätzliche Belastung der Rückenmuskulatur mit sich.
- Bedeutung der Körpergröße. Ein Spieler mit einer Körpergröße von 1,80 m und mehr kann mit beiden Füßen bequem Bodenkontakt herstellen, was ihm beim Verlagern des Körperschwerpunktes Stabilität verleiht. Ein kleiner Spieler kann sich u. U. zusätzlichen Halt geben, indem er einen Fuß an einer bodennahen Querstütze aufstellt.

Erfahrene Musiker fordern zur Verbesserung der musikalischen Koordination mit dem Orchester vor allem bei „neuen" Stücken zunächst ein Proben bei niedriger Lautstärke. Leider machen die immer größer werdenden Auditorien auch eine Zunahme der Lautstärke auf der Bühne notwendig. Um dem Publikum in einem überdimensionierten Saal mit schlechter Akustik ein akzeptables Klangerlebnis zu ermöglichen, muß in solchen Fällen lauter gespielt werden – sehr zum Leidwesen nicht nur der Schlaginstrumentenspieler.

Literatur

dtv-Atlas zur Musik (1992) Bd. 1, 14. Aufl. dtv, München

Gesang
(FLORIAN PREY)

„Ich atme nie mehr Luft ein, als ich brauche, um an einer Rose zu riechen."
   Mattia Battistini

Wahrscheinlich ist diese Aussage des berühmten Baritons das Geheimnis des Singens. Wenn man schon längere Zeit den Beruf des Sängers ausübt und nicht ständig mit Schülern zu tun hat, vergißt man schnell, über den „richtigen Atem" beim Singen nachzudenken. „Es" atmet bereits, die notwendige Elastizität der Atemmuskulatur ist automatisch vorhanden. Die „richtige Atmung" hat sich verselbständigt. Sobald man den richtigen Atem beherrscht, ist es wie mit dem Radfahren.

Die, die es nicht gelernt haben, werden es zunächst schwer haben mit der Singerei, denn ein ungeschultes Atmen beim Singen führt unmittelbar zu einem schlechten, verkümmerten Gesang. Viel konsequentes Üben und die ständige Kontrolle durch einen guten Lehrer führen irgendwann einmal zu dem Gefühl, mit Leichtigkeit einen schönen, natürlich schwingenden Ton zu singen. Natürlich muß es auch möglich sein, Gesangsstudierenden und berufsbedingten Vielsprechern wie z.B. Schauspielern, Fernseh- und Rundfunksprechern und Lehrern den richtigen Umgang mit dem Stimmorgan beizubringen. Um jeden am „Geheimnis der Atem- und Stimmführung" teilhaben zu lassen, ist es nötig, die Grundlagen allgemeinverständlich darzustellen.

Wie beinahe jedes Tier, so hat auch der Mensch ein Stimmorgan. Ameisen oder Heuschrecken haben Schallapparate an den Beinen, die Klapperschlange hat einen klappernden Schwanz, der Vogel hat die Syrinx, einen lauterzeugenden Kehlkopf; und schließlich gibt es den normalen Kehlkopf des Säugetiers. Diese Stimmorgane werden im Erregungszustand eingesetzt, sind Mittel zur Gattenwahl und dienen der Warnung vor Gefahr. Die höchste Ausbildung jedoch erreicht das menschliche Stimmorgan.

Stimmliche Äußerungen sind nur mit Hilfe von Atmung und Artikulation möglich, und entsprechende Techniken unterliegen einem Lern- und Reifeprozeß. Ein Instrument wie z.B. die Klarinette muß erst gebaut und dann erlernt werden – erst dann lassen sich wunderbare Melodien spielen. Ähnlich ist es mit der menschlichen Stimme: Sie muß geschult und ausgebildet werden, bis sie endlich die größte Kraft und Leichtigkeit, ihren tiefsten Ausdruck und ihre Unverwüstlichkeit erhält. Nur mit Hilfe eines ausgefeilten Gesangsstudiums oder Sprechunterrichts wird die Stimme auf den Stand gebracht, der die optimale Handhabung gewährleistet.

Richtiges Atmen

Sicherlich ist es zunächst wichtig, über sein Stimmorgan so gut wie möglich Bescheid zu wissen – und doch macht auch die genaue Kenntnis der Anatomie immer noch keinen guten Sänger. Viel wichtiger ist das Wissen um den Gesamtorganismus, um das Zusammenspiel aller beteiligten Elemente beim Singen. Und hier steht das richtige Atmen an erster Stelle.

Bei einer optimalen Atmung werden Muskelsysteme und Nerven aktiviert. So beginnt die richtige Stimmbildung mit Gymnastik und allgemeiner Körperschulung mit dem Ziel, möglichst entspannt und körperlich ausgeglichen zu sein. Mit ausgesuchten Atemübungen wird die Elastizität des Zwerchfells geschult, denn ist das Zwerchfell fest, kommt es unmittelbar zu Hals- und Oberkörperverspannungen.

Bauchatmung

Beobachtet man ein kleines Baby, das in seinem Wägelchen auf dem Rücken liegt, stellt man fest, daß es ganz selbstverständlich richtig atmet. Und selbst nach einer zehnminütigen Brüllattacke produzieren die Stimmbänder noch denselben hellen, schrillen Laut. Von Heiserkeit und Überanstrengung des Stimmorgans kann nicht die Rede sein. Ein Erwachsener, der das richtige Atmen verlernt hat, würde sich bei einer derartigen Belastung der Stimmbänder schlimmste Schädigungen zuziehen.

Jeder Sänger wird sich hüten, den Atem bei der Tonerzeugung mit einer solchen Vehemenz herauszudrücken wie das schreiende Baby. Babies atmen von selbst richtig. Wie von der Natur vorgegeben atmen sie in den *unteren Bauch*, aktivieren ganz selbstverständlich das Zwerchfell, das sich hebt und senkt und so für die Lockerheit der anderen Muskelpartien im Thoraxbereich sorgt. Auch bei schlafenden Erwachsenen kann man die richtige Atmung beobachten. Der Bauch bewegt sich gleichmäßig auf und ab, während der Brustkorb beinahe keine Veränderungen zeigt.

Im aufrechten Zustand neigen allerdings viele Erwachsene zur *Brustatmung*. Besonders die Einatmung erfolgt immer wieder zu stark, zu aktiv. Gerade Jugendliche, vor allem die Jungen, gewöhnen sich durch übermäßiges Hochatmen in die Brust eine falsche Atmung an. Mit dem Brustatmen wollen sie Stärke, Größe und Überlegenheit demonstrieren. Auf diese Weise schleift sich eine Atemtechnik ein, die beim Singen oder auch beim Sprechen zu Kurzatmigkeit, Unregelmäßigkeiten beim Atmen und einer schlechte Tongebung führen kann. Denn durch das übermäßige Luftholen können die Stimmbänder, eingebettet in ein Muskel- und Knorpelpaket (Kehlkopf), nicht richtig schwingen. Sie sind zu stark angespannt und lassen somit keinen schönen Ton entstehen. Quetschlaute und eine flache Tongebung sind die Resultate. Gleichzeitig wird das Zwerchfell fest; Brust und Schultern heben sich und tragen zu einer allgemeinen Verspannung der Hals- und Schultermuskulatur bei.

Gutes Atmen heißt, die Tiefen, den Grund der Kehle öffnen und in die Leibesmitte, in den Bauch – nicht in den Brustkorb – hineinatmen. Einem Sänger darf man niemals an der Brust ansehen, daß er gerade einatmet.

Daher ist es wichtig, bereits zu Beginn der Gesangsausbildung die Atemführung zu regulieren. Eine forcierte Atmung muß als unzulässig gelten, nur die „passive" Art des Einatmens ist erlaubt. Manche Lehrer verwenden das Bild eines „*Nasengürtels*", eines Gürtels aus vielen Nasen, den der Schüler in Höhe des Nabels um den Bauch tragen und spüren sollte. Damit soll das Gefühl der Vielatmung im unteren Bereich des Torsos vermittelt werden, um so eine Entspannung und Entlastung der Muskeln der oberen Organe – vor allem in den Bereichen Hals, Kehlkopf und Zungenwurzel – zu erreichen.

Die am stärksten beanspruchte Muskulatur ist diejenige, die das Zwerchfell mit dem Brustkorbrahmen verbindet: der innere Rücken. Das Pressen mit dem Atem gegen den vorderen Teil des Zwerchfells bei feststehender Bauchwand ist völlig falsch. Hier ist selbst bei Berufssängern eine falsche Atmung zu beobachten, wenn sie nämlich mit übermäßigem „Stützen" das Zwerchfell überspannen und so eine Gesamtverspannung auslösen. Auf diese Weise wird ein wichtiger Bereich seiner Funktion behindert.

Die drei Phasen der Atmung

Nur wenn der Körper mit all seinen Sehnen und Muskeln und besonders auch mit dem Nervensystem (stetes gleichmäßiges An- und Entspannen) richtig arbeitet, kann der zum Singen und Sprechen notwendige Atem frei fließen und strömen. Nur dann kann die Atmung tief und elastisch vor sich gehen. Dabei ist zu beachten, daß An- und Entspannung niemals einen natürlichen Grad übersteigen sollten, da sonst die umschließenden Muskeln des Stimmapparates überfordert werden und vorzeitig ermüden.

Es sind stets drei Atemphasen zu berücksichtigen: Ausatmung – Atempause – Einatmung.

Wer sich die Mühe gibt, intensiv und lang auszuatmen, hat bereits die besten Voraussetzungen für eine richtige Einatmung nach der Atempause geschaffen. Wenn ein gesunder Mensch über Atemnot klagt, hat er meist zu viel Luft in sich – und nicht zu wenig. So ist es richtig, dreimal so viel Zeit für die Ausatmung zu verwenden wie für die Einatmung. Eine schöne *Übung* beim Spazierengehen besteht darin, neun Schritte lang auszuatmen, eine kleine Atmenpause einzulegen und anschließend drei Schritte lang einzuatmen.

Atemkreislauf

Die Einatmung beginnt bei der Nase: Die Luft wird in den Nasenraum eingesogen, als atme man den Duft einer Rose ein – wohlig, geöffnet, weich, ein wenig schnüffelnd, mit großer Gelassenheit und Ruhe. Durch die Luftröhre über den Aufhängemechanismus des Kehlkopfes gelangt die Luft in die Lunge. Dabei soll das Gefühl und die Lust entstehen, daß der Atemstrom durch die inneren Brustmuskeln und die breiten Rückenmuskeln hinab über den Bauchmuskel in die unteren Bauchmuskeln geführt wird und so eine Wölbung und natürliche Dehnung des Zwerchfells verursacht. Vorne, wo Zwerchfell, Bauchwand und innere Brustmuskulatur ineinandergreifen, laufen dann die Vorgänge ab, die für einen gleichmäßigen und runden, geführten Ton verantwortlich sind. Dieser Rundgang des Atems durch den Körper ermöglicht, daß der Atem möglichst lange ausströmen kann. Man kann auch von der Ökonomie des Atmens sprechen, die für den Sänger absolut notwendig ist. Allerdings sollte nochmals darauf hingewiesen werden, daß es in jedem Fall *nicht* auf das Halten des Atems ankommt, sondern auf die rhythmische Verarbeitung der Ausatmung durch die Stimme.

Neben seiner Funktion als „Tonträger" hat der Atem für einen Sänger auch größten Heilwert. Er trägt und hält den Körper, er scheint die Ordnung der Atmung überhaupt zu sein. Nur durch gleichmäßiges entspanntes Atmen bleiben die Stimmbänder auch bei den höchsten und tiefsten Tönen vor jeglichen Angriffen verschont. Die Luft kann mühelos durch das Stimmorgan gleiten und diesem wie einer Orgelpfeife zu Tönen verhelfen. Die Stimme gewinnt an Klang, Tragfähigkeit und Nuancenreichtum, sie bleibt leistungsfähig, wohlklingend und angenehm.

Gesundheit als Grundvoraussetzung

Mit Beginn des Unterrichts und während des weiteren Fortgangs werden die Muskeln des Stimmapparates systematisch entwickelt und trainiert. Bald stellen sich jedem Schüler wichtige Fragen: Wem kann ich mich anvertrauen? Welcher Lehrer ist der richtige für mich? Wie soll ich mich im Wirrwarr der unterschiedlichsten Methoden zurechtfinden? Wie soll ich den Weg von der Natur zur Kunst gehen?

Eine allgemeingültige Antwort gibt es nicht. Selbst ein guter, einfühlsamer Lehrer kann auf mühevollem Weg nur 20 Prozent dessen vermitteln, was einen guten Sänger ausmacht. Den Rest muß der Schüler selbst erspüren und erarbeiten. Darüber hinaus sind für das Erlernen des richtigen Atmens und Singens Faktoren wie Gesundheit, guter Schlaf und wenig Streß sehr wichtig. Die wichtigste Grundlage bildet also ein gesunder Körper, der im Einklang mit seiner Natur steht. Umgekehrt kann jedoch der Gesangs-Atem-Unterricht auch dazu beitragen, daß kranke Menschen, Rekonvaleszenten und Patienten mit Störungen der Atmung wieder gesunden.

2.4 Lampenfieber

ÜBERSICHT

Dieser Abschnitt wendet sich an *Musiker*, die häufig unter Lampenfieber leiden und dies als hemmend empfinden. Sie lernen Ursachen und Behandlungsmöglichkeiten kennen (Abschn. 2.4.1).
Der zweite Beitrag (Abschn. 2.4.2) greift die Frage nach den Auslösern des Streßfaktors Lampenfieber nochmals auf und zeigt am Beispiel der Kinesiologie, wie der *Musiker* konkret gegen dieses Problem angehen kann. Anhand einer Fallbeschreibung wird deutlich, wie eine solche Therapie aussehen kann.

2.4.1 Was ist Lampenfieber?
(ALBRECHT LAHME)

➡ Beim *Lampenfieber* handelt es sich um eine Angstreaktion: die Angst vor Verletzung des Selbstgefühls durch (negative) Bewertung.

Bewertet wird der Musiker einerseits durch das Publikum, andererseits durch Kritiker bzw. in Prüfungssituationen oder Wettbewerben durch die Jury. Dabei geht es um Aspekte wie

- die Interpretation eines Werks,
- die Instrumentaltechnik,
- die „Musikalität",
- die Intonation („Falsche Noten hört jeder Esel", wie Johannes Brahms sagte),
- Äußerlichkeiten (Aussehen, Garderobe) und
- das Instrument selber.

In kaum einem anderen Beruf sind negative Bewertungen folgenschwerer als beim Musiker. Daß es dann oftmals zu Streß kommt und u. U. auch das Selbstbewußtsein des Künstlers leidet, ist geradezu logisch.

Komponenten und Symptome

Das Lampenfieber ist individuell sehr verschieden ausgeprägt. Es kann sich auf verschiedenen Ebenen äußern:

- auf der emotionalen,
- auf der physiologischen,
- auf der kognitiven Ebene (Angstgedanken) und
- in der individuellen bzw. spezifischen Verhaltensweise des Betroffenen.

Körperliche Symptome des Lampenfiebers können sein:

- Tachykardie (Steigerung der Herzfrequenz),
- Tachypnoe (Steigerung der Atemfrequenz),
- vermehrte Muskelanspannung (Zittern, „Bogenvibrato" bei Streichern),
- Stuhl- und Harndrang,
- Druckgefühl im Oberbauch,
- das Gefühl, einen Kloß im Hals zu haben,
- Mundtrockenheit,
- Hormonausschüttung (Adrenalin/Kortisol),
- vermehrte Schweißneigung,
- kaltschweißige Hände.

Die körperlichen Symptome können durch Angstgedanken verstärkt werden (z.B. durch die Angst, zu wenig geübt zu haben).

Weitere Angstsyndrome

Im folgenden werden weitere Angstsyndrome erläutert, die ebenfalls behandlungsbedürftig sind, sich jedoch vom Lampenfieber unterscheiden. Das Lampenfieber ist in Abgrenzung zu diesen Syndromen zu diagnostizieren. Zum Teil können die Syndrome auch in Kombination mit dem Lampenfieber auftreten.

Man unterscheidet verschiedene Typen:

- Generalisiertes Angstsyndrom: irrationale Angstgefühle ohne bestimmten Grund.
- Paniksyndrom: generalisierter Angstzustand mit ausgeprägten medizinischen Symptomen, die u.U. vom Betroffenen als lebensbedrohlich empfunden werden.
- Zwangssyndrom: Betroffene leiden gelegentlich unter beunruhigenden Gedanken, von denen sie sich nicht befreien können.
- Posttraumatische Belastungsreaktion: Ängste verbunden mit körperlichen Beschwerden, die nach körperlichen oder seelischen Verletzungen

(Traumata) auftreten können. Dazu gehören auch körperliche Versagensängste bei Musikern nach Finger- oder Handverletzungen oder bei Koordinationsstörungen.

- Affektive Störungen (z. B. Depression): von Ängsten begleitete Niedergeschlagenheit. Folgen dieser Niedergeschlagenheit sind Erschöpfungszustände, Müdigkeit, Schlafstörungen, Lähmungsgefühl usw.

Therapie

Lampenfieber kann mit Hilfe verschiedener Entspannungstechniken therapiert werden. Grundvoraussetzung für eine erfolgreiche Therapie ist allerdings die Motivation des Betroffenen. Häufig ist die Angst davor, den Zustand zu ändern, ausgeprägter als das Lampenfieber selbst. Daher sollte sich der Betroffene im Vorfeld folgende Fragen stellen:

- Wie stark ist mein Leidensdruck, wie sehr leide ich unter Lampenfieber?
- Bin ich bereit, den jetzigen Zustand zu ändern?

Entscheidet sich der Musiker dafür, aktiv gegen sein Lampenfieber vorzugehen, kann er an mehreren Punkten gleichzeitig ansetzen. Zum einen kann er sich darum bemühen, *häufiger vor Publikum zu spielen,* denn je seltener aufgetreten wird, desto eher ist mit vermehrtem Lampenfieber zu rechnen. Dabei sollte er sich langsam an ein größeres Publikum „herantasten". Es empfiehlt sich, neu einstudierte Werke zunächst im Freundes- oder Bekanntenkreis vorzutragen, dann vielleicht bei einem Klassenvorspiel an der Musikhochschule oder am Konservatorium. Öffentliche Konzerte sollten dann zunächst in der „Provinz" stattfinden. Wenn dann ein Werk sicher einstudiert ist und bereits mehrmals öffentlich vorgetragen wurde, kann der Musiker in größeren, anonymen Säle spielen.

Zum anderen ist bei Lampenfieber, das mit starken Emotionen verbunden ist, das Erlernen von *Entspannungstechniken* – Autogenes Training, Muskelrelaxation nach Jacobson, Kinesiologie (siehe Abschn. 2.4.2) – sinnvoll. In diesem Zusammenhang ist außerdem die *Atemtherapie* nach Ilse Middendorf (Middendorf 1995) bzw. nach Schlaffhorst-Andersen (Köpp 1995; Metzig u. Schuster 1998) zu nennen. Bei besonders ausgeprägten Formen des Lampenfiebers, die u. U. zur Aufgabe des Berufes führen könnten, sollte frühzeitig mit einer *Verhaltenstherapie* begonnen werden (vgl. dazu Meyer u. Chesser 1995)[7]. Dabei wird der Patient unter professioneller ärztlicher Begleitung immer wieder an die angstauslösenden Situationen

---

[7] Adressen von Verhaltenstherapeuten vermittelt das Europäische Institut für Bewegungsphysiologie, Belfortstr. 5, D-81667 München.

herangeführt. So versucht man, eine stufenweise Desensibilisierung zu erreichen.

Einen völlig lampenfieberfreien Auftritt wird – und sollte – es beim Musiker allerdings nie geben. Lampenfieber hat durchaus seine positiven Seiten: Es aktiviert und stimuliert zu künstlerischen Höchstleistungen. Ein leichtes Lampenfieber vermittelt auch gerade die individuelle, einzigartige Atmosphäre eines Konzerts und macht es so zum Erlebnis. Der berühmte Dirigent Sergiu Celibidache war gegenüber der „Konserve" Schallplatte bzw. CD sehr zurückhaltend – hier fehlt eben das lebendige Erleben.

Literatur

Köpp G (1995) Leben mit Stimme – Stimme mit Leben. Die Atem- und Stimmkunst der Clara Schlaffhorst und Hedwig Andersen. Bärenreiter, Kassel
Metzig W, Schuster M (1998) Prüfungsangst und Lampenfieber. Bewertungssituationen vorbereiten und meistern. Springer, Berlin Heidelberg New York Tokyo
Meyer V, Chesser ES (1975) Verhaltenstherapie in der klinischen Psychiatrie, 2. Aufl. Thieme, Stuttgart
Middendorf I (1995) Der erfahrbare Atem. Eine Atemlehre. Junfermann, Paderborn

2.4.2 Kinesiologie – eine ganzheitliche Heilmethode
(PIA BUCHER)

Streß und Lampenfieber beim Musizieren

Der Leistungsdruck in unserer Gesellschaft wird immer größer, und auch die Musikszene bleibt davon nicht verschont. Über 50 Prozent der Musiker leiden an gesundheitlichen Schäden, über die keiner gerne spricht, vor allem, wenn sie die Konkurrenzfähigkeit oder gar die Existenz gefährden. Untersuchungen haben gezeigt, daß Überlastungen und Blockaden bereits bei Musikstudenten vorkommen. Angst und Dauerstreß sind die traurigen Folgen dieser Entwicklung. Ist Musik heute zum Hochleistungssport geworden?

Was bedeutet Streß für unseren Körper?

Der Begriff „Streß" wurde 1936 von Hans Selye, der später als Streßforscher bekannt wurde, in die medizinische Sprache eingeführt. Wie Selye feststellte, sind *psychische Stressoren*, d.h. die unangenehmen Gefühle und schlechten Gedanken, die stärksten negativen Streßfaktoren.

„Streß" ist für die meisten Menschen ein negativ belegter Begriff, der im Zusammenhang mit unangenehmen Situationen steht. Streß muß aber nicht immer schädlich sein. Man unterscheidet zwischen

- dem positiven Streß (Eu-Streß) und
- dem negativen Streß (Dis-Streß).

➡ *Eu-Streß* ist die freudige, lebendige Spannung, die anregend und als positive Herausforderung wirkt.
Dis-Streß dagegen entsteht in belastenden Situationen bzw. im Kontext mit unangenehmen Gefühlen wie Angst, Wut, Haß, Ärger oder Neid. Der Dis-Streß blockiert uns, entzieht unserem Körper Energie und macht uns krank oder führt zu geistiger Blockade.

Mittlerweile scheint der Streß Bestandteil unseres Lebens geworden zu sein. Wir stehen ständig unter

- Zeitdruck,
- Leistungsdruck,
- Anpassungsdruck usw.

Doch ohne Erholungspausen und Abwechslung wird das gesunde Maß an Streß zum krankmachenden Dauerstreß.

Unter *Dis-Streß* wird ein Bereich im Vorderhirn (= Zone für bewußtes assoziatives Denken bzw. Sitz des klaren, emotionslosen Denkens) stark eingeschränkt. Linke und rechte Gehirnhälfte arbeiten nicht mehr zusammen, und die Überlebensreaktion „Kampf – Flucht" wird ausgelöst. Ziel ist das emotionale Überleben.

Streß bedeutet auch geistige Blockade. Bei den meisten Musikern dominiert die logische, meist linke Gehirnhälfte, die für das analytische Denken, also auch für das Leistungsdenken zuständig ist. Alle kreativen, ganzheitlichen Entwicklungen liegen im Vorderhirn, meistens auf der rechten Seite. Deshalb ist es äußerst wichtig, daß wir beide Gehirnhälften benutzen. Arbeiten beide Gehirnhälften zusammen, sind wir in der Lage, unser gesamtes geistiges Potential (analytisch und kreativ) zu nutzen. Mit anderen Worten: Wir sind „integriert".

 Gehirnintegration bedeutet Streßfreiheit.

Ein wichtiger und unter Musikern viel diskutierter Aspekt des Themenkomplexes „Streß" ist das *Lampenfieber*. Der Musiker erfährt bei seinen Auftritten großen Streß (Lampenfieber) und kämpft dann um das „emotionale Überleben". Infolge dessen kann er mit seinen Energien schlecht umgehen – kurz gesagt: er hat sie oft nicht im Griff. Dann kann auch der Energieaustausch zwischen Künstler und Publikum nicht richtig funktionieren.

Es ist erschreckend, wie viele *Betablocker* heute gegen Lampenfieber verabreicht werden. Bereits bei Jugendlichen wird diese Symptombekämpfung immer öfter eingesetzt. Die Ursache von Lampenfieber kann allerdings mit Betablockern nicht behoben werden. Zusätzlich stellt die ständige Einnahme derartiger Medikamente ein gesundheitliches Risiko dar.

Sicher ist das Problem „Lampenfieber" vielschichtig und wird unterschiedlich empfunden. Eines jedoch ist sicher: Durch die heutigen Anforderungen an einen Künstler steigt der Streß enorm, und es gibt immer weniger Platz für Kreativität und Ausstrahlung. Man versucht sich hinter seinen Problemen zu verstecken und gerät so in einen Teufelskreis.

Im Zusammenhang mit dieser Problematik bietet die Musik-Kinesiologie einen neuen, kreativen Weg zur Streßbewältigung im Musikerberuf.

Was ist Musik-Kinesiologie?

➡ *„Kinesiologie"* bezeichnet die Lehre von der Bewegung, vor allem der Muskelbewegung. In diesem Begriff vereinen sich körperliche mit emotionalen und biochemischen Prozessen.

Die Kinesiologie ist eine Verbindung aus traditioneller chinesischer Medizin und westlichen Konzepte und wurde in den 60er Jahren von dem amerikanischen Chiropraktiker George Goodheart entwickelt. Sie ist eine sanfte, *ganzheitliche Methode* zur gezielten Harmonisierung unserer Energien, um Blockaden aufzulösen und die Selbstheilungskräfte anzuregen. Entsprechend werden vorhandene Probleme auf

- physischer,
- emotionaler,
- mentaler und
- spiritueller Ebene
  angegangen.

Die Kinesiologie beschäftigt sich also mit dem *Energiefluß* im menschlichen Körper und geht von der Voraussetzung aus, daß sich jede Störung unseres Energieflusses in einem veränderten Muskeltonus äußert. Ein wichtiges Arbeitsmittel ist der *Muskeltest,* ein körpereigenes Feedbacksystem. Der Muskeltest hilft dabei, Energieblockaden und damit die unterdrückten, negativen Emotionen und deren Ursachen aufzuspüren. In der Kinesiologie werden allerdings keine Diagnosen gestellt. Kinesiologie kann ergänzend zur ärztlichen Behandlung eingesetzt werden, um den Heilungsprozeß wirkungsvoll zu unterstützen.

Die Musik-Kinesiologie, ein Spezialgebiet der Angewandten Kinesiologie, wurde Anfang der 90er Jahre von den Berufsmusikern Rosina Sonnenschmidt und Harald Knauss entwickelt. Ihre Grundlage war die Pionierarbeit des Arztes und Psychiaters Dr. John Diamond der sich mit der Lebensenergie in der Musik beschäftigt hatte; ihr Ausgangspunkt war die Frage, wie Künstler mit ihrem Berufsstreß besser umgehen können. Die Musik-Kinesiologie basiert auf den neuesten neurologischen Erkenntnissen über Gehirntätigkeit und Streß und auf spezifischen Zusammenhängen zwischen Klang, Farbe, Emotion und Ausdruck.

Die wichtigsten Bereiche der Musik-Kinesiologie, in denen Entstressungen durchgeführt werden, sind:

- *Körperebene:*
  - Muskelverspannungen,
  - Atemenergie,
  - Haltungsprobleme.

- *Emotionale Ebene:*
  - Lampenfieber,
  - Lernblockaden,
  - Prüfungsängste,
  - Kritik,
  - hierarchische Strukturprobleme usw.

- *Musikalische Strukturelemente:*
  - Einzeltöne,
  - Tonarten,
  - Intervalle,
  - Rhythmus,
  - Musikwerk.

- *Bühnenenergetik:*
  - Interpretation,
  - Ausdruck,
  - Ausstrahlung,
  - Originalität,
  - Kreativität,
  - Inspiration,
  - Intuition.

Möglichkeiten des Balancierens

Welche Lösungsansätze bietet die Musik-Kinesiologie nun für die *Lampenfieber*-Problematik? Das Ziel besteht darin, das Lampenfieber in den Griff zu bekommen. Die „Entstressung" des Lampenfiebers erfolgt auf

- der körperlichen,
- der emotionalen und
- der mentalen Ebene.

Auf der körperlichen Ebene erfolgt die Entstressung über die „Dreidimensionalitätsbalance", d.h. Integration von Musik und Körper. Musikpuls und Körperbewegung müssen übereinstimmen. Die psychische Entstressung erfolgt über ESR (Emotional Stress Release, Emotionale Stressreduzierung). Bei der ESR berühren wir zwei Reflexpunkte an der Stirn – die Stirnbeinhöcker – und geben so über das Nervensystem den Auftrag, Veränderungen im Gefäßsystem (Art der Durchblutung) vorzunehmen. Der Klient denkt dabei z.B. an die Streß-Situation und erlebt (sieht, hört, fühlt) sie nochmals. Die natürliche Streßreaktion wird aufgelöst.

Insgesamt geht es also darum, festgefahrene Verhaltensmuster zu identifizieren und zu verändern, damit der Künstler wieder Wahlmöglichkeiten in bezug auf ein streßfreies Musizieren hat und eine neue Handlungsfreiheit gewinnt. Ziel dabei ist es, durch das *Balancieren* (den Ausgleich von Energien) von Körper, Geist und Seele eine wirkungsvolle Gesundheitsvorsorge zu erreichen, so daß sich das Potential des Künstlers stärker entwickeln kann.

Die Voraussetzung für eine erfolgreiche Balance ist, daß der Klient ein Problem hat, das er durch seinen bereits vorhandenen Willen positiv verändern möchte. Dabei ist der wichtigste Grundsatz der Kinesiologie – die *Wahrung der Eigenautorität des Menschen* – die Grundlage einer erfolgreichen Zusammenarbeit zwischen Kinesiologe und Klient. Der Klient selbst kann seine alten, negativen Bilder (Vorstellungen, Visionen) gezielt verändern, der Kinesiologe dagegen erteilt Impulse, schlägt aber keine Lösungen vor und manipuliert nicht. Der Klient selbst ist dann in der Lage, für sich geeignete Lösungen zu erarbeiten. Kinesiologie ist also eigentlich eine Hilfe zur Selbsthilfe. So werden nicht Symptome bekämpft, sondern Ursachen aufgespürt.

Wie eine solche Behandlung konkret ablaufen kann, zeigt das folgende Fallbeispiel.

Fallbeispiel

Eine 32jährige Sängerin hatte Probleme in hohen Lagen, im Wettbewerb blieb die ganze Stimme weg. Sie litt unter Kreislaufstörungen, Magenproblemen, Kopfschmerzen und war dauernd erkältet. Zudem gab es am Theater Intrigen, durch die sie sich stark unter Druck gesetzt fühlte. Sie plante mehrere Vorsingen an anderen Bühnen und einige öffentliche Konzerte.

Als sie zum ersten Mal in meine Praxis kam, war sie sehr traurig und müde. Sie hatte bereits einige Psycho- und Physiotherapien hinter sich und hoffte, nun mit Musik-Kinesiologie weiterzukommen.

1. Sitzung

Um eine Grundlage für unsere gemeinsame Arbeit zu haben, sammelte ich zunächst Informationen über das berufliche und private Umfeld meiner Klientin. Ich informierte sie über die Methoden der Musik-Kinesiologie und führte sie ins Muskeltesten ein. Dann legten wir gemeinsam das Ziel fest.

Die Kinesiologie arbeitet auf Lösungen hin. Dafür wird in einer Sitzung ein sorgfältig formuliertes Ziel festgelegt. Mit Hilfe des Muskeltests wird festgestellt, ob der Gedanke daran Streß bereitet. Die Ziele sind immer positiv formuliert. Sie sollen aktiv, klar und energetisierend und müssen realistisch und erreichbar sein. Dann wird das Körper-Geist-System in bezug auf das Ziel balanciert.

Nachdem wir also das Ziel bestimmt hatten, stellte ich fest, welchem Atemtyp die Klientin zuzuordnen ist, denn vom Atemtyp sind Muskelimpuls und Haltung abhängig. Es gibt zwei Atemtypen: den solaren (Ausatemtyp, verengendes Prinzip) und den lunaren (Einatemtyp, dehnendes Prinzip). Die Basis des Atemtyps beeinflußt die Körperstatik im Stehen, Sitzen, Liegen und Gehen. Die Klientin lernte, gemäß ihrem Atemtyp zu atmen. Damit ließen sich bereits Muskelverspannungen lösen. Ich gab ihr Erläuterungen zu ihrer Haltung und Bewegung. Als „Homeplay" (Hausaufgabe) erhielt sie Brain-Gym-Übungen zur Körper- und Gehirnintegration sowie Atemübungen.

2. Sitzung

In dieser Sitzung balancierte ich den Körper meiner Klientin mit der TFH-Technik (Touch for Health). Das TFH beruht auf Erkenntnissen der traditionellen chinesischen Medizin über das Meridiansystem und dessen Wechselwirkung mit den entsprechenden Muskeln. Diese Wechselwirkung wird in der Kinesiologie mit dem Muskeltest getestet. Dann werden durch Aktivierung von Reflexpunkten des Lymph-,

Blut- und Meridiansystems – z. B. durch Massage der neurolymphatischen Punkte bzw. durch Abfahren der 14 Meridiane – die körpereigenen Selbstheilungskräfte angeregt.

Die Klientin fühlte sich nach dieser Balance angenehm entspannt und ausgeglichen. Ich gab ihr unterstützende Übungen zur regelmäßigen Durchführung im Alltag mit nach Hause.

3. Sitzung

In dieser Sitzung stand das Thema „Streß vor einem Konzert" im Mittelpunkt. Somit befanden wir uns auf der emotionalen Ebene. Durch vorsichtiges Sondieren ergab sich dazu die Lampenfieber-Balance vor dem Auftritt. Unter ESR (Emotional Stress Release), die z. T. NLP-Techniken (Neurolinguistisches Programmieren nach Bandler-Grinder) beinhaltet, aktivierten wir bestimmte Zentren im Gehirn. In dieser Phase machen die Klienten alle Erfahrungen bereits durchlebter Situationen, die mit dem Problembereich in Zusammenhang stehen, nochmals. Dann werden alte Streßbilder durch neue, positive ersetzt, damit der Klient eine neue Handlungsfreiheit hat. Dies fordert den Einsatz aller Sinne.

Als Übung für zu Hause erhielt die Klientin einige Selbsthilfetechniken wie Thymusdrüseaktivierung mit positiven Affirmationen zum Konzert z. B. mit Hilfe eines positiv formulierten Satzes zur neuen Situation wie „Ich vertraue mir ...". Als Unterstützung gab ich ihr Bachblütenessenzen mit. Eine Woche später rief sie mich an und erzählte mir von ihrem erfolgreichen Konzert. Kollegen hätten ihre große Ausstrahlung und Sicherheit bewundert, und ihr Selbstwertgefühl habe sich enorm gesteigert. Die hohen Töne stellten kein Problem mehr dar.

4. Sitzung

Nun stand das Thema „Magenproblem" im Zusammenhang mit den streßbesetzten Emotionen an, die sich durch die Intrigen angestaut hatten. Im Magen verdauen wir bekanntlich nicht nur unsere Nahrung, sondern auch unsere Emotionen. Wir testeten verschiedene Nahrungsmittel aus, denn die Ernährung ist ein wichtiger Teil der Kinesiologie. Es stellte sich heraus, daß sich Zucker, Kaffee und Milch negativ auf den Organismus und das Energiesystem der Sängerin auswirkten. Sorgfältiges Muskeltesten ergab, daß sie mehr Vitamin B-reiche Nahrung zu sich nehmen und generell langsamer kauen sollte. Wichtig war außerdem, daß sie mit den Mahlzeiten keine negativen Gedanken aufnahm, d. h. entspannt aß (keine Arbeitsessen, kein Zeitunglesen beim Essen usw.). Dazu gab ich ihr unterstützende Übungen für den Alltag.

Fazit
Bereits nach vier Sitzungen fühlte sich meine Klientin viel freier und hatte Kraft, die Verantwortung für ihr Leben zu übernehmen. Die Magenprobleme und die Kopfschmerzen waren völlig verschwunden. Sie hatte ihre Lebensweise und auch ihre Ernährung umgestellt und freute sich mehr und mehr am Leben.

Literatur

Diamond, J (1983) Der Körper lügt nicht. VAK, Freiburg i. Br.
Diamond, J (1987) Lebensenergie in der Musik. VAK, Freiburg i. Br.
Diamond, J (1991) Das Herz der Musik. VAK, Freiburg i. Br.
Sonnenschmidt R, Knauss H (1995) Musik-Kinesiologie. Kreativität ohne Streß im Musikerberuf. VAK, Freiburg i. Br.
Tourelle M la, Courtenay A (1994) Was ist Angewandte Kinesiologie? VAK, Freiburg i. Br.

2.5 Ergonomie und Konstitution

... ÜBERSICHT

Zunächst soll dem *Musiker* und dem *Musikpädagogen* im Überblick gezeigt werden (Abschn. 2.5.1), welche Rolle der individuelle Körperbau (Konstitution) des Musizierenden bei der Wahl von Sitzmöbeln und Hilfsmitteln spielt und welchen Einfluß konstitutionelle Abweichungen auf das Bewegungsverhalten haben. Dem *Therapeuten* ermöglicht die Beschreibung der *hypothetischen Norm* eine genauere Beurteilung der Konstitution des Patienten. Die wichtigen „Längen, Breiten und Tiefen" für die verschiedenen Instrumentalisten sind besonders hervorgehoben und nach Instrumentengruppen unterteilt.

In Abschn. 2.5.2 erfährt der *Musiker* das wichtigste zum Thema „Sitzgelegenheiten". Verschiedene Alternativen werden vorgestellt und aus physiotherapeutischer Sicht bewertet.

Anschließend (Abschn. 2.5.3) geht es dann um die Ergonomie direkt am und mit dem Instrument. *Musiker, Musikpädagogen, Ärzte* und *Physiotherapeuten* werden nochmals auf die Bedeutung der richtigen Instrumentengröße hingewiesen und erfahren dann ganz konkret, welches Zubehör für welches Instrument geeignet ist. Ausgewählte Hilfsmittel werden nach ergonomischen Gesichtspunkten überprüft und fachorthopädisch und physiotherapeutisch beurteilt.

2.5.1 Der Einfluß des Körperbaus (Konstitution) auf Haltung und Bewegung
(SUSANNE KLEIN-VOGELBACH, IRENE SPIRGI-GANTERT)

Das Instrument ist mit seinen Maßen vorgegeben (siehe Abschn. 2.5.3). Die Aufgabe des Lehrers besteht u. a. darin, die konstitutionellen Gegebenheiten des Musikers in bezug auf die Maße und Gewichte des Instruments zu prüfen und zu beurteilen.

Bei *Kindern und Jugendlichen* müssen während des Wachstumsprozesses permanent Veränderungen vorgenommen werden. Nur dann kann der Pädagoge den Musiker zu einem bestimmten individuell angepaßten Bewegungsverhalten und zu einer entsprechenden ergonomischen Versorgung beim Instrumentenspiel anleiten.

> **Der Lehrer muß von Anfang an beurteilen können, ob unüberwindliche Probleme (z. B. extreme Längen) und damit vorhersehbare Schwierigkeiten für den Lernenden bestehen.**

Die hypothetische Norm

Die *Definition der Körperproportionen* geht zurück auf Kohlmann (1907). Abweichungen von dieser *hypothetischen Norm* der Konstitution verändern das Bewegungsverhalten in vorhersehbarer Weise. In der Regel sind es *vergrößerte Längen, Breiten und Tiefen,* die Probleme verursachen – und nicht so sehr verringerte Proportionen. Eine vergrößerte Länge, Breite oder Tiefe bedeutet immer auch ein erhöhtes Gewicht.

> **Die individuelle Konstitution ist nicht veränderbar. Der Musiker muß lernen, seine konstanten Größen zu erkennen und mit Hilfe des Lehrers seine Technik am Instrument entsprechend anzupassen.**

Abweichungen hinsichtlich der *Längen* müssen häufig mit Anpassungen an der Sitzgelegenheit ausgeglichen werden. Abweichungen der *Breiten* und *Tiefen* haben auf die Wahl der Sitzgelegenheit nur bedingt einen Einfluß und erfordern weniger Anpassungen des Sitzmöbels als vielmehr Veränderungen im Bewegungsverhalten.

FÜR DEN THERAPEUTEN

Die Längen, Breiten und Tiefen der hypothetischen Norm sind nach Kohlmann (1907) wie folgt definiert:
- *Längen* (Abb. 2.101):
  - Das Hüftgelenk unterteilt die Gesamtkörperlänge in zwei gleiche Teile. Das Verhältnis *Unterlänge* zu *Oberlänge* entspricht 1:1.
  - Die *Unterlänge* ist unterteilt in Unterschenkellänge und Oberschenkellänge, die in einem Verhältnis von 1:1 zueinander stehen.
  - Die *Oberlänge* wird in Fünftel unterteilt:
    - Abstand Schambein – Bauchnabel: 1/5;
    - Abstand Bauchnabel – Halsgrübchen: 2/5;

- Abstand Halsgrübchen – Scheitel: 2/5.
- *Armlänge*: Die Spitze des 3. Fingers reicht bis zum mittleren Drittel des Oberschenkels.
- *Breiten* (Abb. 2.102):
  - Der Abstand der Füße, die *Spurbreite* (Mitte oberes Sprunggelenk rechts/links) ist größer als der Abstand der Hüftgelenke, aber kleiner als die Breite des Beckens.
  - Der *Durchmesser* auf Höhe der Trochanterpunkte entspricht dem frontotransversalen Brustkorbdurchmesser.
  - Der *Abstand der Schultergelenke* ist mindestens so groß wie der frontotransversale Brustkorbdurchmesser und doppelt so groß wie der Hüftgelenkabstand.
- *Tiefen*:
  - Die *Fußlänge* entspricht dem sagittotransversalen Brustkorbdurchmesser auf Höhe Th7/6 und dem größten sagittotransversalen Kopfdurchmesser, nur der sagittotransversale Durchmesser auf Bauchnabelhöhe ist etwas kleiner (Abb. 2.103a).
  - Das *Verhältnis* von sagittotransversalem zu frontotransversalem Brustkorbdurchmesser beträgt 4:5.
  - Das *Verhältnis* von Vorfuß und Rückfuß beträgt an der Innenseite 1:1,5 und an der Außenseite 1:2 (Abb. 2.103b).
  - Das *Verhältnis* von Hinterkopf zu „Gesichtsschädel" beträgt etwa 1:1.

Kritische Längen, Breiten und Tiefen

Bei der Untersuchung und Beobachtung von Musikern sollte je nach Instrument ein besonderes Augenmerk auf folgende Längen, Breiten oder Tiefen gerichtet werden:
- *Hohe Streicher:*
  - Ist die Armlänge im Rahmen der Norm, und stehen Oberarm und Unterarm in einem Verhältnis von 1:1?
  - Entspricht die Distanz zwischen Halsgrübchen und Scheitel (Körperabschnitt Kopf) ungefähr dem Abstand Bauchnabel – Halsgrübchen (Körperabschnitt Brustkorb)?
  - Entspricht der Abstand der Schultergelenke dem Querdurchmesser des Brustkorbs unterhalb der Achselhöhle (frontotransversaler Brustkorbdurchmesser)?
- *Tiefe Streicher:*
  - Entspricht die Länge des Rumpfs der Beinlänge?

Abb. 2.101
Konstitution: Längen (Klein-Vogelbach 1990)

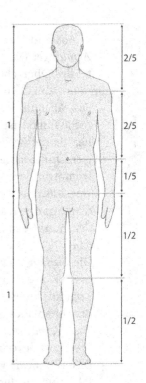

Abb. 2.102
Konstitution: Breiten (Klein-Vogelbach 1990)

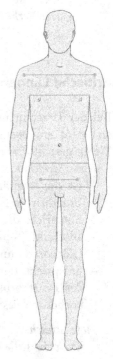

Abb. 2.103 a, b
Konstitution. **a** Tiefen, **b** Ver-
hältnis der Tiefen am Fuß
(Klein-Vogelbach 1990)

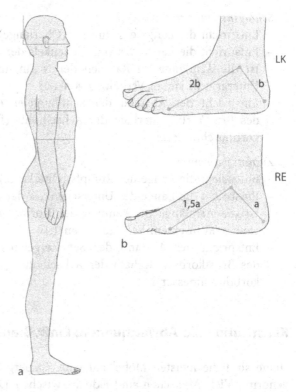

- Entspricht der Abstand Schambein – Bauchnabel (KA Becken) der
  Hälfte des Abstands Bauchnabel – Halsgrübchen (KA Brustkorb)?
- Entspricht der Abstand der Schultergelenke dem Querdurchmesser
  durch den Brustkorb unterhalb der Achselhöhle (frontotransversaler
  Brustkorbdurchmesser)?

- *Tasteninstrumente:*
  - Entspricht die Länge des Rumpfs (Oberlänge) der Beinlänge?
  - Entspricht die Länge des Unterschenkels der des Oberschenkels?
  - Ist die Armlänge im Rahmen der Norm, und stehen Oberarm und
    Unterarm in einem Verhältnis von 1:1?
  - Entspricht der Abstand der Schultergelenke dem Querdurchmesser
    des Brustkorbs unterhalb der Achselhöhle (frontotransversaler Brust-
    korbdurchmesser)?

- *Bläser:*
  - Ist die Armlänge im Rahmen der Norm?
  - Ist der Querdurchmesser des Brustkorbs (frontotransversaler Brust-
    korbdurchmesser) etwas größer als der Tiefendurchmesser des Brust-
    korbs (sagittotransversaler Brustkorbdurchmesser)?

- *Schlaginstrumente:*
  - Entspricht die Länge des Rumpfs (Oberlänge) der Beinlänge?
  - Entspricht die Länge des Unterschenkels der des Oberschenkels?
  - Ist die Armlänge im Rahmen der Norm, und stehen Oberarm und Unterarm in einem Verhältnis von 1:1?
  - Entspricht der Abstand der Schultergelenke dem Querdurchmesser des Brustkorbs unterhalb der Achselhöhle (frontotransversaler Brustkorbdurchmesser)?

- *Zupfinstrumente:*
  - Entspricht die Länge des Rumpfs (Oberlänge) der Beinlänge?
  - Entspricht die Länge des Unterschenkels der des Oberschenkels?
  - Ist die Armlänge im Rahmen der Norm, und stehen Oberarm und Unterarm in einem Verhältnis von 1:1?
  - Entspricht der Abstand der Schultergelenke dem Querdurchmesser des Brustkorbs unterhalb der Achselhöhle (frontotransversaler Brustkorbdurchmesser)?

Konstitutionelle Abweichungen: Einfluß auf das Sitzverhalten

Heute sind die meisten Möbel auf eine Körpergröße von 170 bis 175 cm genormt. Viele Menschen sind jedoch zwischen 175 und 185 cm groß und müssen sich daher mit inadäquaten Möbeln und Sitzgelegenheiten abfinden. Doch nicht allein die Gesamtkörperlänge hat einen Einfluß auf die Wahl bzw. Anpassung der Sitzgelegenheit – auch die *Proportionen* des Körpers sind von Bedeutung.

Die folgenden Abweichungen haben einen direkten oder indirekten Einfluß auf das Sitzverhalten und müssen berücksichtigt werden:

- *Lange Unterschenkel* machen eine höhere Sitzgelegenheit erforderlich, damit das Hüftgelenk etwas höher steht als das Kniegelenk. Ein hartes Kissen, Notenbuch oder Frottiertuch kann bereits genügen, um mit einer vorgegebenen Sitzgelegenheit im Orchester zurechtzukommen.
- *Kurze Unterschenkel* können zu Problemen führen, wenn die Füße nicht bequem auf den Boden gestellt werden können. Dies kann leicht behoben werden, indem sich der Musizierende an die Vorderkante des Stuhls setzt oder die Füße auf einen kleinen Schemel bzw. ein dickes Notenbuch stellt. Frauen können beim Sitzen durch hohes Schuhwerk unauffällig einen kurzen Unterschenkel kompensieren.
- *Lange Oberschenkel* verlangen relativ viel Raum nach vorn, was im Orchester bei Platzmangel zu Schwierigkeiten führen kann. Es ist günstig,

in einer verstärkten Grätschhaltung oder mit asymmetrischer Beinstellung zu sitzen (siehe Abschn. 2.6.4).

- Ein Mensch mit *überlangem Rumpf (+Oberlänge)*, der sog. „Sitzriese", hat die Tendenz, sich zusammensinken zu lassen, um seine Augenhöhe den Gegebenheiten der Umwelt anzupassen, vor allem dann, wenn er sein Notenpult mit einem kleineren Nachbarn teilen muß.

- Eine sehr ungünstige Kombination ergibt sich aus einem langen Rumpf (+Oberlänge) und einem langen Unterschenkel beim *Pianisten*. Die +Oberlänge erfordert ein Tieferstellen, lange Unterschenkel erfordern ein Höherstellen der Sitzgelegenheit. In diesem Fall muß am Instrument probiert werden, ob die Sitzhaltung des Musikers angepaßt werden kann oder ob ein Höherstellen des Instruments in Frage kommt.

- Ein *schmaler Hüftgelenkabstand* oder vermehrtes Gewicht an den Beinen kann die Sitzhaltung ungünstig beeinflussen. Der Musiker sitzt dann besser an der Stuhlkante mit asymmetrischer Beinstellung (siehe Abschn. 2.6.4).

- Bei *vermehrtem Bauchgewicht* sollten die Beine gegrätscht werden, um so die Balance des Beckens in den Hüftgelenken zu erhalten.

Konstitutionelle Abweichungen: Einfluß auf das Bewegungsverhalten

Abweichungen im Bereich der *Längen, Breiten* und *Tiefen* haben auch einen Einfluß auf das Bewegungsverhalten und die muskuläre Beanspruchung:

- Ein überdurchschnittlich *langer Rumpf (+Oberlänge)* bildet einen langen Hebel, sobald sich das ◆Türmchen nach vorn neigt. Die Rückenmuskulatur muß dann vermehrt arbeiten, um den längeren Hebel stabilisieren zu können.

- Eine *Überlänge des Halses* führt vor allem bei den hohen Streichern zu Problemen; eine gute Beratung bei der Wahl der Schulterstütze ist hier unabdingbar. Bei schlechter Anpassung kommt es zu einer unökonomischen Haltung der Halswirbelsäule.

- Eine *Überlänge der Arme* bedeutet ein größeres Gewicht, sobald die Arme angehoben werden. Die Überlänge der Arme erfordert mehr Bewegungstoleranzen in den Gelenken, z.B. bei der Handhabung der Geige (Abb. 2.104).

- Ein *großer Abstand der Füße* beim Stehen führt zu einer unökonomischen Belastung der Fuß-, Knie- und Hüftgelenke und zum Verlust der potentiellen Beweglichkeit. Ursache für einen großen Abstand der Füße kann vermehrtes Gewebe an der Innenseite der Oberschenkel oder ein schmaler Hüftgelenkabstand sein. Durch eine asymmetrische Schrittstellung (siehe Abschn. 2.6.4) wird eine korrekte Belastung der Fuß-, Knie-, und Hüftgelenke möglich.

- Ein *schmaler Schultergelenkabstand* oder ein *vergrößerter* Brustkorbdurchmesser haben zur Folge, daß die Arme nicht frei hängen können und die Schultergürtel- und Nackenmuskulatur vermehrt beansprucht ist. (◆Abduktionssyndrom der Schultergelenke). Geeignete Entlastungsstellungen (siehe Lahme et al. 2000, Abschn. 1.3.2) helfen, während der Spielpausen die Belastung zu reduzieren.

- Ein *zu großer Abstand* der Schultergelenke in Relation zum Brustkorbdurchmesser hat zur Folge, daß die Schulterblätter nicht gut auf dem Brustkorb aufliegen. Es kann zu Verspannungen der Nacken- und Schultergürtelmuskulatur, insbesondere zwischen den Schulterblättern, kommen. Die Aktivitäten des Schulterblatts auf dem Brustkorb während der Bewegungen der Arme sind gestört. Hierdurch werden die Geschicklichkeitsaktivitäten der Hände beeinträchtigt.

- Ein *vergrößerter Tiefendurchmesser* des Brustkorbs deutet auf eine ◆Inspirationsstellung der Rippen hin und hat mögliche Konsequenzen auf Ausatmungsvolumen und Atemtechnik (siehe Abschn. 2.1.2).

- Ein besonderes Augenmerk verlangt die *kleine Ferse*. Eine kleine Ferse hat zur Folge, daß nur wenig Gewichtsausgleich nach hinten möglich ist. Dies wird häufig kompensiert durch eine vermehrte Vorneigung der Beinlängsachse. Dann sind Becken, Brustkorb und Kopf nicht mehr in die ◆Körperlängsachse eingeordnet, oder der ◆Tonus der Rückenmuskulatur nimmt zu. Beim Üben im Stand sollte ein kleiner Absatz getragen werden. Die ◆Körperlängsachse richtet sich dann spontan wieder in die Vertikale ein.

Konsequenzen für den Alltag an Musikschulen

Normalerweise bringt der Pädagoge dem Schüler die Technik bei, von der er selbst überzeugt ist und mit der er erfolgreich ist. Leider geht dabei oft der Aspekt der Individualität verloren: Die körperlichen Voraussetzungen des Schülers sind meist anders als die des Lehrers. Der Lehrer leitet den Schüler zu Haltungen oder Bewegungsabläufen an, die dieser nicht nachvollziehen kann, weil er andere konstitutionelle Voraussetzungen mitbringt.

Abb. 2.104
Musiker mit Überlänge der Arme

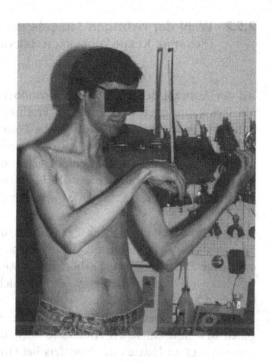

Beispiel

Ein Lehrer, untersetzt mit kurzem Hals, ist überzeugt, daß die Geige bedeutend schöner klingt, wenn man ohne Schulterstütze spielt. Sein Schüler, 180 cm groß und mit einem „langen Hals", übernimmt die Idee. Jedoch entwickelt sich bei ihm als Folge seiner verstärkten Kopfneigung zum Instrument hin auf der Seite des Instruments eine Verkürzung der seitlichen Halsmuskulatur und auf der gegenüberliegenden Seite eine Überdehnung der seitlichen Halsmuskulatur. Der Schüler wird versuchen, in dieser Haltung zu spielen, bis ihn Schmerzen am Spielen hindern.

Literatur

Klein-Vogelbach S (1990) Funktionelle Bewegungslehre, 4. Aufl. Springer, Berlin Heidelberg New York Tokyo

2.5.2 Wahl der richtigen Sitzgelegenheit
(Susanne Klein-Vogelbach, Irene Spirgi-Gantert)

Bei der Auswahl der angebotenen Sitzmöbel und Hilfsmittel findet sich der Musiker kaum noch zurecht. Jedes Produkt wird als „Erfindung des Jahrhunderts" gepriesen und verspricht die Lösung aller Probleme beim Instrumentenspiel. Stühle, die an alle Gegebenheiten angepaßt werden können, sind meist zu teuer oder zu kompliziert in der Handhabung und daher für den Alltag nicht zu gebrauchen. Die Erfahrung zeigt, daß es *den* perfekten Stuhl nicht gibt. Viel wichtiger ist eine Schulung des Sitzverhaltens.

Orchestermusiker üben ihren Beruf meist unter schwierigsten räumlichen Bedingungen aus. Genormte, häufig nach hinten abfallende Sitzflächen oder enge Platzverhältnisse gehören zum Alltag. Daher ist es äußerst wichtig, den Musiker zu beraten, wie er mit solch unzulänglichen Bedingungen umgehen kann.

Der Musiker muß lernen, mit den Gegebenheiten seines Körpers umzugehen bzw. mit einfachen Hilfen die notwendigen Anpassungen vorzunehmen – sei es zu Hause oder auswärts bei Orchesterproben und -aufführungen.

Es gilt, das Sitzverhalten bewußt zu machen. Der Musiker muß wissen, worauf er zu achten hat und mit welchen Mitteln er sich helfen kann.

Stabile versus labile Sitzgelegenheit

Immer wieder wird die Frage gestellt, ob nicht die labile einer stabilen Sitzgelegenheit vorzuziehen sei. Die Antwort: Bei längerem Spielen sollte eine *stabile* Sitzgelegenheit verwendet werden. Einer Ermüdung der Rücken- und Schultergürtelmuskulatur kann vorgebeugt werden, indem der Körper durch feine Vor- und Rückneigungen seines ◆Türmchens auf der Sitzfläche balanciert wird und somit einen ständig wechselnden ◆Tonus erreicht.

Bei einer *labilen* Sitzgelegenheit, z.B. Ball oder Luftkissen (Abb. 2.105, Abb. 2.106), reagiert der Körper mit Balancereaktionen in Form gezielter ◆Feinverformungen der Wirbelsäule und der Hüftgelenke. Die labile Sitzgelegenheit ist jedoch noch kein Garant für eine korrekte Sitzhaltung.

Abb. 2.105
Sitz auf dem Ball (Klein-Vogelbach
1990),

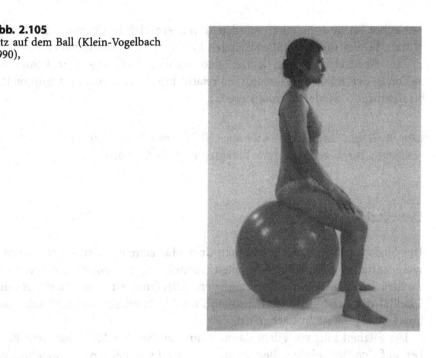

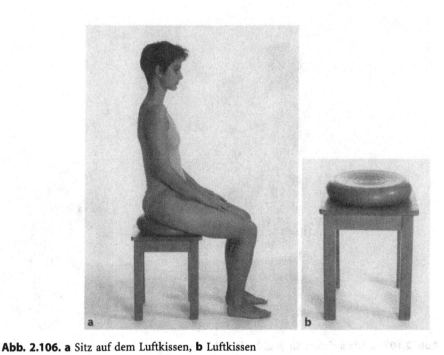

Abb. 2.106. a Sitz auf dem Luftkissen, **b** Luftkissen

Schlechte Sitzgewohnheiten werden durch eine labile Unterlage noch verstärkt, da hier die ◆Bremsaktivitäten bei einer Fehlhaltung zunehmen.

Ein Wechsel zwischen labiler und stabiler Sitzgelegenheit kann den ◆Tonus der Rückenmuskulatur in relativ kurzer Zeit und mit minimalen Kraftaufwand wieder normalisieren.

Ein Ball, ein Luftkissen oder ein labilisierter Stuhl für die Entlastung zwischendurch gehören zum Inventar eines jeden Musikzimmers.

Der Sitzkeil

Der Sitzkeil (Abb. 2.107) ermöglicht dem Musizierenden, sein Becken ohne viel Kraftaufwand in einer leichten Vorneigung zu halten; die schlechte Rundrückenhaltung wird so vermieden. Allerdings ist beim Kauf stets die Qualität des Schaumstoffs zu prüfen: Er sollte kompakt und hart sein und unter Belastung nicht nachgeben.

Der Sitzkeil hilft vor allem dann, wenn der Musiker Mühe hat, sein Becken auf den Sitzbeinknochen zu balancieren (z.B. bei einer abweichenden

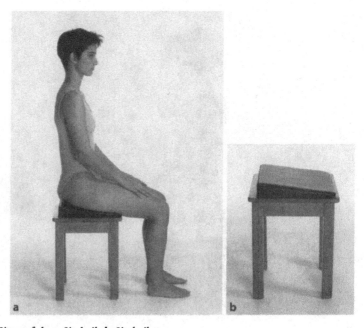

Abb. 2.107. a Sitz auf dem Sitzkeil, **b** Sitzkeil

Form der Sitzbeinknochen, ◆Dysbalancen der Hüft- oder Lendenmuskulatur, eingeschränkter Beweglichkeit in den Hüftgelenken, ◆Sitzkyphosen usw.). Außerdem erleichtert der Keil das Sitzen auf Stühlen, deren Sitzfläche nach hinten/unten geneigt ist, da er die Rückneigung der Fläche ausgleicht.

Weitere Anpassungsmöglichkeiten im Sitzen

Asymmetrien des Beckens wie eine einseitig höhere Beckenschaufel können durch eine Unterlagerung der tieferen Seite ausgeglichen werden. Meist hilft eine Zeitschrift, Notenbücher oder ein Frottiertuch, um solche Veränderungen zu kompensieren.

Ein Kissen im Bereich der Lendenwirbelsäule oder eine vorgeformte Lehne können ein Nach-hinten-Sinken des Beckens verhindern. So wird das Becken in der Nullstellung gehalten. Dies ist jedoch keine Dauerlösung, denn solche Hilfen lassen sich nicht auf jedem Stuhl anbringen, oder sie verrutschen und werden dann zum Störfaktor.

Literatur

Klein-Vogelbach S (1990) Funktionelle Bewegungslehre, 4. Aufl. Springer, Berlin Heidelberg New York Tokyo

2.5.3 Ergonomie am Instrument
(ALBRECHT LAHME)

Die richtige Instrumentenwahl

Die Grundvoraussetzung für eine physiologische Haltung beim Musizieren ist die Wahl des richtigen Instruments bzw. der richtigen Instrumentengröße (vgl. Abschn. 2.5.1). Nur auf dieser Grundlage ist der Einsatz ergonomischer Hilfsmittel überhaupt sinnvoll. Das „richtige" Instrument ist daran zu erkennen, daß es den konstitutionellen Gegebenheiten des Anfängers entgegenkommt. So ist beispielsweise die Konzertharfe für einen Schüler mit proportional viel zu kurzen Armen wenig geeignet.

Entscheidend für die richtige Wahl sind folgende Körperproportionen (vgl. Abschn. 2.5.1):

- Verhältnis Rumpf – Armlänge 1:1,4.
- Verhältnis Oberarm – Unterarm beim Erwachsenen 1,3:1.

Dabei ist zu berücksichtigen, daß sich im Laufe des Körperwachstums auch die Körperproportionen ständig verändern (Abb. 2.108)

Auch in diesem Punkt gilt das Prinzip des körpernahen Arbeitens. Daher sind zu groß gewählte Instrumente immer ungünstiger als zu kleine. Bei *zu kleinen Instrumenten* müssen die Finger prinzipiell zu steil auf Saite, Taste, Klappe oder Ventil aufgesetzt werden. Dadurch wird mit zu viel Kraft gearbeitet, und es kommt frühzeitig zu Überlastungsbeschwerden und Störungen in der Geläufigkeit. Speziell beim Streich- und Zupfinstrumentenspiel wirken sich zu steil aufgesetzte Finger zudem negativ auf die Intonation aus.

Zu große Instrumente erfordern

- mehr Kraftaufwand und
- mehr und unphysiologische Haltearbeit.

Abb. 2.108 a, b
Vergleich der Körperproportionen **a** beim Kind und **b** beim Erwachsenen (Braus u. Elze 1954)

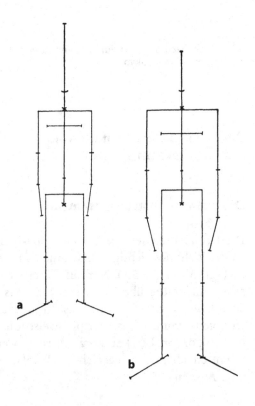

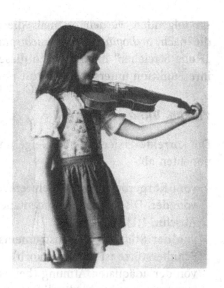

Abb. 2.109
Die Geige ist zu groß gewählt (Szende 1977)

So muß bei einer zu groß gewählten Violine (Abb. 2.109) mit fast gestrecktem Arm gespielt werden. Weil sich das Ellenbogengelenk nicht
in seiner Funktionsstellung befindet (d.h. Beuge- und Streckmuskulatur sind nicht im Gleichgewicht), ermüdet der Arm frühzeitig. Gerade
bei der Violine ist auf eine gewisse Balance zwischen Oberarm und
Unterarm zu achten. Beim Spiel sollte der Oberarm nicht an den
Oberkörper gepreßt werden müssen, da auf diese Weise die Schulterbeweglichkeit eingeschränkt wird und Lagen- und Saitenwechsel behindert werden.

Ergonomische Hilfsmittel

Ergonomische Hilfsmittel sind dazu da, das Zusammenspiel zwischen Musiker und Instrument zu verbessern. Sie sind allerdings kein Ersatz für ein
gutes Körperbewußtsein und Körpergefühl.

Mittlerweile sind im Handel, meist unter der Rubrik „Instrumentenzu-
behör", ergonomische Produkte für eine Vielzahl von Instrumenten erhältlich. Diese wurden oft von Musikern selbst entwickelt, die Probleme mit
der Anpassung des Instruments an den Körper hatten. Leider verfügen
Musiker jedoch meist nicht über ein ausreichendes medizinisch-physiologi-
sches Wissen, um entscheiden zu können, ob ein Hilfsmittel nun z.B. die
Wirbelsäule entlastet oder nicht. Daher ist es oft schwierig, sinnvolle von
nutzlosen oder gar gesundheitsschädlichen Produkten zu unterscheiden.

Im folgenden werden erstmals die ergonomischen Hilfsmittel vorgestellt, die nach *orthopädischen Gesichtspunkten* sinnvoll sind. Für den Bereich „Hohe Streicher" haben wir zu diesem Zweck die gängigsten Produkte auf ihre Funktion untersucht, geprüft und beurteilt.

Violine, Viola

Die korrekte Fixierung von Geige und Bratsche hängt von mehreren Komponenten ab:

- vom Körperbewußtsein (Schwerkraftgefühl),
- von der Disposition (momentanes Befinden des Musikers, siehe auch Abschn. 1.1),
- von der Stützung des Instruments durch den Brustkorb (die wichtigste Schulterstütze ist der Brustkorb),
- von der adäquaten Atmung (bei ausschließlicher Brustatmung ist das Instrument durch die ständige Auf- und Abbewegung des Brustkorbs instabil; siehe auch „Funktionelle Fehlatmung", Abschn. 2.1.2),
- von der Anpassung des Instruments evtl. durch Hilfsmittel an den Körperbau des Instrumentalisten (Ergonomie).

Bei vielen der herkömmlichen Kinnhalter und Schulterstützen finden diese Aspekte keine Berücksichtigung.

Kinnhalter

Die Hauptprobleme bei industriell hergestellten Kinnhaltermodellen lassen sich folgendermaßen zusammenfassen:

- mangelnde Berücksichtigung individueller Gegebenheiten,
- Zwang zur Drehung der Halswirbelsäule und zur Neigung des Kopfes zum Instrument entgegen der physiologischen Krümmung der Halswirbelsäule (kyphotisch-rotatorische Fehlhaltung),
- Daueranspannung der Kopfdrehmuskulatur und der Nackenmuskulatur mit entsprechender Muskelverkürzung und späteren strukturellen Veränderungen,
- Überlastung der Kiefergelenke, der Kaumuskulatur und der Zähne,
- Geigerfleck.

In Tabelle 2.6 sind die gängigsten Modelle aufgelistet und mit Kommentaren versehen.

Tabelle 2.6. Gängige Kinnhaltermodelle im Vergleich

Modell	Besonderheiten/Beurteilung
Modell Wolf dolce	+ Höhenverstellbar. – Gibt bei forciertem Kopfdruck nach, sog. Pseudokomfort.
Modell Genf	+ Gute Tellerform. Für Spieler/innen mit kurzem Hals geeignet.
Modell Hill	+ Gute Ausmuldung. – Randwulst zum Kinn etwas zu breit.
Modell Dolin	+ Gute ovale Tellerform. Für Spieler/innen mit kurzem Hals geeignet.
Modell Darmstadt	Mittelständiger Kinnhalter. + Gute Ausmuldung. + Konvexe Form ermöglicht die Seitneigung des Kopfes während des Spiels.
Modell Flesch run	Mittelständiger Kinnhalter. + Homogene Tellerform.
Modell Guarneri	Mittelständiger Kinnhalter. – Zu kleiner Teller zwingt in einseitige Belastung.
Modell PVS	Mittelständiger Kinnhalter. – Zu kleine Auflagefläche.
Modell Spohr	+ Gute Tellerform. Für Spieler/innen mit kurzem Hals geeignet.
Modell Hollywood	– Kleinflächige Tellerform. Für Spieler/innen mit kurzem Hals geeignet.
Modell Huberman	Tellerform mit extrem flachen Randwulst. Für Spieler/innen mit kurzem Hals geeignet.

+ Vorteile, – Nachteile. Alle Modelle sind im Fachhandel erhältlich.

Die Alternative: Kieferwinkelstütze nach Lahme

Die von uns entwickelte Kieferwinkelstütze (KWS), die nach Abdruck individuell hergestellt wird (Abb. 2.110), ist eine gute Alternative zum herkömmlichen Kinnhalter für Geiger und Bratscher. Sie bietet eine Entlastung der Halswirbelsäule und erlaubt Bewegungen dieses Wirbelsäulenabschnitts, ohne daß der Musiker den innigen Kontakt zum Instrument verliert.

Bei der Herstellung der KWS arbeiten Experten aus mehreren Disziplinen (Orthopäde, Zahnarzt, Orthopädiemechaniker, Pädagoge) zusammen. Die gesetzlichen Krankenkassen und Privatkassen bzw. Beihilfen, ggf. auch die Berufsgenossenschaften oder die Rentenversicherung übernehmen die Kosten ganz oder teilweise.

Die KWS schafft einen großflächigen Kontakt mit dem Instrument. Dadurch ist weniger aktive Haltearbeit nötig. Weitere *Vorteile* sind:

- Reduzierung bzw. Verkleinerung des sog. Geigerflecks,

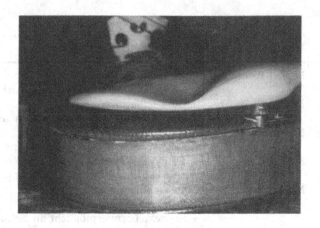

Abb. 2.110
Individuell gefertigte Kieferwinkelstütze nach Lahme

- Entlastung der Nackenmuskulatur, der Kopfdrehmuskulatur und der vorderen Halsmuskulatur,
- Entlastung der Bandscheiben im Bereich der Halswirbelsäule,
- verringerte Belastung bei Kopfbewegungen,
- Verbesserung der Instrumentenstabilisierung durch Einsatz des Kopfeigengewichts (leichte Seitneigung des Kopfes).

Langfristig gesehen bietet die KWS also vor allem Schutz vor vorzeitigem Bandscheiben- und Halswirbelsäulenverschleiß.

Um die KWS optimal anpassen zu können, müssen folgende *individuelle Gegebenheiten* berücksichtigt werden:

- Halslänge,
- Schlüsselbeinachse,
- Zusammenbiß,
- Kieferwinkelform und
- Instrumentaltechnik.

Die Grundvoraussetzung für den ergonomischen Einsatz der KWS ist die richtige Einstellung der Schulterstütze.

Schulterstütze

Schulterstützen sind in der Regel höhenverstellbar, kippbar und verbiegbar, wodurch eine ergonomische Anpassung möglich wird. Je nach anatomischen Gegebenheiten kann auch die Breite variiert werden. Schulterstützen *aus Holz* allerdings sind insgesamt zu starr und nicht verstellbar.

Von *Schulterkissen* ist aus funktionellen Gründen ebenfalls abzuraten: Der Kontakt zum Instrument ist nicht ausreichend, die Stabilität somit

Tabelle 2.7. Gängige Schulterstützenmodelle im Vergleich

Modell	Besonderheiten/Beurteilung
Bonmusica	Individuell einstellbar. Physiologisch sehr günstig, da in sich verbiegbar und damit optimal anpaßbar.
Wolf Resonans	Individuell einstellbar, aber nicht in sich verbiegbar. Physiologisch in Ordnung. Auflagefläche zu schmal.
Menuhin	Nur für Spieler/innen mit kurzem Hals geeignet. Sehr flach, nicht verstellbar, aber in verschiedenen Höhen zu erwerben.
Kun	Gut verstellbar. Auflagefläche zu schmal. Nicht verbiegbar.
Libero	Zwar individuell einstellbar, jedoch abhängig von der Kinnhalterpostion.
Voigt	Nicht höhenverstellbar. Nur für Spieler/innen mit kurzem Hals geeignet.
Playonair	Kissenform. Nicht individuell einstellbar.

Alle Modelle sind im Fachhandel erhältlich.

nicht gewährleistet. Zudem ist ein Schulterkissen im Gegensatz zur Schulterstütze nicht individuell anpaßbar.

Probleme gibt es bei *Schulterstützen*, wenn Form, Material und Anpassung nicht den anatomisch-physiologischen Kriterien entsprechen. Typische Nachteile sind:

- Behinderung der Schulterbeweglichkeit,
- Pseudokomfort (mehr Bequemlichkeit bei bestehender Fehlhaltung),
- ungünstige Hebelwirkung mit Falltendenz des Instruments gegen die Schwerkraft (z. B. bei zu schmaler Auflage der Schulterstütze),
- Einschränkung der Atmung durch Größe und Gewicht der Stütze.

Die gängigen Modelle sind in Tabelle 2.7 aufgelistet.

Transporthilfen

Auch beim Transport kann es durch unphysiologische Belastungen zu Überanstrengungen kommen. Für diesen Bereich gibt es mittlerweile eine Reihe ergonomischer Hilfsmittel für viele Instrumente, die alle nach ähnlichen Prinzipien konstruiert sind. Die sog. Hosenträgerform bei Tragegurten bewirkt eine gleichmäßige Verteilung des Gewichts nach dem Rucksackprinzip. Hier ist auf eine symmetrische Belastung zu achten. Als Beispiel sind die Rucksackgarnituren für hohe und tiefe Streicher – z.B. das Fiedler-Tragesystem mit Hosenträgergurt – zu nennen.

Cello

Stachel, Celloständer

Je nach Spielebene (steile oder flache Position des Cellos) ist zwischen verschiedenen Stachellängen und Stachelwinkeln zu wählen. Als Celloständer für das Spiel im Stehen ist das Modell „Arnold Stand TWIN" (Abb. 2.111) mit zwei oder drei Füßen zu empfehlen. Beim Spielen im Stehen wird die Lendenwirbelsäule geschont, weshalb diese Haltung beim Üben zwischendurch immer wieder eingenommen werden sollte.

Kontrabaß

Sitz

Ein physiologisches Sitzen beim Kontrabaßspiel ist nur mit einem modifizierten Barhocker möglich (siehe Abschn. „Kontrabaß").

Gitarre/E-Gitarre

Fußbänkchen

Das Fußbänkchen ist für eine physiologische, bequeme Haltung der Beine beim Gitarrespielen unverzichtbar (siehe auch Abschn. „Gitarre"). So kann eine Fehlhaltung ohne Hilfsmittel vermieden werden.

Abb. 2.111
Arnold Stand TWIN (GEWA-Katalog 1997/1998)

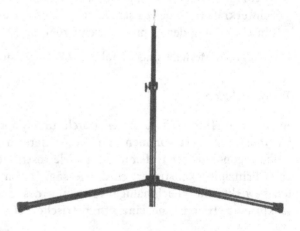

Abb. 2.112
Gitarrenstütze WOLF (GEWA-Katalog 1997/ 1998)

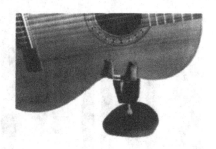

Gitarrenstütze

Die Gitarrenstütze stellt eine Verbindung zwischen dem rechten Ober-schenkel und dem Instrumentenkorpus her und ermöglicht so ein indivi-duelles Neigen und Kippen des Instruments. Zudem wird durch die höhere Position der Gitarre der Rücken entlastet, da ein Vorneigen des Oberkör-pers für optimale Spielbedingungen nicht mehr nötig ist. Empfehlenswert ist hier z. B. das Modell von Wolf (Abb. 2.112).

Armschoner

Armschoner für den Unterarm, eigentlich für Luftgewehrschützen gedacht, führen zu einer Entlastung beim sog. Gitarrenkantensyndrom nach Eick-hoff (Eickhoff 1994), da sie die andauernde Druckbelastung des N. ulnaris, die durch das Auflegen des rechten Unterarms auf die Kante des Instru-ments entsteht, deutlich verringern.

Halteriemen

Um die Haltearbeit ökonomisch auf den ganzen Halteapparat zu verteilen, sollte beim Spiel auf der E-Gitarre ein möglichst breiter Riemen mit va-riabler Länge verwendet werden (Abb. 2.113a). Allerdings ist zu beachten, daß zirkuläre Gurtbänder (Abb. 2.113b) den Hals in eine Fehlhaltung zie-hen und somit Probleme verursachen können. Durch das Instrumentenge-wicht, das durch das Band auf den Hals übertragen wird, kommt es zu ei-ner unphysiologischen Belastung der Halswirbelsäule.

Harfe

Schulterpolster, hoher Absatz

Beim Harfespiel sind gelegentlich Schulterpolster für die linke Schulter er-forderlich. Dadurch lassen sich schmerzende Druckstellen und die Bildung

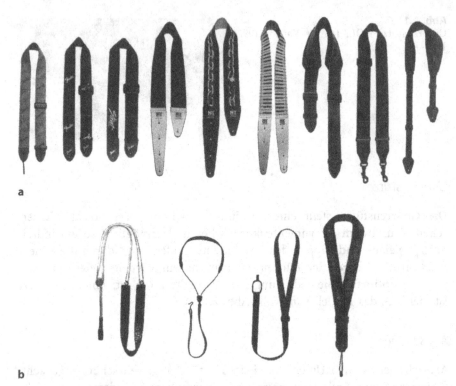

a

b

Abb. 2.113. a Gitarrentragriemen (je breiter, desto physiologisch günstiger), **b** Gitarrentragbänder (physiologisch ungünstig) (GEWA-Katalog 1997/1998)

von Druckflecken, verursacht durch das Gewicht des Instruments, vermeiden. Um Überbelastungen der Achillessehne beim Pedalspiel vorzubeugen, ist das Tragen von Schuhen mit hohen Absätzen empfehlenswert.

Klavier

Sitz

Ausschlaggebend für eine physiologische Haltung am Klavier ist ein Stuhl mit verstellbarer Sitzhöhe, da die normale Tastaturhöhe bei Klavieren und Flügeln zwischen 58 und 62 cm liegen kann. Nur so kann eine optimale Winkelstellung des Knie- und Ellenbogengelenkes gewährleistet werden. Eine Alternative ist bereits in Planung: Ein Hersteller (Fazioli, Pordenone) arbeitet zur Zeit an einem hydraulisch höhenverstellbaren Klavier.

Tastatur

Ebenfalls in der Entwicklung befinden sich Klaviere mit gebogener Tastatur, ähnlich den ergonomischen EDV-Keyboards. So soll eine physiologischere Handhaltung ermöglicht werden. Solche Modelle haben sich jedoch bisher nicht durchgesetzt und sind unserer Ansicht nach auch nicht notwendig.

Blechblasinstrumente

Handschutz

Bei Blechblasinstrumenten ist manchmal ein Handschutz zur Vermeidung von Druckstellen notwendig (Abb. 2.114a,b).

Daumenstütze

Die Daumenstütze bietet eine größere Auflagefläche für den Daumen und dadurch eine stabile Haltung. Der erforderliche Kraftaufwand verringert sich. Außerdem verhindert die Daumenstütze eine Druckbelastung der sensiblen Nerven des Daumens. Daumenstützen gibt es von verschiedenen Herstellern.

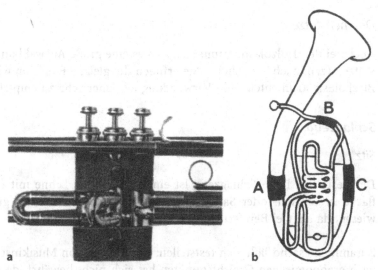

Abb. 2.114a,b. Beispiele für einen Handschutz **a** für die Jazztrompete, **b** für Tenorhorn/Bariton/B-Tuba (GEWA-Katalog 1997/1998)

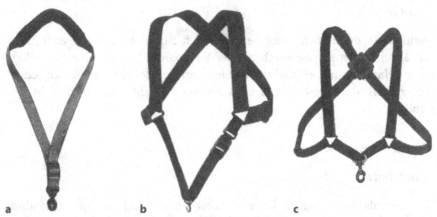

a   b   c

Abb. 2.115 a–c. Haltegurte **a** mit gepolstertem Tragriemen, **b, c** Hosenträgergurtsysteme (GEWA-Katalog 1997/1998) (physiologisch günstig)

Holzblasinstrumente

Hosenträgergurtsystem

Eine entscheidende Haltungsverbesserung beim Spielen von Holzblasinstrumenten (mit Ausnahme der Querflöte) ist durch ein Hosenträgergurtsystem mit gut gepolsterten Tragriemen zu erreichen (Abb. 2.115 a–c). Ein solches System ermöglicht die gleichmäßige Verteilung des Instrumentengewichts.

Daumenstütze

Auch bei den Holzblasinstrumenten gibt es eine große Auswahl an Daumenstützen (z. B. nach Schochow). Sie erfüllen die gleiche Funktion wie bei den Blechblasinstrumenten. Ihre Verwendung ist daher sehr zu empfehlen.

Schlagzeug

Sitz

Der beste Sitz beim Schlagzeug ist ein Hocker ohne Lehne mit einer Sitzfläche in Schalen- oder Sattelform. Die Sattelform hat sich als günstig erwiesen, da sie viel Beinfreiheit gewährt.

Zusammenfassend läßt sich feststellen: Der Umbau von Musikinstrumenten nach ergonomischen Gesichtspunkten hat sich nicht bewährt, da sehr häufig nicht nur die Ästhetik, sondern auch die Klangqualität leidet. Bei adäquater Instrumentaltechnik und guter ergonomischer Anpassung mit entsprechenden Hilfsmitteln erübrigt sich der Bau spezieller Instrumente.

Literatur

Braus H, Elze C (1954) Anatomie des Menschen, 3. Aufl, Bd I: Bewegungsapparat. Springer, Berlin Göttingen Heidelberg
Eickhoff W (1994) Muskelschädigung beim Gitarrenspiel (Vortrag im Juli beim 2. Europäischen Ärztekongress für Musikermedizin, München)
GEWA-Katalog (1997/98) GEWA, Mittenwald
Szende O (1977) Handbuch des Geigenunterrichts. F. K. Sandvoss, Düsseldorf
Lahme A (1992) Systematik therapeutischer Möglichkeiten bei Musikerkrankheiten. Das Orchester 1/92:17 ff
Lahme A (1993) Streichinstrumentenspiel und Bewegungsapparat (Vortrag auf dem 1. Europäischen Ärztekongress für Musikermedizin, Freiburg/Brsg)
Lahme A (1995 a) Therapie der berufsbedingten Krankheitsbilder bei Musikern. Institut für kulturelle Infrastruktur Sachsen, Universität Dresden (Aktuelle Fragen der sozialen Sicherung von Künstlern, Bd II)
Lahme A (1995 b) Die individuelle Kieferwinkelstütze als Alternative zum Kinnhalter für Geiger und Bratscher (Vortrag auf dem 3. Europäischen Ärztekongress für Musikermedizin, Frankfurt)
Lahme A (1996) Myotensive Überlastung bei Berufsmusikern, (Vortrag auf dem 4. Europäischen Ärztekongress für Musikermedizin, Hannover)
Lahme A, Lahme J (1993) Entwicklung einer individuellen Kieferwinkelstütze für Geiger und Bratscher. Das Orchester 3/93:246 ff

2.6 Basistraining für den Musiker
(Susanne Klein-Vogelbach, Irene Spirgi-Gantert)

...

ÜBERSICHT

Dieses Kapitel richtet sich an *Musiker* und *Therapeuten*.

Der *Musiker* braucht ein regelmäßiges Konditionstraining, das den nötigen Ausgleich zur körperlichen Belastung des Berufsalltags schafft. Das Training muß so gestaltet sein, daß es jederzeit, überall und möglichst ohne fremde Hilfe und ohne Hilfsmittel durchgeführt werden kann.

Jeder Musiker kann das Basistraining der Funktionellen Bewegungslehre erlernen und einüben; es eignet sich für alle Instrumentalisten. Er sollte sich das Trainingsprogramm aneignen, bevor gesundheitliche Probleme auftreten.

Der *Therapeut* hat die Aufgabe, die Übungen an jeden Musiker, seiner jeweiligen Kondition, Konstitution, Beweglichkeit und Statik entsprechend, individuell anzupassen.

Warum ein Basistraining?

Das Basistraining hilft, durch die *Normalisierung von Haltung und Bewegung* Schmerzen und Irritationen im Bereich der Wirbelsäule und der Extremitäten zu vermindern bzw. zu beheben. Schmerzen und Irritationen sind oft die Folge einer falschen Belastung, die sich über längere Zeit manifestiert hat und nicht mehr als fehlerhaft wahrgenommen wird.

Was wird trainiert?

Die Muskulatur kann in ◆*Fein-* und die *Grobmuskulatur* eingeteilt werden. Die *Feinmuskulatur* liegt in der Tiefe. Sie ist zuständig für kleine Bewegungen und für die Feineinstellung der Gelenkpartner in Ruhe und Bewegung. Die *Grobmuskulatur* liegt an der Oberfläche und ist häufig für kraftvolle größere Bewegungen in einem oder mehreren Gelenken zuständig.

Bei Fehlbelastungen übernimmt die Grobmuskulatur häufig Funktionen der Feinmuskulatur; als Folge wird die Bewegung langsamer und weniger differenziert.

Zu Beginn des Basistrainings wird die ◆hubstarke Grobmuskulatur (Hub, siehe Abschn. 1.2) weitgehend ausgeschaltet, und die Feinmuskulatur wird auf Geschicklichkeit und Geschwindigkeit trainiert.

Die Muskulatur wird primär als „*Beweger*" eingesetzt – also nicht zum *Heben*, *Bremsen* oder *Halten* körpereigener Gewichte. Dies wird gewährleistet, wenn die Bewegungen in der Horizontale stattfinden (siehe Abschn. 1.2).

Das Ziel des Basistrainings besteht darin, mit einem Minimum an Kraft ein Maximum an differenzierter Koordination zu erreichen.

Der Übende lernt in einzelnen Schritten, die Wirbelsäule und die Extremitätengelenke in allen möglichen Richtungen ◆hubfrei/hubarm zu bewegen und trainiert so die ◆Feinmuskulatur auf Geschicklichkeit und Geschwindigkeit. Sobald die Bewegungen in einem zügigen Tempo ausgeführt werden können, ist auch der Kraftaufwand gering.

Wenn Geschicklichkeit und Geschwindigkeit wiedererlangt sind, kann mit einem ◆Hubbelastungstraining begonnen werden.

Inhalte des Basistrainings

Das Basistraining der Funktionellen Bewegungslehre Klein-Vogelbach beinhaltet:

- Geschicklichkeits- und Krafttraining für die Bauch-, Rücken- und Hüftgelenksmuskulatur,
- funktionelles Atemtraining,
- Geschicklichkeitstraining für die Oberextremität,
- Haltungsschulung im Sitzen und Stehen.

Alle Übungen werden *individuell* an die jeweiligen körperlichen Voraussetzungen angepaßt, die der Musiker mitbringt (siehe Fallbeispiele in Lahme et al. 2000, Kapitel 2).

Lernweg für das Basistraining

Der Musiker soll seine Körperschulung lernen, beherrschen und selbst kontrollieren können, um nicht quasi lebenslänglich auf Therapie angewiesen zu sein. Da es ihm nicht möglich ist, während des Musizierens differenzierte Haltungsveränderungen des Körpers bewußt wahrzunehmen, muß er zunächst ohne Instrument wieder ein Gespür für ein ◆*ökonomisches Bewegungsverhalten* entwickeln, das ihm offenbar verloren gegangen ist. Der Musiker ist also nicht gezwungen, etwas „Therapeutisches" zu lernen, um sein körperliches Unbehagen beim Spielen zu überwinden; er soll lediglich das, was er einmal besaß, zurückgewinnen und es sich so „aneignen", daß es dann auch beim Spielen des Instrumentes funktioniert.

Der Musiker kann sich selbst nicht beobachten. Um sein eigenes Fehlverhalten zu verändern, muß er beim Lernen eines differenzierten Bewegungsverhaltens ein anderes *Wahrnehmungspotential* einsetzen. Dabei helfen ihm sein ◆*Tastsinn* und die ◆*Selbstpalpation*.

In der Funktionellen Bewegungslehre wird die Selbstpalpation durch Berührung körpereigener Punkte als „*Butterfly-Technik*" bezeichnet. Diese Berührungen sollen so zart sein wie die Bewegungen eines Schmetterlings, der sich auf die Haut gesetzt hat. Fast immer sind es die Finger, die die Rolle der „Schmetterlinge" übernehmen. Die den Körper berührenden Hände dürfen den entsprechenden Körperabschnitt keinesfalls bewegen.

Die Butterfly-Technik

Die Butterfly-Technik setzt sich aus den drei folgenden Schritten zusammen:

1. Schritt:
Die Hände betasten die Körperteile, die in Bewegung versetzt werden, und diejenigen, die unbewegt bleiben sollen. So werden die zu bewegenden oder stehenden ◆*Zeiger* und ◆*Punkte* wahrgenommen.

2. Schritt:
Die Hände entfernen sich geringfügig von den betasteten Körperstellen. Nun stellen die Hände im gewünschten Zeitmaß die Richtung dar, in denen sich die ◆*Zeiger* und ◆*Punkte* bewegen bzw. stehen bleiben sollen. Diese Darstellung von Zeitmaß und Richtung der Bewegung wird in der Funktionellen Bewegungslehre ◆*Zielsehnsucht* genannt. Sie löst die Vorprogrammierung der notwendigen Muskelaktivitäten aus (siehe Abschn. 1.2.2).

3. Schritt:
Wie „*Schmetterlinge*" kehren die Tasthände auf die vorher betasteten Körperregionen zurück und spüren, daß die gewünschten Bewegungen und Nichtbewegungen in geringem Ausmaß im gewünschten Tempo bereits stattfinden. Die differenzierte, zeitlich koordinierte Programmierung der erforderlichen Muskelaktivitäten hat stattgefunden. Jetzt kann die Bewegung vergrößert, beschleunigt oder verlangsamt werden.

> **!** Damit die Vorprogrammierung funktioniert, dürfen die Hände die Körperteile nicht bewegen, sondern sie ruhen darauf und werden mittransportiert. Sobald die Hände die Bewegungen unterstützen, ist der Zauber der „Butterflies" verschwunden.

Nur der Therapeut darf im Lernstadium durch subtile Manipulation Hilfe geben.

Die ◆Zeiger und ◆Punkte, die der Übende durch Selbstpalpation kennenlernen soll, sind jeweils unter der Überschrift „*Orientierungshilfen*" aufgelistet. Sie sind zugleich Beobachtungshilfen für den Therapeuten.

Zu den Übungen

Die Übungen des Basistrainings sind folgendermaßen beschrieben:

- Im „*Lernziel*" ist beschrieben, was der Übende jeweils erlernen soll.
- „*Ausgangsstellung*" meint die Position des Körpers, von der ausgehend die Übung durchgeführt werden soll.
- Die „*Instruktion*" bietet Anleitungen für den Übenden.
- Unter den Überschriften „*Hinweise*" und „*Variante*" finden sich mögliche Variationen einer Übung. Der Übende erfährt, worauf er besonders achten muß, um häufig auftretende Fehler vermeiden zu können.
- In „*Analyse und Hinweise für den Therapeuten*" wird der Bewegungsablauf in eine Richtung analysiert. Die Analyse des Bewegungsablaufs in die Gegenrichtung verläuft analog. Die Hinweise helfen dem Therapeuten, die Übungen an schwierige Gegebenheiten anzupassen.

2.6.1 Geschicklichkeits- und Krafttraining für Rücken-, Bauch- und Hüftgelenksmuskulatur

Mit Hilfe der folgenden Übungen soll der Patient lernen,

- die Gelenke der Wirbelsäule und die Hüftgelenke frei zu bewegen;
- ◆Feinbewegungen in einzelnen Wirbelsäulenabschnitten mit ◆Stabilisation in angrenzenden Abschnitten zu koordinieren;
- die Durchblutung der Strukturen um die Wirbelsäule herum zu verbessern;

- den ◆Tonus in der Rücken- und Bauchmuskulatur zu normalisieren;
- die Aktivitäten der ◆Feinmuskulatur der Wirbelsäule (genuine Rückenmuskulatur) und Hüftgelenke zu stimulieren, um die Belastbarkeit der Wirbelsäule zu steigern;
- die Bauch- und Rückenmuskulatur zu kräftigen, so daß das ◆Türmchen in der Vor- und Rückneigung stabilisiert werden kann.

Das Programm für die Feinverformung der einzelnen Abschnitte der Wirbelsäule wird anfangs in Rückenlage, in Seitlage oder im Sitz erarbeitet, und die Bewegungen werden zunächst ◆hubfrei ausgeführt. Später können die Ausgangsstellungen beliebig variiert werden.

In der Ausgangsstellung sollen Becken, Brustkorb und Kopf so gut wie möglich in die ◆Körperlängsachse eingeordnet sein, damit sich die Gelenke der Wirbelsäule in ihrer Nullstellung befinden und ◆Bewegungstoleranzen in alle Richtungen haben.

Für die angrenzenden Gelenke (Hüft-, ◆Zangenmaul- und Schultergelenke) sind Bewegungstoleranzen nötig, damit sich Becken, Brustkorb und Kopf mühelos bewegen lassen.

Die Bewegungen werden in den drei Ebenen des Raums ausgeführt, die sich der Übende anhand vertrauter Kopfbewegungen gut vorstellen und einprägen kann:

- Kopfnicken: *Ja-Ebene* (Sagittalebene) (Abb. 2.116).
- Kopfschütteln: *Nein-Ebene* (Transversalebene) (Abb. 2.117).
- Kopf hin- und herwiegen: *Vielleicht-Ebene* (Frontalebene) (Abb. 2.118).

In diesen Ebenen kann die Wirbelsäule in Form von Beugung und Strekkung, Seitneigung nach rechts/links und Drehung nach rechts/links bewegt werden. Die bewegten Körperabschnitte sind Becken, Brustkorb und Kopf.

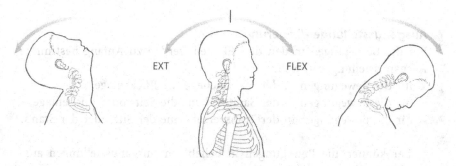

Abb. 2.116. Bewegungen des Kopfes in der Ja-Ebene (Flexion/Extension) (Klein-Vogelbach 1990)

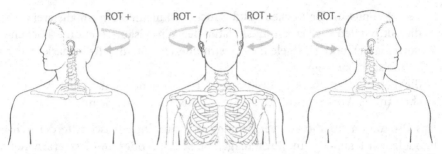

Abb. 2.117. Bewegungen des Kopfes in der Nein-Ebene (positive/negative Rotation) (Klein-Vogelbach 1990)

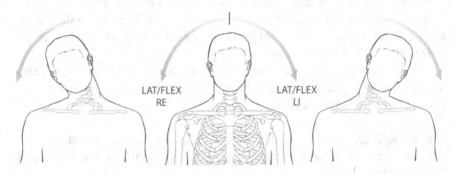

Abb. 2.118. Bewegungen des Kopfes in der Vielleicht-Ebene (Lateralflexion rechts/links konkav) (Klein-Vogelbach 1990)

Weitere mögliche Bewegungen sind Verschiebungen dieser Körperabschnitte nach vorn/hinten, rechts/links oder Kreisen.

Zum Erlernen der Bewegungen stellt sich der Übende Becken, Brustkorb und Kopf jeweils als Dreiecke vor (Abb. 2.119). Diese kann er gut ertasten und sich vorstellen, in welche Richtung sie bewegt werden sollen.

FÜR DEN THERAPEUTEN

Ausgangsstellungen/Lagerung

Für die Bewegungen in den drei Ebenen werden zu Anfang bestimmte Ausgangsstellungen gewählt:

- für die Bewegungen in der Frontalebene die Rückenlage,
- für die Bewegungen in der Sagittalebene die Seit- oder Rückenlage,
- für die Bewegungen in der Transversalebene der Sitz oder der Stand.

Später können die Bewegungen in beliebigen Ausgangsstellungen ausgeführt werden.

Für eine gute Lagerung in *Seit-* und *Rückenlage* muß darauf geachtet werden, daß der Körper nahtlos Kontakt zur Unterlage hat und keine „Luftlöcher" zwischen Unterlage und Körper bestehen.

In der *Rückenlage* muß bei Bedarf eine Rolle oder ein Kissen unter die Knie bzw. ein Tuch unter die Lendenwirbelsäule gelegt werden. Der Kopf muß so unterlagert werden, daß der Blick an die Decke gerichtet ist. Je nach Form der Brustwirbelsäule müssen auch die Oberarme unterlagert werden (Abb. 2.120 a).

In der *Seitlage* müssen Becken, Brustkorb und Kopf in die ◆Körperlängsachse eingeordnet sein. Das Taillendreieck wird bei Bedarf unterpolstert, die Beine werden leicht angewinkelt, und der oben liegende Arm wird mit Kissen unterlagert (Abb. 2.120 b).

Bei den Übungen im *Sitzen* sind folgende Punkte zu beachten:
- Für die richtige Sitzhöhe ist der Abstand Hüftgelenk – Boden etwas größer als der Abstand Kniegelenk – Boden.
- Die Sitzfläche ist möglichst flach, bei Bedarf kann ein Keilkissen verwendet werden.
- Becken, Brustkorb und Kopf sind in die ◆Körperlängsachse (siehe Abschn. 2.1.2) eingeordnet (Abb. 2.121).
- Der Bauch ist locker, der Atem fließt ruhig.

Tempo

Alle Bewegungen beinhalten alternierende Hin- und Herbewegungen. Das Idealtempo liegt bei etwa 120 Bewegungen pro Minute. Ausnahmen sind im Text erwähnt.

Bewegungen von Becken, Brustkorb und Kopf in der Vielleicht-Ebene (Frontalebene)

In der Vielleicht-Ebene (Frontalebene) können folgende Bewegungen ausgeführt werden:
- Verschieben von Becken, Brustkorb oder Kopf nach rechts und links (Translation rechts/links);
- Seitneigung von Becken, Brustkorb und Kopf nach rechts/links in der Lenden-, Brust- und Halswirbelsäule (Lateralflexion rechts/links konkav);
- Kreisen mit Becken, Brustkorb oder Kopf (Kombination von Bewegungen).

(Randleiste: FÜR DEN THERAPEUTEN)

Abb. 2.119
Dreieck Becken, Brustkorb, Kopf

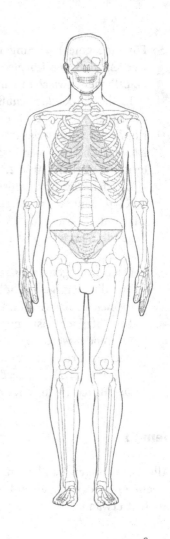

Abb. 2.120 a, b
Lagerung. **a** Patient in
Rückenlage, **b** Patient in
Seitenlage (Klein-Vogel-
bach 1993)

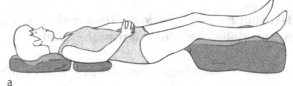

a

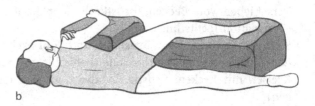

b

Abb. 2.121
Ausgangsstellung Sitz

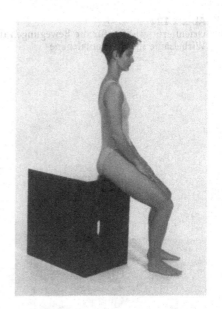

Orientierungshilfen

Für die Bewegungen von Becken, Brustkorb und Kopf in der Vielleicht-Ebene sind die folgenden Linien und Punkte wichtig (Abb. 2.122):

- Dreieck Becken [A].
- Die Verbindungslinie der Beckenknochen (Spina iliaca anterior superior) bildet die Basis des Dreiecks Becken [a].
- Das Schambein (Symphyse) [1] bildet die Spitze des Dreiecks Becken.
- Beckenknochen (Spina iliaca anterior superior) [2].
- Bauchnabel [3].
- Dreieck Brustkorb [B].
- Eine Querachse durch den Brustkorb auf Höhe der Achselfalten (frontotransversaler Brustkorbdurchmesser) bildet die Basis des Dreiecks Brustkorb [b].
- Untere Brustbeinspitze (Processus xiphoideus) [4].
- Das Halsgrübchen (Incisura jugularis) [5] bildet die Spitze des Dreiecks Brustkorb.
- Dreieck Kopf [C].
- Kinnspitze [6].
- Die Verbindung des rechten und linken Jochbeins bildet die Basis des Dreiecks Kopf [c].
- Jochbein [7].
- Die Mitte der Stirn (Nasenwurzel) [8] bildet die Spitze des Dreiecks Kopf.
- Scheitel [9].

Abb. 2.122
Orientierungshilfen für die Bewegungen der
Wirbelsäule in der Frontalebene

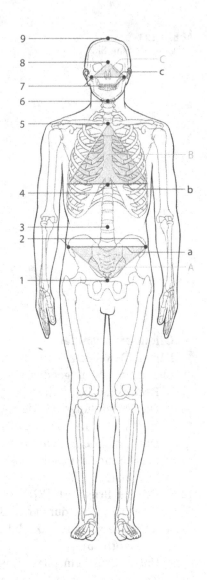

Verschieben (Translation) von Becken, Brustkorb und Kopf nach rechts/links

Die Verschiebung von Becken, Brustkorb und Kopf nach rechts/links erfolgt parallel, ohne seitliche Neigung.

Übung 1: Verschieben (Translation) des Beckens nach rechts/links

● *Lernziel*
Das Becken in der Vielleicht-Ebene nach rechts und links verschieben.

Ausgangsstellung
Rückenlage. Die Beine sind leicht gegrätscht oder angestellt (Abb. 2.123 a).

● *Instruktion durch den Therapeuten*
„Taste das Dreieck Becken (Abb. 2.123 b). Es soll nach rechts und links verschoben werden. Du entfernst deine Hände etwas vom Becken und zeigst die Bewegung in der Luft. Langsam kehren deine Hände zurück, und du spürst, wie das Becken bereits begonnen hat, sich nach rechts und links zu bewegen. Das Tempo ist gemächlich, es kann bis in ein ‚Allegro moderato' gesteigert werden."

● *Hinweise für den Patienten*
⇒ Die Bewegungen des Beckens sollen so klein ausgeführt werden, daß der Brustkorb nicht vom Bewegungsimpuls erfaßt wird. Das Tempo ist gemächlich. Sobald sich die Bewegung eingespielt hat, können Tempo und Ausmaß gesteigert werden.
   ⇒ Ein leichter Druck auf die Fersen mindert den Druck vom Gesäß auf die Unterlage. Das Becken kann leichter nach rechts und links verschoben werden. Dabei kommt es zu kleinen Bewegungen in der Lendenwirbelsäule und in den Hüftgelenken.

● *Variante*
Die Bewegung kann auch im Stand ausgeführt werden. Die Füße stehen symmetrisch, hüftgelenksbreit voneinander entfernt (Abb. 2.123 c).
   „Taste das Dreieck Becken. Es soll nun nach rechts und links verschoben werden. Gleichzeitig verschiebt sich der Brustkorb etwas in die Gegenrichtung. Das Tempo ist im Stand etwas langsamer als im Liegen, um das Gleichgewicht nicht zu gefährden."

● ***Analyse (Translation nach rechts)***
Primärbewegung
Die Verbindungslinie der kritischen Distanzpunkte rechte/linke Spina bewegt sich in der Frontalebene geringfügig nach rechts. Dabei kommt es zu einer links konkav lateralflexorischen Bewegungen in der unteren und einer rechts konkav lateralflexorischen Bewegung in der oberen Lendenwirbelsäule. Im linken Hüftgelenk findet eine Abduktion, im rechten eine Adduktion statt.

Bedingungen
Die Verbindungslinie der Spinae bleibt immer parallel zum frontotransversalen Brustkorbdurchmesser. Dies bedingt eine rotatorische, lateralflexorische Stabilisation in der Brustwirbelsäule.

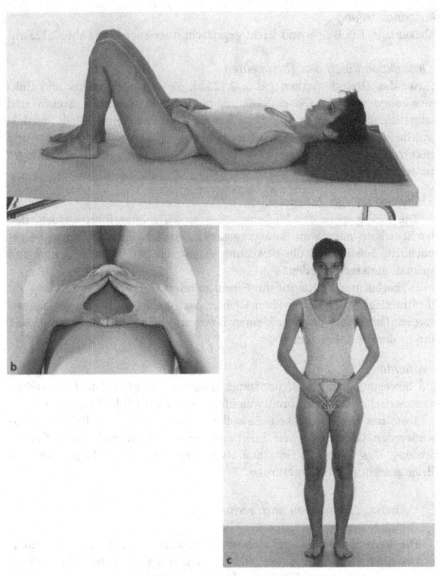

Abb. 2.123. a Ausgangsstellung für die Verschiebung (Translation) des Beckens nach rechts/links, **b** Tasten des Beckendreiecks für die Bewegung nach rechts/links, **c** Variante der Ausgangsstellung

Die beiden Patellae sind immer nach oben gerichtet. Dies bedingt eine rotatorische Stabilisation in den Hüftgelenken, innenrotatorisch im rechten und außenrotatorisch im linken.

● *Hinweise*

⇒ Der Druck unter den Fersen soll so gering sein, daß die Bewegungen des Beckens mühelos ausgeführt werden können und nicht durch eine übermäßige Aktivität der Extensoren der Lendenwirbelsäule verhindert werden.

Übung 2: Verschieben (Translation) des Brustkorbs nach rechts/links

● *Lernziel*
Den Brustkorb in der Vielleicht-Ebene nach rechts und links verschieben.

● *Ausgangsstellung*
Rückenlage. Die Beine liegen parallel oder sind angestellt. Die Hände ruhen auf dem Brustkorb und die Oberarme liegen neben dem Brustkorb auf der Unterlage (Abb. 2.124 a).

● *Instruktion durch den Therapeuten*
„Taste mit den Fingerspitzen das Brustbein (Abb. 2.124 b). Nun entfernen sich die Hände etwas und schweben über dem Brustkorb. Du stellst dir das Brustbein wie einen feinen Stab vor, den du nun nach rechts und links verschieben willst. Deine Hände zeigen in der Luft die Bewegung, und langsam kehren sie auf das Brustbein zurück. Du spürst, wie der Brustkorb bereits begonnen hat, sich nach rechts und links zu verschieben. Das Tempo ist gemächlich, wie bei den anderen Bewegungen. Achte darauf, daß sich das Brustbein nie zur Seite neigt. Wenn sich die Bewegung leicht anfühlt, kann das Tempo bis in ein ‚Allegro moderato‘ gesteigert werden.“

● *Hinweise für den Patienten*
⇒ Die Bewegungen des Brustkorbs sollen so klein ausgeführt werden, daß das Becken nicht vom Bewegungsimpuls erfaßt wird. Sobald sich die Bewegung eingespielt hat, können Tempo und Ausmaß gesteigert werden.
⇒ Tritt eine Störung der Atmung auf, wie z.B. „Luftanhalten“, soll der Übende eine Melodie in entsprechendem Tempo pfeifen und sich dazu bewegen.

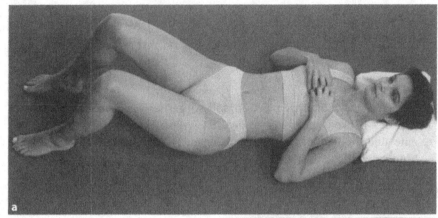

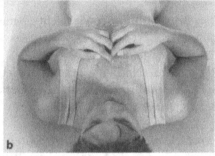

Abb. 2.124. a Ausgangsstellung für die Verschiebung (Translation) des Brustkorbs nach rechts/links (Handstellung wie in Teilabb. b), **b** Tasten des Brustbeins für die Bewegung nach rechts/links

● *Analyse (Translation des Brustkorbs nach rechts)*
Primärbewegung
Der kritische Zeiger der Primärbewegung, das Sternum, bewegt sich in der Frontalebene geringfügig nach rechts, dabei kommt es zu einer rechts konkav lateralflexorischen Bewegung im lumbothorakalen Übergang und zu einer links konkav lateralflexorischen Bewegung in den kranial davon liegenden Segmenten.

Bedingungen
Die Verbindungslinie der Spinae ist ein absoluter räumlicher Fixpunkt. Weiterlaufende Bewegungen nach kaudal müssen in der Lendenwirbelsäule begrenzt werden.

Die Verbindungslinie der Augen ist ein absoluter räumlicher Fixpunkt. Weiterlaufende Bewegungen nach kranial müssen in der Halswirbelsäule begrenzt werden.

Der frontotransversale Brustkorbdurchmesser steht immer parallel zur Verbindungslinie der Spinae. Rotatorische und lateralflexorische Bewegungen müssen verhindert werden.

Hinweise

⇒ Falls es nicht gelingt, den Brustkorb nach rechts und links zu verschieben, kann der Patient mit seinen Oberarmen leichten Druck auf die Unterlage ausüben, um so den Druck des Brustkorbs auf die Unterlage etwas zu vermindern. Alternative: Der Therapeut unterstützt zu Beginn die Bewegungen des Brustkorbs.

Übung 3: Verschieben (Translation) des Kopfes nach rechts/links

Lernziel
Den Kopf in der Vielleicht-Ebene nach rechts und links verschieben.

Ausgangsstellung
Rückenlage. Die Beine werden bei Bedarf angestellt. Der Kopf sollte auf einer glatten Unterlage liegen, damit der Reibungswiderstand möglichst klein ist.

Instruktion durch den Therapeuten
„Taste mit beiden Händen das Dreieck Kopf, die Daumen berühren das rechte und linke Jochbein, während die Zeigefinger auf der Mitte der Stirn ruhen. Das Dreieck soll nun nach rechts und links verschoben werden. Du entfernst die Hände wenig vom Kopf und zeigst die Bewegung in der Luft. Langsam kehren die Hände wieder auf den Kopf zurück. Er hat bereits begonnen, sich geringfügig nach rechts und links zu verschieben. Die Bewegung ist viel langsamer als die von Becken und Brustkorb.“

Hinweise für den Patienten
⇒ Der Kopf darf nicht mit den Händen nach rechts und links verschoben werden, sonst geht der „Zauber" der „Butterflies" verloren.

Variante
Ausgangsstellung Sitz.
„Stell dir vor, du wärst eine indische Tempeltänzerin. Nimm die Arme über den Kopf, die Hände üben leichten Druck gegeneinander aus. Der Kopf verschiebt sich leicht nach rechts und links, ohne sich zur Seite zu neigen" (Abb. 2.125 a).
⇒ Ein Spiegel hilft, die Bewegung besser zu kontrollieren.

● *Analyse (Translation des Kopfes nach rechts)*
Primärbewegung
Die Verbindungslinie der kritischen Distanzpunkte rechtes/linkes Ohrläppchen bewegt sich geringfügig nach rechts in der Frontalebene, rechts konkav lateralflexorisch in der unteren und anpassend links konkav lateralflexorisch in der oberen Halswirbelsäule.

Bedingungen
Der frontotransversale Brustkorbdurchmesser ist ein absoluter räumlicher Fixpunkt. Weiterlaufende Bewegungen nach kaudal in die Brustwirbelsäule müssen verhindert werden.

Die Verbindungslinie der Augen bleibt immer parallel zum frontotransversalen Brustkorbdurchmesser. Rotatorische und lateralflexorische Bewegungen müssen in den oberen Kopfgelenken stabilisiert werden.

● *Hinweise*
⇒ Die Translation des Kopfes nach rechts/links stellt eine hohe Anforderung an den Übenden. Zu Beginn kann der Therapeut die Bewegungen des Kopfes mit einer Hand unterstützen. Mit der anderen Hand verhindert er die gleichsinnig weiterlaufende Bewegung auf den Brustkorb, indem er den Brustkorb auf Höhe des frontotransversalen Brustkorbdurchmessers fixiert (Abb. 2.125b).
⇒ Die Lagerung des Kopfes muß sehr sorgfältig durchgeführt werden, insbesondere bei statischen Abweichungen der Brustwirbelsäule.
⇒ Die Oberarme müssen bei einer verstärkten BWS-Kyphose und gleichzeitigem Extensionssyndrom der Schultergelenke so weit unterlagert werden, daß sie horizontal liegen.

● *Variante*
Becken, Brustkorb und Kopf bewegen sich ◆gegensinnig.
Nachdem die Bewegungen einzeln mit Becken, Brustkorb und Kopf ausgeführt wurden, können sie ◆gegensinnig kombiniert werden, d.h., Becken und Kopf bewegen sich in eine Richtung, der Brustkorb bewegt sich in die entgegengesetzte Richtung. Der Therapeut unterstützt die Bewegung des Kopfes.

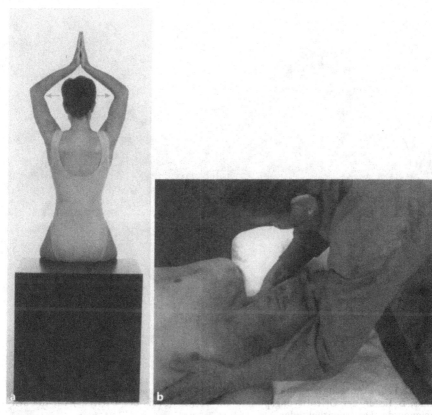

Abb. 2.125. a Variante der Ausgangsstellung für die Verschiebung des Kopfes nach rechts/links, **b** Therapeutin unterstützt die Bewegungen des Kopfes und fixiert den Brustkorb

Seitneigung (Lateralflexion) in der Lenden-, Brust- und Halswirbelsäule

Becken, Brustkorb und Kopf können in der Vielleicht-Ebene hin- und herschaukeln. Dies führt zu Seitneigungen in den einzelnen Wirbelsäulenabschnitten.

Übung 4: Seitneigung (Lateralflexion) in der Lendenwirbelsäule

• *Lernziel*
Kleine Bewegungen mit dem Becken in der Vielleicht-Ebene ausführen, um die Lendenwirbelsäule in Seitneigung nach rechts und links zu verformen.

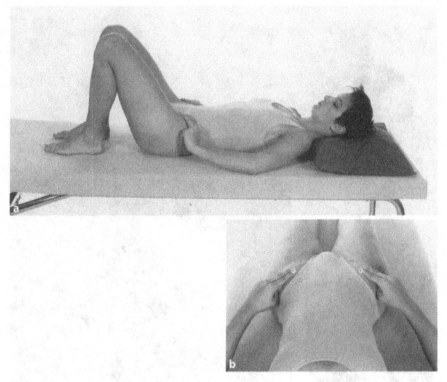

Abb. 2.126. a Ausgangsstellung für die Seitneigung der Lendenwirbelsäule nach rechts/ links, **b** Tasten der Orientierungspunkte am Becken (Basis des Dreiecks) für die Seitneigung der Lendenwirbelsäule

● *Ausgangsstellung*
Rückenlage. Bei Bedarf können die Beine angestellt werden (Abb. 2.126 a).

● *Instruktion durch den Therapeuten*
„Taste mit den Händen die Basis des Dreiecks Becken (Abb. 2.126 b). Sie soll in der Vielleicht-Ebene hin- und herschaukeln. Nun entfernst du die Hände vom Becken und zeigst die Bewegung in der Luft. Die Hände kehren auf das Becken zurück, und du spürst, wie sich die Beckenknochen fuß- und kopfwärts bewegen und die Beine abwechselnd fußwärts verschoben werden. Das Tempo der Bewegung darf jetzt etwas schneller werden, bis du ein ,Allegro moderato' erreichst. Der Brustkorb bleibt dabei liegen, und dein Atem fließt ruhig."

● *Variante*
Ausgangsstellung Stand.

„Der Druck unter dem rechten Fuß nimmt zu, bis der linke Fuß entlastet ist. Das linke Knie knickt leicht ein, und gleichzeitig bewegt sich der linke Beckenknochen geringfügig nach unten und wieder zurück in die Startposition. Diese Bewegung kannst du mehrmals wiederholen. Anschließend wechselt die Belastung auf das linke Bein, und du läßt das rechte Knie leicht einknicken."

● *Analyse (rechts konkave Lateralflexion)*
Primärbewegung
Am kritischen Zeiger der Primärbewegung Verbindungslinie der Spinae iliacae rechts/links bewegt sich die rechte Spina iliaca nach kranial/medial, während sich die linke Spina iliaca nach kaudal/medial bewegt. Dabei verformt sich die Lendenwirbelsäule rechts konkav, im linken Hüftgelenk kommt es zu einer Abduktion und im rechten Hüftgelenk zu einer Adduktion vom Becken her.

Bedingungen
Der frontotransversale Brustkorbdurchmesser ist ein absoluter räumlicher Fixpunkt. Die weiterlaufenden Bewegungen nach kranial müssen verhindert werden.
  Die Längsachsen der Beine bleiben parallel. Dies bedingt eine ab-/adduktorische Stabilisation in den Hüftgelenken.

● *Hinweise*
⇒ Entscheidend für das Gelingen der Feinverformung der Lendenwirbelsäule ist eine optimale Lagerung. Die lumbale paravertebrale Muskulatur muß entspannt sein. Um dies zu erreichen, sollte die Lendenwirbelsäule Kontakt mit der Unterlage haben. Die Wirbelsäule darf nicht von Gewichten unwuchtig belastet werden.

Übung 5: Seitneigung (Lateralflexion) in der Brustwirbelsäule

● *Lernziel*
Kleine Bewegungen mit dem Brustkorb in der Vielleicht-Ebene ausführen, um die Brustwirbelsäule in Seitneigung nach rechts und links zu verformen.

● *Ausgangsstellung*
Rückenlage. Die Beine sind bei Bedarf angestellt. Die Oberarme liegen seitlich auf der Unterlage, die Finger ruhen auf dem Brustbein (Abb. 2.127 a).

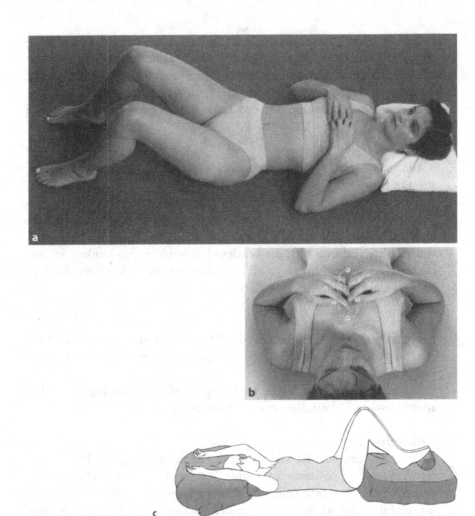

Abb. 2.127. a Ausgangsstellung für die Verschiebung (Translation) der Brustwirbelsäule nach rechts/links, **b** Tasten des Brustbeins (Höhe des Brustkorbdreiecks) für die Seitneigung, **c** „Hirtenbüeblistellung" (Klein-Vogelbach 1993)

● *Instruktion durch den Therapeuten*
„Taste mit den Fingerspitzen das Brustbein. Es stellt die Höhe des Dreiecks Brustkorb dar. Das Dreieck soll in der Vielleicht-Ebene hin- und herschaukeln (Abb. 2.127b). Die Hände entfernen sich vom Brustkorb und zeigen in der Luft die Bewegung. Dann kehren sie wieder auf den Brustkorb zurück und werden vom Brustkorb, der mit der Bewegung bereits begonnen hat, mittransportiert. Die Bewegung geht automatisch und ohne Kraft, sie kann bis in ein ‚Allegro moderato' gesteigert werden."

• *Hinweise für den Patienten*

⇒ Die Bewegungen mit dem Brustkorb sind oft ungewohnt. Um eine Störung der Atmung, z. B. ein „Luftanhalten", zu vermeiden, ist es günstig, während der Bewegungen ein Lied zu pfeifen.

• *Analyse (Lateralflexion rechts konkav)*
Primärbewegung
Der kritische Zeiger der Primärbewegung, der frontotransversale Brustkorbdurchmesser, dreht sich in der mittleren Frontalebene. Während sich der rechte untere Rippenbogen dem gleichseitigen Beckenkamm nähert, bewegt sich der linke untere Rippenbogen weg vom gleichseitigen Beckenkamm. Gleichzeitig kommt es in der HWS zu einer Lateralflexion links konkav.

Bedingungen
Die Verbindungslinie der Spinae iliaca ist ein absoluter räumlicher Fixpunkt. Die weiterlaufende Bewegung nach kaudal muß verhindert werden.

• *Hinweise*
⇒ Falls die Bewegung in eine Richtung dominiert, kann durch Klatschen im Dreivierteltakt die Bewegung alternierend in die eine oder andere Richtung stimuliert werden.

• *Variante*
Bei einem Hypertonus der Schultergürtel-/Nackenmuskulatur kann auch die „Hirtenbüeblistellung" (Abb. 2.127 c) als Ausgangsstellung gewählt werden. Der Therapeut setzt sich ans Kopfende der Behandlungsbank und unterstützt die Bewegung des Brustkorbs seitlich auf Höhe des frontotransversalen Brustkorbdurchmessers.

Übung 6: Seitneigung (Lateralflexion) in der Halswirbelsäule

• *Lernziel*
Kleine Bewegungen mit dem Kopf in der Vielleicht-Ebene ausführen, um die Halswirbelsäule in Seitneigung nach rechts und links zu verformen.

• *Ausgangsstellung*
Rückenlage. Bei Bedarf sind die Beine angestellt.

(Seitenrand vertikal:) FÜR DEN THERAPEUTEN

● *Instruktion durch den Therapeuten*

„Du tastest mit den Fingerspitzen das Dreieck Kopf. Es soll in der Vielleicht-Ebene hin- und herschaukeln. Nun entfernst du die Hände vom Kopf und zeigst die Bewegung in der Luft. Die Hände kehren wieder auf den Kopf zurück und werden vom Kopf, der bereits mit der Bewegung begonnen hat, mittransportiert. Dein Atem fließt ruhig. Wenn es für die Arme zu anstrengend wird, legst du sie neben den Körper, und der Kopf macht die Bewegung allein weiter."

FÜR DEN THERAPEUTEN

● *Analyse (Lateralflexion rechts konkav)*
Primärbewegung
Der kritische Distanzpunkt rechtes Ohrläppchen nähert sich der rechten Schulter, rechts konkav lateralflexorisch in der Halswirbelsäule durch Drehpunktverschiebung.

Bedingungen
Der frontotransversale Brustkorbdurchmesser ist ein absoluter räumlicher Fixpunkt. Die weiterlaufende Bewegung nach kaudal muß verhindert werden.

Die Verbindungslinie der Augen bewegt sich immer in einer horizontalen Ebene. Die rotatorischen Bewegungen des Kopfes müssen stabilisiert werden.

● *Variante*
Becken, Brustkorb und Kopf bewegen sich ◆gegensinnig. Nachdem die Bewegungen einzeln mit dem Becken, dem Brustkorb und dem Kopf ausgeführt wurden, werden die Bewegungen der drei Körperabschnitte kombiniert. Becken und Kopf bewegen sich in eine Richtung, während sich der Brustkorb in die entgegengesetzte Richtung bewegt.

Kreisen in der Vielleicht-Ebene (Frontalebene)

Neben Seitneigungen und Verschiebungen nach rechts und links können Becken, Brustkorb und Kopf auch kreisende Bewegungen in der Vielleicht-Ebene ausführen. Dies erfordert äußerst differenzierte Muskelaktivitäten.

Übung 7: Kreisen mit dem Becken

● *Lernziel*
Mit dem Becken in der Vielleicht-Ebene im Uhrzeiger- und im Gegenuhrzeigersinn kreisen.

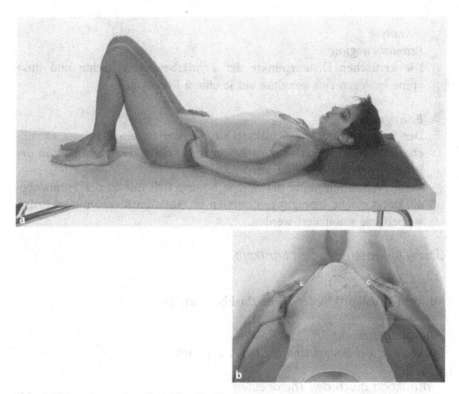

Abb. 2.128. a Ausgangsstellung für das Kreisen mit dem Becken, **b** Tasten der Orientierungspunkte am Becken (der Pfeil gibt die Bewegungsrichtung an)

Ausgangsstellung

Rückenlage. Die Beine sind leicht gegrätscht oder angestellt (Abb. 2.128a).

● *Instruktion durch den Therapeuten*

„Taste mit den Händen das Dreieck Becken. Die Orientierungspunkte sollen in der Vielleicht-Ebene kreisen. Die Hände entfernen sich etwas vom Becken und zeigen die Bewegung in der Luft. Dann kehren die Hände langsam auf das Becken zurück, das bereits mit Kreisen begonnen hat (Abb. 2.128b). Die Hände ruhen auf dem Becken und werden mittransportiert. Die Bewegung wird langsamer und stoppt. Dann beginnt das Becken in der Gegenrichtung zu kreisen. Wenn es dir schwerfällt, das Becken auf der Unterlage zu bewegen, übe leichten Druck auf die Fersen aus. Der Druck unter dem Gesäß läßt dadurch etwas nach, und du kannst das Becken besser kreisen lassen."

• *Analyse*
Primärbewegung
Die kritischen Distanzpunkte der Primärbewegung rechte und linke Spina bewegen sich simultan auf je einem Kreisbogen.

Bedingungen
Der frontotransversale Brustkorbdurchmesser ist ein absoluter räumlicher Fixpunkt. Weiterlaufende Bewegungen nach kranial müssen in der Brustwirbelsäule begrenzt werden.

Die Verbindungslinie der Spinae bewegt sich nur in der Frontalebene. Rotatorische Bewegungen müssen im Rotationsniveau untere Brustwirbelsäule stabilisiert werden.

Übung 8: Kreisen mit dem Brustkorb

• *Lernziel*
Mit dem Brustkorb in der Vielleicht-Ebene kreisen.

• *Ausgangsstellung*
Rückenlage. Bei Bedarf sind die Beine angestellt.

• *Instruktion durch den Therapeuten*
„Taste mit den Händen das Brustbein. Es soll in der Vielleicht-Ebene kreisen. Die Hände entfernen sich geringfügig vom Brustkorb und zeigen die Bewegung in der Luft. Achte darauf, daß die Hände sich dabei nur in der Vielleicht-Ebene bewegen und nicht gegen die Decke oder gegen den Boden. Die Hände kehren zurück auf das Brustbein und spüren, daß der Brustkorb bereits mit Kreisen begonnen hat (Abb. 2.129). Die Finger ruhen auf dem Brustbein und werden mittransportiert. Dann versuchst du, in die entgegengesetzte Richtung zu kreisen. Sobald es in beiden Richtun-

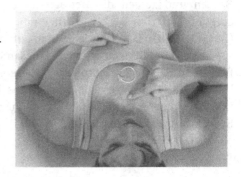

Abb. 2.129
Tasten der Brustbeinspitze und des Halsgrübchens (der Pfeil gibt die Bewegungsrichtung an)

gen gut funktioniert, kannst du versuchen, alternierend viermal in die eine Richtung und viermal in die entgegengesetzte Richtung zu kreisen."

● *Analyse*
Primärbewegung
Die kritischen Distanzpunkte der Primärbewegung, Incisura jugularis und Processus xiphoideus, bewegen sich simultan auf je einem Kreisbogen.

Bedingungen
Der frontotransversale Brustkorbdurchmesser bewegt sich nur in der mittleren Frontalebene. Rotatorische Bewegungen müssen in der unteren Brustwirbelsäule und in der Halswirbelsäule stabilisiert werden.

Die Verbindungslinie der Spinae und die Verbindungslinie der Augen sind absolute räumliche Fixpunkte. Unerwünschte weiterlaufende Bewegungen in die Lendenwirbelsäule oder Halswirbelsäule müssen verhindert werden.

Übung 9: Kreisen mit dem Kopf

● *Lernziel*
Mit dem Kopf in der Vielleicht-Ebene kreisen.

Ausgangsstellung
Rückenlage. Bei Bedarf sind die Beine angestellt.

● *Instruktion durch den Therapeuten*
„Du tastest mit den Händen das Dreieck Kopf. Es soll in der Vielleicht-Ebene kreisen. Die Hände entfernen sich geringfügig vom Kopf und zeigen die Bewegung in der Luft. Die Hände kehren wieder auf den Kopf zurück. Der Kopf hat bereits mit Kreisen begonnen, und die Finger werden nun mittransportiert. Sie ruhen dabei wie Schmetterlinge auf deinem Gesicht. Du atmest ruhig weiter. Die Bewegung wird langsamer, und du stoppst. Dann beginnt der Kopf in die entgegengesetzte Richtung zu kreisen."

Analyse

Primärbewegung

Die kritischen Distanzpunkte der Primärbewegung rechtes/linkes Jochbein bewegen sich simultan je auf einem Kreisbogen.

Bedingungen

Die Verbindungslinie der Augen bewegt sich nur in der Frontalebene. Rotatorische Bewegungen müssen in der Halswirbelsäule stabilisiert werden.

Der frontotransversale Brustkorbdurchmesser ist ein absoluter räumlicher Fixpunkt. Weiterlaufende Bewegungen nach kaudal müssen verhindert werden.

Bewegungen von Becken, Brustkorb und Kopf in der Ja-Ebene (Sagittalebene)

In der Ja-Ebene (Sagittalebene) können folgende Bewegungen ausgeführt werden:

- Beugung und Streckung (Flexion – Extension) der Hüftgelenke, der Lenden-, Brust- und Halswirbelsäule;
- Verschieben (Translation) von Becken, Brustkorb und Kopf nach vorn/hinten;
- Kreisen mit Becken, Brustkorb oder Kopf (Kombination von Bewegungen).

Orientierungshilfen

Für die Bewegungen von Becken, Brustkorb und Kopf in der Ja-Ebene sind folgende Linien und Punkte wichtig (Abb. 2.130a, b):

- Dreieck Becken [A].
- Die Verbindungslinie der Beckenknochen (Spina iliaca anterior superior) bildet die Basis des Dreiecks Becken [a].
- Das Schambein (Symphyse) [1] bildet die Spitze des Dreiecks Becken.
- Beckenknochen (Spina iliaca anterior superior) [2].
- Bauchnabel [3].
- Dreieck Brustkorb [B].
- Eine Querachse durch den Brustkorb auf Höhe der Achselfalten (frontotransversaler Brustkorbdurchmesser) bildet die Basis des Dreiecks Brustkorb [b].
- Untere Brustbeinspitze (Processus xiphoideus) [4].

- Das Halsgrübchen (Incisura jugularis) [5] bildet die Spitze des Dreiecks Brustkorb.
- Dreieck Kopf [C].
- Kinnspitze [6].
- Die Verbindung des rechten und linken Jochbeins bildet die Basis des Dreiecks Kopf [c].
- Jochbein [7].
- Die Mitte der Stirn (Nasenwurzel) [8] bildet die Spitze des Dreiecks Kopf.
- Scheitel [9].
- 7. Halswirbel [10].
- Steißbein [11].

Abb. 2.130 a, b
Orientierungshilfen für die Bewegungen der Wirbelsäule in der Sagittalebene

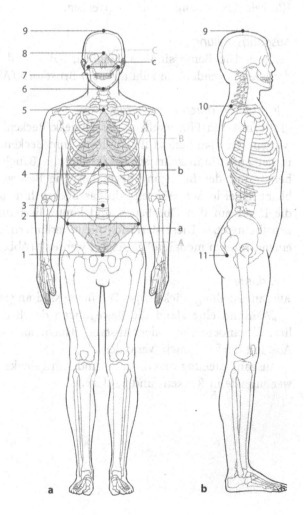

Beugung und Streckung in der Lenden-, Brust- und Halswirbelsäule

In der Ja-Ebene finden Beugung und Streckung (Flexion – Extension) statt. Bei Hin- und Herbewegungen des Beckens kommt es in Lendenwirbelsäule und Hüftgelenken zu Beugung und Streckung. Bei Bewegungen des Brustkorbs wird hauptsächlich die Brustwirbelsäule gebeugt und gestreckt, bei Bewegungen des Kopfes die Halswirbelsäule.

Übung 10: Beugung und Streckung (Flexion/Extension) des Beckens in der Lendenwirbelsäule und in den Hüftgelenken

● *Lernziel*
Das Becken in der Ja-Ebene bewegen, um die Lendenwirbelsäule und die Hüftgelenke zu beugen und zu strecken.

Ausgangsstellung
Seitlage. Die Beine sind angewinkelt, Taille und Hals sind unterpolstert, der oben liegende Arm ruht auf dem Brustkorb (Abb. 2.131 a).

● *Instruktion durch den Therapeuten*
„Taste mit den Fingerspitzen das Dreieck Becken. Es soll in der Ja-Ebene wiegen. Die Hand entfernt sich etwas vom Becken und zeigt die Bewegung in der Luft. Dann kehrt sie wieder auf den Bauch zurück, das Becken hat bereits mit der Bewegung begonnen. Die Bewegung ist klein, der Bauch bleibt dabei locker. Während du das Becken hin- und herbewegst, wandert die Hand auf den Oberbauch und kontrolliert die Distanz Bauchnabel – Brustbeinspitze. Diese darf sich nicht verändern. Das Tempo kann bis zu einem ‚Allegro moderato‘ gesteigert werden" (Abb. 2.131 b, c).

● *Variante*
Ausgangsstellung Rückenlage. Die Beine sind angestellt.
„Während eine Hand die Bewegungen des Beckens mitmacht, kontrolliert die andere Hand den Abstand Bauchnabel – Brustbeinspitze. Dieser Abstand darf sich nicht verändern."
Ausgangsstellung Stand. Knie- und Hüftgelenke sind leicht gebeugt, Bewegung wie in Rücken- und Seitlage.

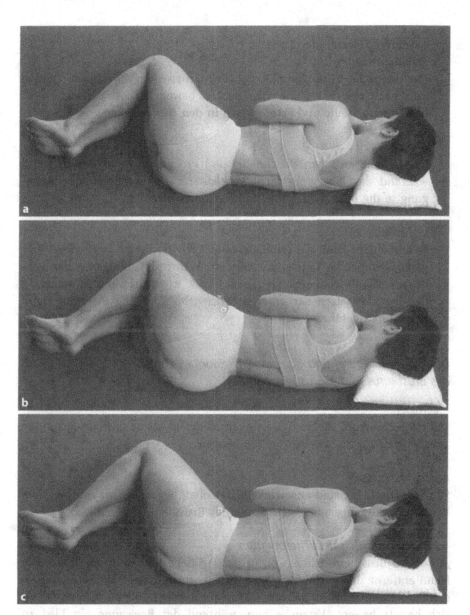

Abb. 2.131. a Ausgangsstellung für die Beugung und Streckung der Lendenwirbelsäule,
b Streckung der Lendenwirbelsäule, **c** Beugung der Lendenwirbelsäule

• *Analyse (Flexion der LWS)*
Primärbewegung
Der kritische Distanzpunkt der Primärbewegung Symphyse bewegt sich nach ventral/kranial. Das Becken bewegt sich flexorisch in der Lendenwirbelsäule und extensorisch in den Hüftgelenken.

Bedingungen
Die Distanz zwischen Bauchnabel und Processus xiphoideus darf sich während der Bewegung nicht verkleinern. Die weiterlaufende Bewegung in die Brustwirbelsäule muß verhindert werden.

• *Hinweise*
⇒ In Seitlage kann die stabilisierende Aktivität in der Brustwirbelsäule vom Therapeuten unterstützt werden. Während der Flexion der Lendenwirbelsäule gibt der Therapeut einen extensorischen Stimulus an den Dornfortsätzen der unteren Brustwirbelsäule. Die Bewegung wird langsam ausgeführt.

Übung 11: Beugung und Streckung (Flexion – Extension) des Brustkorbs in der Brustwirbelsäule

• *Lernziel*
Mit dem Brustkorb kleine Bewegungen in der Ja-Ebene ausführen, um die Brustwirbelsäule zu strecken und zu beugen.

Ausgangsstellung
Seitlage. Die Beine sind angewinkelt. Der oben liegende Arm ruht auf dem Brustkorb, die Fingerspitzen berühren das Brustbein (Abb. 2.132a).

• *Instruktion durch den Therapeuten*
„Taste das Brustbein. Dieses soll in der Ja-Ebene hin- und herwiegen. Die Hand entfernt sich geringfügig vom Brustkorb und zeigt die Bewegung in der Luft. Dann kehrt sie auf das Brustbein zurück, und du spürst, daß es sich bereits bewegt. Versuche nun, während der Bewegung ein Lied zu pfeifen. Halte auf keinen Fall die Luft an" (Abb. 2.132b, c).

• *Hinweise für den Patienten*
⇒ Häufig wird während der Bewegung die Luft angehalten, oder man atmet während der Streckung der Brustwirbelsäule ein und während der Beugung aus. Das Pfeifen hilft, die ◆Fehlatmung (siehe Abschn. 2.1.2) zu vermeiden.

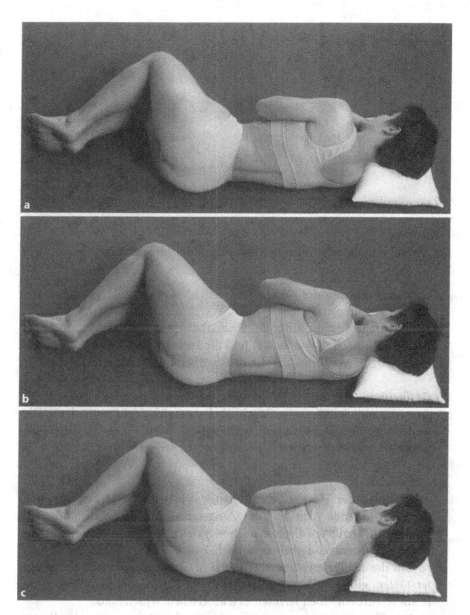

Abb. 2.132. a Ausgangsstellung für die Beugung und Streckung der Brustwirbelsäule,
b Streckung der Brustwirbelsäule, **c** Beugung der Brustwirbelsäule, **d** Therapeutin unterstützt die Bewegung am zervikothorakalen Übergang

Abb. 2.132 d
(Legende s. Seite 295)

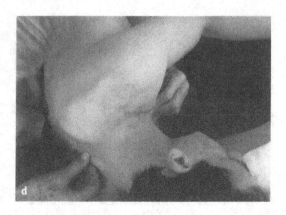

● *Variante*
Die Bewegungen können auch in Rückenlage oder im Sitz ausgeführt werden.

Analyse (Flexion der BWS)

Primärbewegung
Der kritische Distanzpunkt der Primärbewegung Processus xiphoideus bewegt sich nach dorsal/kaudal und die Incisura jugularis nach ventral/kaudal. Dabei verformt sich die Brustwirbelsäule flexorisch.

Bedingungen
Der Abstand Symphyse – Bauchnabel darf sich nicht verändern. Die weiterlaufenden Bewegungen nach kaudal in die Lendenwirbelsäule müssen verhindert werden.

● *Hinweise*
⇒ Während der Flexion/Extension der Brustwirbelsäule bewegen sich der oben liegende Arm und das Zangenmaul mit dem Brustkorb mit. Im unten liegenden Zangenmaul bewegt sich der Brustkorb als proximaler Hebel ventral/dorsal rotatorisch.

⇒ Um die stabilisierenden Aktivitäten in der Lendenwirbelsäule zu unterstützen, gibt der Therapeut während der Flexion der Brustwirbelsäule am Kreuzbein einen leichten extensorischen Widerstand.

⇒ Das Ein- und Ausatmen darf nicht mit den Bewegungen der Brustwirbelsäule kombiniert werden (Extension während der Inspiration und Flexion während der Exspiration). Dies würde zu einer funktionellen Fehlatmung führen.

⇒ Bei Steifigkeiten im zervikothorakalen Übergang kann der Therapeut einen Stimulus in die Bewegungsrichtung am C7 und/oder an der Incisura jugularis geben (Abb. 2.132 d).

FÜR DEN THERAPEUTEN

| Vorbeugung: Primäre Prävention

Übung 12: Beugung und Streckung (Flexion/Extension)
in der Halswirbelsäule

● *Lernziel*
Kleine Bewegungen mit dem Kopf in der Ja-Ebene ausführen, um die Halswirbelsäule zu beugen und zu strecken.

Ausgangsstellung
Rückenlage. Die Beine sind angestellt.

● *Instruktion durch den Therapeuten*
„Taste mit den Händen das Dreieck Kopf. Es soll in der Ja-Ebene hin- und herwiegen. Die Hände entfernen sich wenig vom Kopf und zeigen die Bewegung in der Luft. Die Fingerspitzen kehren auf das Dreieck zurück, und du spürst, daß der Kopf mit der Bewegung begonnen hat. Führe die Bewegung klein aus, sie geht beinahe von selbst."

● *Analyse (Flexion in der Halswirbelsäule)*
Primärbewegung
Der kritische Distanzpunkt der Primärbewegung Scheitelpunkt bewegt sich während der Flexion nach ventral/kaudal.

Bedingungen
Die Kinnspitze darf sich nicht nach ventral bewegen. Eine unerwünschte Ventraltranslation während der Bewegung muß dorsaltranslatorisch stabilisiert werden.

Der Abstand Processus xiphoideus – Bauchnabel darf sich nicht verändern. Die weiterlaufende Bewegung nach kaudal in die Brustwirbelsäule muß extensorisch verhindert werden.

● *Variante*
Becken, Brustkorb und Kopf bewegen sich ◆gegensinnig. Nachdem die Bewegungen einzeln mit Becken, Brustkorb oder Kopf durchgeführt wurden, werden sie gegensinnig kombiniert. Die Lendenwirbelsäule und die Halswirbelsäule bewegen sich extensorisch, während die Brustwirbelsäule flexorisch verformt wird. Der Therapeut unterstützt den Patienten, indem er in der Mitte der Brustwirbelsäule und am Kopf durch einen taktilen Stimulus die Richtung anzeigt. Einmal werden die Krümmungen der Wirbelsäule vermindert, einmal verstärkt (Abb. 2.133).

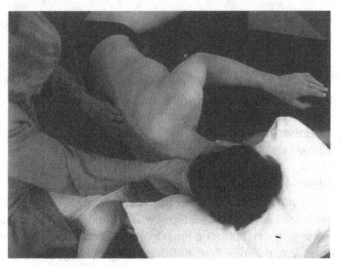

Abb. 2.133. Therapeutin unterstützt die Gegenbewegung von Becken, Brustkorb und Kopf, Abflachung der Krümmungen der Wirbelsäule

Verschiebung (Translation) von Becken, Brustkorb und Kopf nach vorn/hinten (ventral/dorsal)

Bei der Verschiebung von Becken, Brustkorb und Kopf nach vorn/hinten, werden diese parallel verschoben, ohne sich zu neigen.

Übung 13: Verschiebung (Translation) des Beckens nach vorn/hinten

● *Lernziel*
Das Becken in der Ja-Ebene nach vorn/hinten verschieben.

Ausgangsstellung
Seitlage. Die Beine sind leicht angewinkelt (weniger als 45 Grad Beugung im Hüftgelenk).

● *Instruktion durch den Therapeuten*
„Taste mit den Fingerspitzen die Höhe des Dreiecks Becken. Es soll in der Ja-Ebene nach vorn und hinten verschoben werden (Abb. 2.134). Die Hand entfernt sich etwas vom Becken und zeigt die Bewegung in der Luft, dann kehrt sie wieder auf den Bauch zurück. Du spürst, daß das Becken bereits mit der Bewegung begonnen hat. Die Bewegung ist sehr klein, der Bauch bleibt dabei locker."

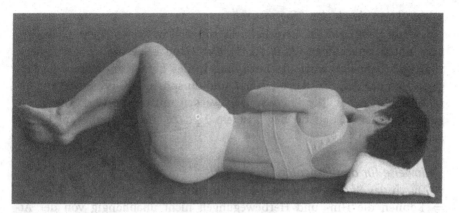

Abb. 2.134. Verschiebung des Beckens nach vorn/hinten

• *Analyse (Ventraltranslation)*
Primärbewegung
Die kritischen Distanzpunkte der Primärbewegung, Steißbein und S1, bewegen sich simultan nach ventral.

Bedingungen
Die beiden Distanzpunkte Steißbein und S1 bewegen sich simultan nach vorn.

Der Brustkorb ist ein absoluter räumlicher Fixpunkt. Die Ventraltranslation des Beckens muß in der Brustwirbelsäule dorsaltranslatorisch stabilisiert werden.

• *Hinweise*
⇒ Die stabilisierenden Aktivitäten in der Brustwirbelsäule kann vom Therapeuten unterstützt werden, indem er während der Ventraltranslation des Beckens einen dorsaltranslatorischen Stimulus in der mittleren Brustwirbelsäule oder am Sternum gibt.

Übung 14: Verschiebung (Translation) des Brustkorbs nach vorn/hinten

• *Lernziel*
Den Brustkorb in der Ja-Ebene nach vorn/hinten verschieben.

Ausgangsstellung
Seitlage. Die Beine sind angewinkelt.

- *Instruktion durch den Therapeuten*

„Taste mit der Hand das Brustbein. Es soll sich in der Ja-Ebene nach vorn und hinten verschieben (Abb. 2.135). Die Hand entfernt sich geringfügig vom Brustbein und zeigt die Bewegung in der Luft. Nun kehren die Fingerspitzen auf den Brustkorb zurück, und du spürst, daß die Bewegung bereits begonnen hat. Die Fingerspitzen werden mittransportiert. Die Bewegung geht weiter, und du beginnst ein Lied zu pfeifen. Halte auf keinen Fall die Luft an."

- *Hinweise für den Patienten*

⇒ Durch das Pfeifen kann eine ◆Fehlatmung vermieden werden.

⇒ Können die Hin- und Herbewegungen nicht unabhängig von der Atmung ausgeführt werden, beschränkt sich die Bewegung auf die Ausatmungsphase.

- *Variante*

Sitz auf einem Hocker. Die Beine sind leicht gegrätscht. Bewegungsablauf wie in Seitlage, das Brustbein bewegt sich nur nach vorn/hinten und nie nach unten.

FÜR DEN THERAPEUTEN

- *Analyse (Ventraltranslation)*

Primärbewegung

Die kritischen Distanzpunkte der Primärbewegung Processus xiphoideus und Incisura jugularis bewegen sich simultan nach ventral.

Bedingungen

Der Abstand Symphyse – Bauchnabel darf sich nicht verändern. Die weiterlaufende Bewegung nach kaudal in die Lendenwirbelsäule muß flexorisch verhindert werden.

- *Hinweise*

⇒ Während der Ventraltranslation des Brustkorbs bewegt sich der Brustkorb im unten liegenden Zangenmaul dorsalduktorisch (Retraktion).

⇒ Um die stabilisierenden Aktivitäten in der Lendenwirbelsäule zu unterstützen, gibt der Therapeut während der Ventraltranslation auf Höhe von L3 einen leichten flexorischen Widerstand für die Lendenwirbelsäule.

⇒ Bei Steifigkeiten im zervikothorakalen Übergang kann der Therapeut einen Stimulus in die Bewegungsrichtung am C7 und/oder an der Incisura jugularis geben.

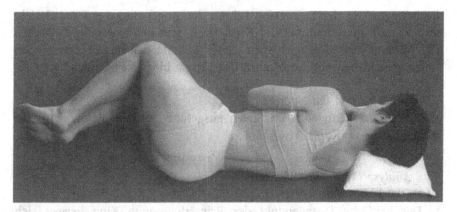

Abb. 2.135. Verschiebung des Brustkorbs nach vorn/hinten

Übung 15: Verschiebungen (Translation) des Kopfes nach vorn/hinten

● *Lernziel*
Den Kopf in der Ja-Ebene nach vorn/hinten verschieben

Ausgangsstellung
Seitlage. Die Beine sind angewinkelt, Hals und Kopf sind gut unterpolstert.

● *Instruktion durch den Therapeuten*
„Taste mit den Fingern das Dreieck Kopf. Es soll sich nach vorn und hinten verschieben. Die Hand entfernt sich geringfügig vom Kopf und zeigt

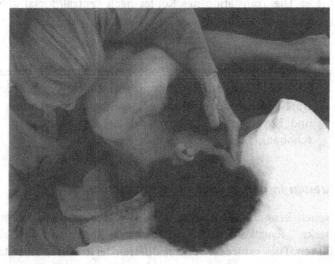

Abb. 2.136. Therapeutin unterstützt die Bewegung des Kopfes nach vorn/hinten

die Bewegung in der Luft. Dann kehren die Fingerspitzen auf das Gesicht zurück, und du spürst, daß der Kopf bereits mit der Bewegung begonnen hat. Während der Kopf nach vorn gleitet, möchte sich das Brustbein nach hinten verschieben und umgekehrt. Das Tempo bleibt gemächlich."

● *Hinweise für den Patienten*
⇒ Die Übung kann auch im Sitzen ausgeführt werden. Betont wird die Verschiebung des Kopfes nach hinten.

FÜR DEN THERAPEUTEN

● *Analyse (Ventraltranslation)*
Primärbewegung
Der kritische Distanzpunkt der Primärbewegung Kinn bewegt sich während der Ventraltranslation nach ventral.

Bedingungen
Das Kinn und die Stirn darf sich nie nach kaudal/kranial bewegen. Dies erfordert eine anpassende flexorische/extensorische Bewegung in den oberen Kopfgelenken.

Der Abstand Processus xiphoideus – Bauchnabel darf sich nicht verändern. Die weiterlaufende Bewegung nach kaudal muß in der Brustwirbelsäule extensorisch verhindert werden.

● *Hinweise*
⇒ Der Therapeut kann die Bewegung am Hinterkopf und/oder an der Stirn unterstützen (Abb. 2.136).
⇒ Die Translation des Kopfes nach ventral/dorsal kann auch aus Rückenlage oder Bauchlage ausgeführt werden.

● *Variante*
Becken, Brustkorb und Kopf bewegen sich ◆gegensinnig Nachdem Becken, Brustkorb und Kopf einzeln bewegt wurden, kann sie der Übende gleichzeitig in die entgegengesetzte Richtung bewegen. Becken und Kopf werden nach ventral, der Brustkorb wird nach dorsal verschoben.

Kreisen in der Ja-Ebene (Sagittalebene)

Neben Beugung, Streckung und Verschiebungen nach vorn/hinten können Becken, Brustkorb und Kopf in der Ja-Ebene auch Kreisbewegungen ausführen. Dies erfordert äußerst differenzierte Muskelaktivitäten.

Übung 16: Kreisen mit dem Becken

* *Lernziel*

Mit dem Becken in der Ja-Ebene kreisen.

Ausgangsstellung

Seitlage. Die Beine sind leicht angewinkelt. Der oben liegende Arm ruht auf dem Brustkorb.

* *Instruktion durch den Therapeuten*

„Die Fingerspitzen tasten die Linie Schambein – Bauchnabel. Sie soll nun in der Ja-Ebene kreisen. Die Hand entfernt sich etwas vom Bauch und zeigt die Kreise in der Luft. Dann kehren die Finger wieder auf die Linie Schambein-Bauchnabel zurück. Du spürst, daß das Becken mit Kreisen begonnen hat. Das Tempo kann bis in ein ‚Andante‘ gesteigert werden. Wenn du die Übung einige Male wiederholt hast, stoppst du und versuchst, in die Gegenrichtung zu kreisen.“

* *Analyse*
Primärbewegung
Die kritischen Distanzpunkte der Primärbewegung Steißbein und S1 bewegen sich simultan auf je einem Kreisbogen.

Bedingungen
Der Brustkorb ist ein absoluter räumlicher Fixpunkt. Die weiterlaufenden Bewegungen nach kranial müssen verhindert werden.

Übung 17: Kreisen mit dem Brustkorb

* *Lernziel*

Mit dem Brustkorb in der Ja-Ebene kreisen.

Ausgangsstellung

Seitlage. Der oben liegende Arm ruht auf dem Brustkorb, die Fingerspitzen berühren das Brustbein.

* *Instruktion durch den Therapeuten*

„Die Fingerspitzen tasten das Brustbein. Es soll in der Ja-Ebene kreisen. Die Hand entfernt sich geringfügig vom Brustkorb und beginnt, die Bewegung in der Luft zu zeigen. Dann kehren die Fingerspitzen auf den Brustkorb zurück, und du spürst, daß das Brustbein bereits begonnen hat, sich

zu bewegen. Die Bewegung geht weiter, und du beginnst ein Lied zu pfeifen. Dann stoppst du mit der Bewegung und versuchst, mit dem Brustkorb
in die Gegenrichtung zu kreisen."

● *Variante*
Das Kreisen mit dem Brustkorb kann auch im Sitzen ausgeführt werden.
Das Becken soll nicht mitbewegt werden, der Druck unter den Sitzbein-
knochen soll sich möglichst nicht verändern.

● *Analyse*
Primärbewegung
Die kritischen Distanzpunkte der Primärbewegung Processus xiphoideus und Incisura jugularis bewegen sich simultan auf je einem Kreisbogen.

Bedingungen
Becken und Kopf sind absolute räumliche Fixpunkte. Die weiterlaufenden Bewegungen nach kaudal und nach kranial müssen verhindert
werden.

Übung 18: Kreisen mit dem Kopf

● *Lernziel*
Mit dem Kopf in der Ja-Ebene kreisen

Ausgangsstellung
Sitz. Becken, Brustkorb und Kopf sind in die ◆Körperlängsachse eingeordnet.

● *Instruktion durch den Therapeuten*
„Taste das Dreieck Kopf. Es soll in der Ja-Ebene kreisen. Die Hände entfernen sich geringfügig vom Kopf und zeigen die Bewegung in der Luft.
Dann kehren die Fingerspitzen auf das Gesicht zurück, und du spürst, daß
der Kopf bereits begonnen hat, sich zu bewegen. Die Bewegung geht weiter
wie im Traum. Dann wirst du wieder etwas langsamer, bis die Bewegung
stoppt. Nun kreist der Kopf in die entgegengesetzte Richtung."

• *Analyse*

Primärbewegung

Die kritischen Distanzpunkte der Primärbewegung, Kinnspitze und Stirn, bewegen sich simultan auf je einem Kreisbogen.

Bedingungen

Der Brustkorb ist ein absoluter räumlicher Fixpunkt. Die weiterlaufenden Bewegungen nach kaudal müssen in der Brustwirbelsäule verhindert werden.

Bewegungen von Becken, Brustkorb und Kopf in der Nein-Ebene (Transversalebene)

In der Nein-Ebene können folgende Bewegungen ausgeführt werden:
• Drehen von Becken, Brustkorb oder Kopf nach rechts/links (positive/negative Rotation);
• Kreisen mit Becken, Brustkorb oder Kopf.

Die Verschiebungen in der Frontal- und Sagittalebene finden gleichzeitig auch in der Transversalebene statt.

Orientierungshilfen

Für die Bewegungen von Becken, Brustkorb und Kopf in der Nein-Ebene sind folgende Linien und Punkte wichtig (Abb. 2.137):
• Dreieck Becken [A].
• Die Verbindungslinie der Beckenknochen (Spina iliaca anterior superior) bildet die Basis des Dreiecks Becken [a].
• Das Schambein (Symphyse) [1] bildet die Spitze des Dreiecks Becken.
• Beckenknochen (Spina iliaca anterior superior) [2].
• Bauchnabel [3].
• Dreieck Brustkorb [B].
• Eine Querachse durch den Brustkorb auf Höhe der Achselfalten (frontotransversaler Brustkorbdurchmesser) bildet die Basis des Dreiecks Brustkorb [b].
• Untere Brustbeinspitze (Processus xiphoideus) [4].
• Das Halsgrübchen (Incisura jugularis) [5] bildet die Spitze des Dreiecks Brustkorb.

- Dreieck Kopf [C].
- Kinnspitze [6].
- Die Verbindung des rechten und linken Jochbeins bildet die Basis des Dreiecks Kopf [c].
- Jochbein [7].
- Die Mitte der Stirn (Nasenwurzel) [8] bildet die Spitze des Dreiecks Kopf.
- Scheitel [9].

Abb. 2.137
Orientierungspunkte für die Bewegungen der Wirbelsäule in der Transversalebene

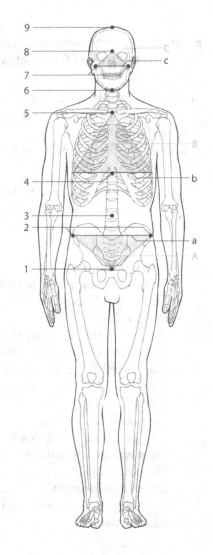

Drehung (positive/negative Rotation) von Becken, Brustkorb und Kopf

Werden Becken, Brustkorb oder Kopf gedreht, so dürfen sich die entsprechenden ◆Zeiger nur in der Nein-Ebene bewegen und sich nicht seitwärts neigen. Die Drehung zwischen Brustkorb und Becken findet vor allem in der unteren Brustwirbelsäule statt, die Drehung zwischen Kopf und Brustkorb in der Halswirbelsäule und den oberen Kopfgelenken.

Übung 19: Drehung des Beckens nach rechts/links
(positiv/negativ rotatorisch in der unteren Brustwirbelsäule transversal –
ab-/adduktorisch in den Hüftgelenken)

● *Lernziel*
Das Becken in der Nein-Ebene nach rechts und links drehen.

Ausgangsstellung
Sitz. Becken, Brustkorb und Kopf sind in die ◆Körperlängsachse eingeordnet (siehe Abschn. 2.6.1).

● *Instruktion durch den Therapeuten*
„Taste das Dreieck Becken. Die Verbindungslinie der Beckenknochen bildet die Basis des Dreiecks. Diese Linie soll sich in der Nein-Ebene hin- und herdrehen. Die Hände entfernen sich vom Becken und zeigen die Bewegung in der Luft. Langsam kehren die Hände auf das Becken zurück, und du spürst, daß es sich leicht hin- und herdreht" (Abb. 2.138 a).

● *Hinweise für den Patienten*
⇒ Die Bewegung kann auch von den Beinen eingeleitet werden, indem gleichzeitig ein Knie nach vorn und das andere nach hinten geschoben wird und umgekehrt.
⇒ Durch seitliches Abstützen mit den Händen kann der Reibungswiderstand des Beckens auf der Unterlage vermindert werden (Abb. 2.138 b).

● *Variante*
Ausgangsstellung Stand. Die Bewegung wird durch Drehen der Füße gegen den Boden eingeleitet.

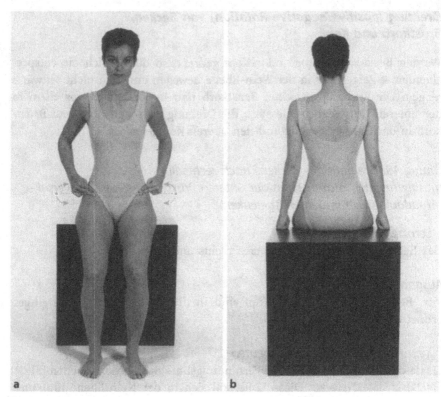

Abb. 2.138. a Drehung des Beckens nach rechts/links, **b** Variante der Ausgangsstellung: seitliches Abstützen

Analyse (positive Rotation)

Primärbewegung

Die Verbindungslinie der kritischen Distanzpunkte rechte/linke Spina dreht sich nach rechts, positiv rotatorisch in der unteren Brustwirbelsäule. Gleichzeitig bewegt sich das Becken als proximaler Hebel im rechten Hüftgelenk transversaladduktorisch und im linken Hüftgelenk transversalabduktorisch.

Bedingungen

Der frontotransversale Brustkorbdurchmesser ist ein absoluter räumlicher Fixpunkt. Die weiterlaufende Bewegung nach kranial muß verhindert werden.

Die Verbindungslinie der Spinae bleibt immer horizontal. Dies bedingt eine lateralflexorische Stabilisation in der Lendenwirbelsäule.

• *Hinweise*

⇒ In der Ausgangsstellung Sitz sollten die Oberschenkel annähernd horizontal eingestellt sein, damit die Knie mühelos nach vorn/hinten verschoben werden können.

⇒ Seitliches Abstützen erleichtert das Gleiten vom Gesäß auf der Unterlage.

⇒ Der Therapeut fixiert den Brustkorb auf Höhe Th7 und hebt ihn gleichzeitig etwas an, um die Lendenwirbelsäule zu entlasten.

⇒ Der Therapeut unterstützt die Bewegung durch einen taktilen Reiz am rechten/linken Knie.

⇒ Die Bewegung wird im Stand ausgeführt.

Übung 20: Drehung des Brustkorbs in der unteren Brust- und in der Halswirbelsäule nach rechts/links (positive/negative Rotation)

• *Lernziel*
Den Brustkorb in der Nein-Ebene nach rechts und links drehen.

Ausgangsstellung
Sitz. Becken, Brustkorb und Kopf sind in die ◆Körperlängsachse eingeordnet (siehe Abschn. 2.6.1).

• *Instruktion durch den Therapeuten*
„Leg die Hände so auf den Brustkorb, daß die Daumen den Brustkorbdurchmesser unterhalb der Achselhöhle tasten und die Fingerspitzen das Brustbein berühren (Abb. 2.139). Der Brustkorb soll sich nach rechts und links drehen. Die Hände entfernen sich vom Brustkorb und zeigen in der Luft, wie sich dieser nach rechts und links dreht. Dann kehren die Hände auf den Brustkorb zurück, und du spürst, daß er sich leicht hin- und herdreht. Die Bewegung ist klein und geht ganz leicht. Das Tempo darf in ein ‚Allegro moderato' gesteigert werden. Dein Blick ist immer nach vorn gerichtet. Der Druck unter dem Gesäß darf sich nicht verändern."

• *Hinweise für den Patienten*
⇒ Um den Kopf ruhig halten zu können, fixiert man mit den Augen einen Punkt im Raum.

Abb. 2.139
Tasten des Brustkorbdreiecks für die
Drehung nach rechts/links

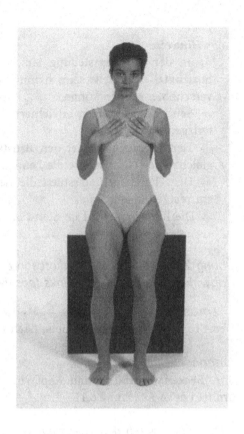

● *Analyse (positive Rotation)*
Primärbewegung
Der kritische Zeiger der Primärbewegung frontotransversaler Brustkorbdurchmesser bewegt sich positiv rotatorisch in der unteren Brust-
und in der Halswirbelsäule.

Bedingungen
Die Verbindungslinie der Spinae und die Verbindungslinie der Ohren
sind absolute räumliche Fixpunkte. Die weiterlaufenden Bewegungen
nach kranial und kaudal müssen verhindert werden.
   Der frontotransversale Brustkorbdurchmesser bleibt horizontal. Dies
bedingt eine lateralflexorische Stabilisation im lumbothorakalen
Übergang.

Übung 21: Drehung des Kopfes nach rechts/links
(positive/negative Rotation)

● *Lernziel*
Den Kopf in der Nein-Ebene nach rechts/links drehen.

Ausgangsstellung
Sitz. Becken, Brustkorb und Kopf sind in die ◆Körperlängsachse eingeordnet (siehe Abschn. 2.6.1).

● *Instruktion durch den Therapeuten*
„Taste das Dreieck Kopf. Es soll sich in der Nein-Ebene drehen. Die Hände
entfernen sich wenig vom Kopf und zeigen die Drehung nach rechts und
links. Dann kehren die Hände wieder an den Kopf zurück. Dieser hat bereits mit Drehen begonnen. Die Drehbewegungen nach rechts und links
sind klein, wie bei einem kaum sichtbaren Nein – Nein."

● *Analyse (positive Rotation)*
Primärbewegung
Die Verbindungslinie der kritischen Distanzpunkte der Primärbewegung rechtes/linkes Jochbein dreht sich positiv rotatorisch in der Halswirbelsäule.

Bedingungen
Der frontotransversale Brustkorbdurchmesser ist ein absoluter räumlicher Fixpunkt. Die weiterlaufende Bewegung nach kaudal muß verhindert werden.
   Die Verbindungslinie der Augen bleibt horizontal. Dies bedingt eine
lateralflexorische Stabilisation in der Halswirbelsäule.

Kreisen in der Nein-Ebene (Transversalebene)

In der Nein-Ebene können Becken, Brustkorb und Kopf auch kreisende Bewegungen ausführen.

Übung 22: Kreisen mit dem Becken

● *Lernziel*
Mit dem Becken in der Nein-Ebene kreisen.

Ausgangsstellung
Stand. Die Knie sind deblockiert; Becken, Brustkorb und Kopf sind in die
◆Körperlängsachse eingeordnet.

• *Instruktion durch den Therapeuten*
„Taste das Dreieck Becken. Die Verbindungslinie der Beckenknochen bildet
die Basis des Dreiecks. Sie soll in der Nein-Ebene kreisen (Abb. 2.140). Die
Hände entfernen sich geringfügig vom Becken und zeigen die Bewegung
in der Luft. Anschließend kehren sie wieder auf das Becken zurück. Das
Becken hat bereits mit Kreisen begonnen. Der Druck unter den Füßen verändert sich während des Kreisens wenig. Die Kniescheiben zeigen immer
nach vorn. Sobald das Kreisen in die eine Richtung mühelos geht, probierst du es in die entgegengesetzte Richtung."

• *Analyse*
Primärbewegung
Die Verbindungslinie der kritischen Distanzpunkte der Primärbewegung rechte/linke Spina bewegt sich in der Nein-Ebene auf einer Kreisbahn.

Bedingungen
Der frontotransversale Brustkorbdurchmesser ist ein absoluter räumlicher Fixpunkt. Weiterlaufende Bewegungen nach kranial müssen verhindert werden.
    Die Verbindungslinie der Spinae bewegt sich nur in der Transversal-
ebene und bleibt immer horizontal. Lateralflexorische Bewegungen in
der Lendenwirbelsäule müssen stabilisiert werden.

Übung 23: Kreisen mit dem Brustkorb

• *Lernziel*
Mit dem Brustkorb in der Nein-Ebene kreisen.

Ausgangsstellung
Sitz. Becken, Brustkorb und Kopf sind in die ◆Körperlängsachse eingeordnet.

• *Instruktion durch den Therapeuten*
„Taste das Brustbein. Es soll in der Nein-Ebene kreisen (Abb. 2.141). Die
Hände entfernen sich wenig und zeigen die Kreisbewegung in der Nein-

Abb. 2.140
Kreisen mit dem Becken in der Nein-Ebene

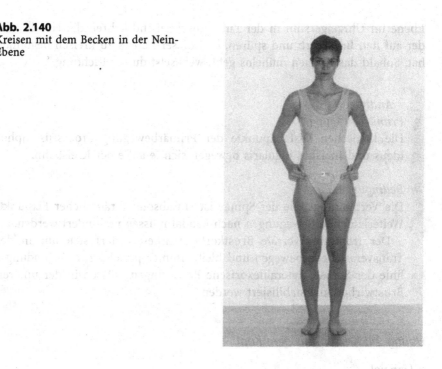

Abb. 2.141
Kreisen mit dem Brustkorb in der Nein-Ebene

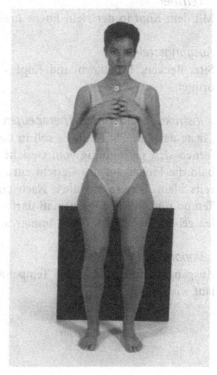

Ebene im Uhrzeigersinn in der Luft. Anschließend kehren die Hände wieder auf den Brustkorb und spüren, daß dieser bereits zu kreisen begonnen hat. Sobald das Kreisen mühelos geht, wechselst du die Richtung."

Analyse
Primärbewegung
Die kritischen Distanzpunkte der Primärbewegung Processus xiphoideus und Incisura jugularis bewegen sich je auf einer Kreisbahn.

Bedingungen
Die Verbindungslinie der Spinae ist ein absoluter räumlicher Fixpunkt. Weiterlaufende Bewegungen nach kaudal müssen verhindert werden.

Der frontotransversale Brustkorbdurchmesser darf sich nur in der Transversalebene bewegen und bleibt immer parallel zur Verbindungslinie der Spinae. Lateralflexorische Bewegungen müssen in der unteren Brustwirbelsäule stabilisiert werden.

Übung 24: Kreisen mit dem Kopf

Lernziel
Mit dem Kopf in der Nein-Ebene kreisen.

Ausgangsstellung
Sitz. Becken, Brustkorb und Kopf sind in die ◆Körperlängsachse eingeordnet.

Instruktion durch den Therapeuten
„Taste das Dreieck Kopf. Es soll in der Nein-Ebene kreisen. Die Hände entfernen sich geringfügig vom Gesicht zeigen die Bewegung in der Luft. Sobald die Finger auf das Gesicht zurückkehren, spürst du, daß der Kopf bereits kleine Kreise ausführt. Nach einer Weile wechselst du die Richtung. Tempo und Bewegungsausmaß darfst du wählen. Die Bewegung soll mühelos gehen. Dein Blick bleibt immer nach vorn gerichtet."

Variante
Ausgangsstellung „Indische Tempeltänzerin" (Abb. 2.142). Bewegungsablauf wie oben.

Abb. 2.142
Variante der Ausgangsstellung für das
Kreisen des Kopfes in der Nein-Ebene

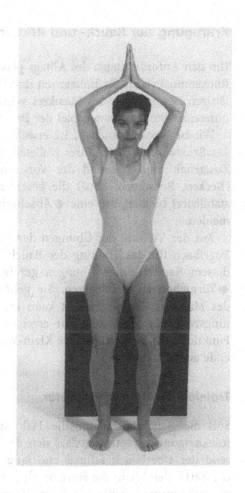

• *Analyse*

Primärbewegung

Die Verbindungslinie der kritischen Distanzpunkte der Primärbewegung rechtes/linkes Jochbein bewegt sich auf einem Kreisbogen.

Bedingungen

Die Verbindungslinie der Augen darf sich nur in der Transversalebene bewegen und muß immer parallel zum frontotransversalen Brustkorbdurchmesser stehen. Dies bedingt eine lateralflexorische und rotatorische Stabilisation in den oberen Kopfgelenken.

Kräftigung der Bauch- und Rückenmuskulatur

Um den Anforderungen des Alltags gerecht zu werden, müssen Bauch- und Rückenmuskulatur für Haltearbeit und Bewegung trainiert werden. Die vielfältigen Bewegungen des Musikers während des Musizierens erfordern ein differenziertes Zusammenspiel der Bauch- und Rückenmuskulatur.

Wie bereits in Abschn. 2.1.2 erwähnt, ist die ◆dynamische Stabilisation der Brustwirbelsäule in ihrer Nullstellung eine unerläßliche Voraussetzung. Zusätzlich muß während der Vor- und Rückneigung des ◆Türmchens (Becken, Brustkorb, Kopf) die gesamte Wirbelsäule in ihrer Nullstellung stabilisiert bleiben, um eine ◆Abscherbelastung der Bandscheiben zu vermeiden.

Aus der Vielzahl der Übungen der Funktionellen Bewegungslehre Klein-Vogelbach für das Training der Bauch- und Rückenmuskulatur werden in diesem Kapitel einige Übungen gezeigt, die vor allem dazu dienen, das ◆Türmchen zu stabilisieren. Sie gehören ins tägliche Übungsprogramm des Musikers. In kurzer Zeit kann eine spürbare Verbesserung des Trainingszustands der Muskulatur erreicht werden. Weitere Übungen aus der Funktionellen Bewegungslehre Klein-Vogelbach sind jeweils am Abschnittsende aufgelistet.

Training der Bauchmuskulatur

Soll die Bauchmuskulatur die Haltung des ◆Türmchens während der Rückneigung garantieren, darf sich der Unterbauch leicht verkürzen, während der Oberbauch schmal und lang bleibt. Das ◆Türmchen kann aus der Vertikalen bis in die Horizontale gebracht werden, wenn die Beine eine Verankerungsmöglichkeit, z.B. an einer Behandlungsbank, haben. Gezielte Bewegungen mit den Armen unterstützen die Verschmälerung des Oberbauchs.

Das häufig praktizierte wiederholte Aufsitzen und Abliegen aus der Rückenlage mit gestreckten Beinen führt zu Fehlbelastungen der Bandscheiben und der Zwischenwirbelgelenke, weil gleichzeitig der Rumpf verkürzt wird, die Beine angehoben werden und das Kreuz vom Boden angehoben wird.

Übung 25: Das „Hängetürmchen"

Lernziel
Das ◆Türmchen soll aus der Vertikalen nach hinten bis in die Horizontale geneigt und wieder zurück in die Vertikale aufgerichtet werden.

Ausgangsstellung

Sitz auf einer Behandlungsbank. Die Unterschenkel haben an ihrer Rückseite Kontakt mit der Kante der Liege. Becken, Brustkorb und Kopf sind in die ◆Körperlängsachse eingeordnet.

• Instruktion durch den Therapeuten

„Du tastest mit einer Hand den Abstand Schambein – Bauchnabel. Dieser darf während der Bewegung des Türmchens nach hinten etwas kürzer werden. Mit der anderen Hand tastest du den Abstand Bauchnabel – Brustbeinspitze. Dieser darf sich während der gesamten Bewegung nicht verändern (Abb. 2.143 a, b). Hänge dich mit den Unterschenkeln fest an die Behandlungsbank, während sich das Türmchen nach hinten unten neigt (Abb. 2.143 c). Du neigst das Türmchen soweit nach hinten, bis du ein Zittern im Bauch spürst. Da endet die Bewegung, und du verweilst einen Moment in dieser Stellung. Bevor du wieder in die Ausgangsstellung zurückkehrst, hängst du dich wieder stärker mit den Unterschenkeln an die Behandlungsbank. Du kommst langsam in den Sitz zurück. Beim nächsten Mal darfst du das Türmchen noch etwas weiter nach hinten neigen. Mit der Zeit wird es dir gelingen, das Türmchen auf die Behandlungsbank zu legen und dich wieder hinzusetzen.“

• Analyse (Rückneigung):
Primärbewegung
Der kritische Distanzpunkt der Primärbewegung, die dorsale Seite der Wade, hängt sich flexorisch in den Kniegelenken und extensorisch in den Hüftgelenken an die Kante der Behandlungsliege.

Bedingungen
Der Abstand Schambein – Bauchnabel darf sich auftaktisch etwas verkürzen. Dies ermöglicht einen besseren Einsatz der Bauchmuskulatur.

Der Abstand Bauchnabel – Brustbeinspitze verändert sich nicht. Dies erfordert eine flexorische/extensorische Stabilisation der Brustwirbelsäule.

Der Druck an der Kontaktstelle Unterschenkel Behandlungsbank darf nicht abnehmen. Dies erfordert eine permanente Hängeaktivität der Unterschenkel.

• Hinweise
⇒ Tritt zu Beginn der Rückneigung eine Dorsaltranslation des Brustkorbs ein, muß die Übung neu begonnen werden. Korrekturen während der Rückneigung können vom Übenden nur selten umgesetzt werden.

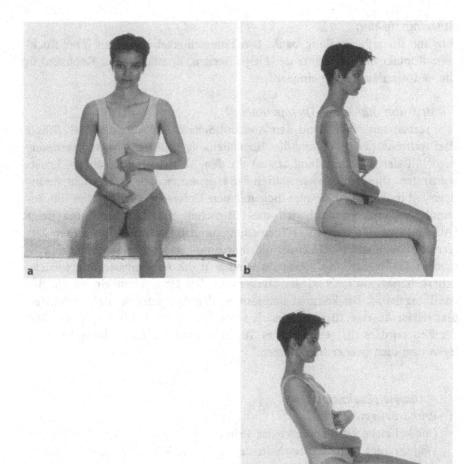

Abb. 2.143a–c. „Hängetürmchen". **a** Ausgangsstellung von vorn, **b** Ausgangsstellung von der Seite, **c** Rückneigung des Türmchens

⇒ Der Therapeut unterstützt den Brustkorb, um die Belastung auf die Bauchmuskulatur zu verkleinern. Er stellt die ◆Körperlängsachse des Übenden in eine bestimmte Neigung und vermindert langsam seine Unterstützung, bis der Übende selbständig in der Rückneigung bleiben kann.

⇒ Kann das Türmchen infolge eines Streckdefizits am Hüftgelenk nicht auf die Unterlage gelegt werden, kann die Intensität der Bauchmuskelaktivität durch den Einsatz des Armgewichts gesteigert werden.

Übung 26: Aktivierung der tiefen schrägen und queren Bauchmuskulatur

Die Vorstellung, die Orientierungspunkte auf dem Beckenkamm rechts/ links bzw. die Orientierungspunkte Beckenknochen rechts/links in den drei Ebenen (Vielleicht-, Ja-, Neinebene) zu bewegen, führt zu einer sehr differenzierten Aktivität der tiefliegenden Bauch-/Rücken-/Hüftgelenks- und Beckenbodenmuskulatur. Die Übung kann in 9 Arbeitsgänge unterteilt werden:

1. *Arbeitsgang:*
   Die Orientierungspunkte am rechten und linken Beckenkamm werden in der Vielleicht-Ebene (Frontalebene) gleichzeitig fuß-/kopfwärts bewegt.

2. *Arbeitsgang:*
   Die Orientierungspunkte am rechten und linken Beckenkamm werden in der Vielleicht-Ebene (Frontalebene) einseitig fuß-/kopfwärts bewegt.

3. *Arbeitsgang:*
   Die Orientierungspunkte Beckenknochen und Steissbein werden in der Ja-Ebene (Sagittalebene) gegensinnig fuß-/kopfwärts bewegt.

4. *Arbeitsgang:*
   Die Orientierungspunkte Beckenknochen werden in der Ja-Ebene (Sagittalebene) ◆gegensinnig nach vorn unten bzw. hinten oben bewegt.

5. *Arbeitsgang:*
   Die Orientierungspunkte Beckenknochen werden in der Nein-Ebene (Transversalebene) zueinander hin und voneinander weg bewegt.

6. *Arbeitsgang:*
   Die Orientierungspunkte Beckenknochen werden einseitig in der Nein-Ebene (Transversalebene) zueinander hin und voneinander weg bewegt.

7. *Arbeitsgang:*
   Die Orientierungspunkte Beckenknochen kreisen ◆gegensinnig in der Vielleicht-Ebene (Frontalebene).

8. *Arbeitsgang:*
   Die Orientierungspunkt Beckenknochen kreisen ◆gegensinnig in der Ja-Ebene (Sagittalebene).

9. *Arbeitsgang:*
   Die Orientierungspunkte Beckenknochen kreisen ◆gegensinnig in der Nein-Ebene (Transversalebene).

• *Lernziel*
Durch die Vorstellung von Bewegungen mit den Beckenschaufeln die Bauch-, Beckenboden-, Rücken- und die tiefe Hüftgelenksmuskulatur aktivieren.

Ausgangsstellung
Rückenlage. Die Beine sind bei Bedarf angestellt.

● *Instruktion durch den Therapeuten*
„Taste mit den Händen einen Punkt seitlich am Beckenkamm rechts und
links (Abb. 2.144 a). Dabei führst du folgende Schritte durch:

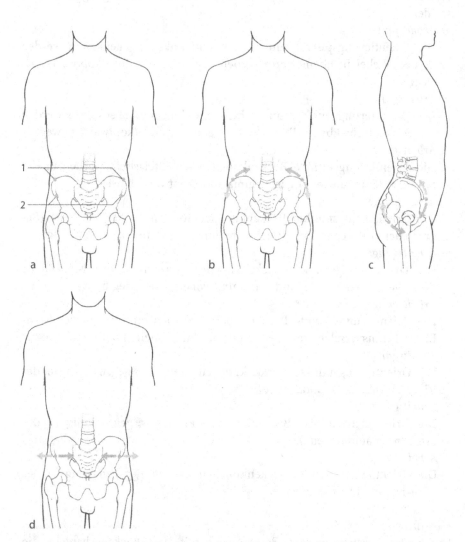

Abb. 2.144. a Orientierungspunkte auf dem Beckenkamm (1) und vorn am Becken (2),
b Bewegung der Orientierungspunkte nach lateral/kaudal und kranial/medial, **c** Bewegung der Orientierungspunkte nach ventral/kaudal und nach kranial/dorsal mit Widerlagerung vom Steißbein her, **d** Bewegung der Orientierungspunkte nach ventral/medial
und dorsal/lateral

1. *Arbeitsgang:*
   Stell dir vor, du möchtest diese beiden Punkte gleichzeitig etwas zur Seite und fußwärts bewegen, als ob du den Hosenbund über die Beckenknochen streifen würdest. Anschließend bewegst du diese beiden Punkte kopfwärts, als ob du den Hosenbund hochziehst, deine Taille wird dabei ganz schmal wie eine Wespentaille. Der Druck unter dem Kreuzbein und der Lendenwirbelsäule darf sich nicht verändern.

2. *Arbeitsgang:*
   Jetzt versuchst du die Bewegung mit einer Seite. Zuerst bewegst du den rechten Beckenkamm wenig seitlich und fuß- oder kopfwärts und in die Gegenrichtung, während der linke Beckenkamm ruhig bleibt. Dann bleibt der rechte Beckenkamm ruhig, und du bewegst nur den linken.

3. *Arbeitsgang:*
   Nun tastest du die beiden Orientierungspunkte Beckenknochen (siehe Abb. 2.144 a). Diese beiden Punkte willst du nun fußwärts bewegen. Der Druck unter dem Kreuzbein verändert sich nicht. Stell dir vor, du möchtest gleichzeitig dein Steißbein etwas einziehen. Dann bewegen sich die beiden Punkte kopfwärts. Der Druck unter deinem Kreuzbein verändert sich nicht. Nun stellst du dir vor, das Steißbein gegen die Unterlage bewegen zu wollen.

4. *Arbeitsgang:*
   Nun versuchst du, den einen Punkt etwas kopfwärts zu bewegen, während du gleichzeitig den anderen fußwärts bewegst. Der Druck unter den Beinen darf sich dabei nicht verändern. Anschließend probierst du die Bewegung in die Gegenrichtung.

5. *Arbeitsgang:*
   Nun stellst du dir vor, du möchtest die beiden Punkte zur Mitte und geringfügig nach vorn bewegen. Die Beine dürfen sich dabei nicht nach innen drehen. Dann stellst du dir vor, du möchtest diese beiden Punkte voneinander entfernen. Die Beine dürfen sich dabei nicht nach außen drehen.

6. *Arbeitsgang:*
   Jetzt versuchst du, nur den rechten Beckenknochen zur Mitte hin und dann von der Mitte weg zu bewegen. Dann bewegst du nur den linken Beckenknochen hin und her, während der rechte ruhig bleibt.

7. *Arbeitsgang:*
   Taste mit den Händen den linken und den rechten Beckenkamm. Du stellst dir kleine Kreise vor, die die Beckenknochen in der Vielleicht-Ebene machen. Dabei bewegen sich die Orientierungspunkte rechter/linker Beckenkamm zur Seite, etwas fußwärts – die Taille wird weit –, dann zur Mitte hin und kopfwärts – die Taille wird schmal. Wenn du dies spürst, versuch es in umgekehrter Richtung. Zu Perfektion bringst

du es, wenn du nur einen Beckenkamm kreisen läßt und den anderen ruhig hältst.

8. *Arbeitsgang:*

Taste mit den Händen den rechten Orientierungspunkt Beckenknochen. Du stellst dir kleine Kreise vor, die du mit diesem Beckenknochen in der Ja-Ebene machst. Der Punkt bewegt sich nach vorn, fußwärts, nach hinten und wieder kopfwärts. Zur Perfektion bringst du es, wenn du mit beiden Beckenknochen gleichzeitig, jedoch um eine halbe Kreisbewegung versetzt kreist. Dein Kreuzbein bleibt dabei absolut ruhig.

9. *Arbeitsgang:*

Taste mit den Händen den linken/rechten Orientierungspunkt Beckenknochen. Du stellst dir kleine Kreise vor, die du mit diesen Punkten in der Nein-Ebene machst. Die Orientierungspunkte rechter/linker Beckenkamm bewegen sich zur Seite, nach hinten – die Taille wird weit –, dann zur Mitte und nach vorn –, die Taille wird schmal. Wenn du dies spürst, versuch es in umgekehrter Richtung. Zur Perfektion bringst du es, wenn du nur einen Beckenknochen kreisen läßt, und den anderen ruhig hältst."

● *Analyse*

Primäraktivität

In keinem der Arbeitsgängen findet Bewegung im eigentlichen Sinne statt. Genaue Richtungsangaben sind die Voraussetzung für das Erreichen der gewünschten Muskelaktivitäten. In der folgenden Analyse ist die Richtung der Bewegung des jeweiligen Arbeitsgangs beschrieben.

1. *Arbeitsgang:*

Die beiden kritischen Distanzpunkte der Primärbewegung rechter/linker Beckenkamm bewegen sich simultan nach kaudal/lateral oder nach kranial/medial (Abb. 2.144b).

2. *Arbeitsgang:*

Der kritische Distanzpunkt der Primärbewegung rechter Beckenkamm bewegt sich nach kaudal/lateral oder nach kranial/medial.

3. *Arbeitsgang:*

Die beiden kritischen Distanzpunkte der Primärbewegung rechte/linke Spina iliaca bewegen sich simultan nach ventral/kaudal oder nach dorsal/kranial (Abb. 2.144c).

4. *Arbeitsgang:*

Die beiden kritischen Distanzpunkte der Primärbewegung rechte/linke Spina iliaca bewegen sich gleichzeitig in die entgegengesetzte Richtung nach ventral/kaudal und dorsal/kranial.

5. *Arbeitsgang:*
Die beiden kritischen Distanzpunkte der Primärbewegung rechte/ linke Spina iliaca bewegen sich simultan nach ventral/medial oder nach dorsal/lateral (Abb. 2.144 d).

6. *Arbeitsgang:*
Der kritische Distanzpunkt der Primärbewegung rechte Spina iliaca bewegt sich nach ventral/medial oder nach dorsal/lateral.

7. *Arbeitsgang:*
Die kritischen Distanzpunkte der Primärbewegung rechte/linke Spina iliaca bewegen sich nach lateral/kaudal/medial/kranial.

8. *Arbeitsgang:*
Die kritischen Distanzpunkte der Primärbewegung rechte/linke Spina iliaca bewegen sich nach ventral/kaudal/dorsal/kranial.

9. *Arbeitsgang:*
Die kritischen Distanzpunkte der Primärbewegung rechte/linke Spina iliaca bewegen sich nach lateral/dorsal/medial/ventral.

Bedingungen
Das Kreuzbein ist ein absoluter räumlicher Fixpunkt. Flexorische/extensorische Bewegungen in der Lendenwirbelsäue und den Hüftgelenken müssen stabilisiert werden.
Die beiden Patella zeigen immer nach oben. Innen- und außenrotatorische Bewegungen in den Hüftgelenken müssen stabilisiert werden.

- *Weitere Übungen zum funktionellen Bauchmuskeltraining*
- „Der Brückenbauch", Klein-Vogelbach 1995,
- „Taille trimmen", Klein-Vogelbach 1995,
- „Gleichschwer", Klein-Vogelbach 1995,
- „Frösche", Klein-Vogelbach 1993,
- „Die Waage", Klein-Vogelbach 1990,
- „Das Bett des Fakirs", Klein-Vogelbach 1990.

Training der Rückenmuskulatur

Soll die Rückenmuskulatur die Haltung des ◆Türmchens während der Vorneigung garantieren, darf im Sitz der Unterbauch etwas länger werden, um eine gute ◆lumbosakrale Verankerung zu erreichen.
Neigt sich das ◆Türmchen im Stand nach vorn, müssen die Hüftgelenke als Gegengewicht nach hinten bewegt werden. Dies gelingt leichter, wenn sich der Übende unterhalb der Kniegelenke mit konstantem Druck abstützt.

*Übung 27: Vorneigung des Türmchens aus der Vertikalen
in die Horizontale („Bückverhalten", Klein-Vogelbach 1995)*

● *Lernziel*
Das ◆ Türmchen soll aus der Vertikalen nach vorn geneigt und wieder aufgerichtet werden.

Ausgangsstellung
Stand. Die Knie sind leicht gebeugt und haben unterhalb der Kniescheiben Kontakt mit einem Stuhl oder einer Kiste.

● *Instruktion durch den Therapeuten*
„Taste mit einer Hand den Scheitel und mit der anderen Hand das Steißbein. Während du das Türmchen nach vorn unten neigst, bewegt sich das Gesäß gleichzeitig nach hinten unten, um das Gleichgewicht zu halten (Abb. 2.145 a). Während der Bewegung darf sich der Kontakt der Unter-

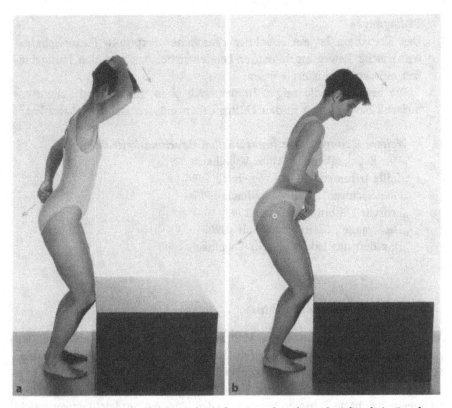

Abb. 2.145. a Vorneigung des Türmchens, **b** Tasten der Abstände Schambein-Bauchnabel-Brustbein während der Vorneigung

Vorbeugung: Primäre Prävention

schenkel zur Behandlungsbank nicht verändern. Der Druck darf weder zu- noch abnehmen. Sobald die Bewegung mühelos geht, tastest du mit einer Hand die Distanz Schambein – Bauchnabel und mit der anderen Hand die Distanz Bauchnabel – Brustbein. Diese beiden Abstände dürfen sich nicht verändern" (Abb. 2.145 b).

● *Variante*
Während der Vorneigung des ◆Türmchens mit den Armen beliebige kleine und große Bewegungen in verschiedenen Tempi ausführen oder nach Möglichkeit auf dem Instrument spielen.

FÜR DEN THERAPEUTEN

● *Analyse (Vorneigung)*
Primärbewegung
Der kritische Distanzpunkt der Primärbewegung Incisura jugularis be- wegt sich nach vorn/unten. Dabei verschieben sich die Drehpunkte Hüftgelenke flexorisch nach hinten unten. Die Oberschenkel bewegen sich flexorisch in den Kniegelenken.

Bedingungen
Die Kontaktstelle Unterschenkel/Behandlungsliege ist ein räumlicher Fixpunkt. Er sorgt für einen Ausgleich der beschleunigenden und bremsenden Gewichte während des Bewegungsablaufs.
   Die Abstände Symphyse – Bauchnabel und Bauchnabel – Processus xiphoideus bleiben gleich. Dies bedingt eine flexorische/extensorische Stabilisation der Lenden- und Brustwirbelsäule.

● *Weitere Übungen zum funktionellen Training der Rückenmuskulatur*
● „Klötzlispiel", Klein-Vogelbach 1993,
● „4-Füssler", Klein-Vogelbach 1993,
● „Bück dich optimal", Klein-Vogelbach 1995,
● „Stehaufmännchen", Klein-Vogelbach 1995,
● „Albatros", Klein-Vogelbach 1995,
● „Kurz und bündig", Klein-Vogelbach 1993,
● „Der Cowboy", Klein-Vogelbach 1990,
● „Die Waage", Klein-Vogelbach 1990,
● „Das Bett des Fakirs", Klein-Vogelbach 1990.

Literatur

Klein-Vogelbach S (1990) Funktionelle Bewegungslehre, 4. Aufl. Springer, Berlin Heidelberg New York Tokyo
Klein-Vogelbach S (1993) Therapeutische Übungen zur funktionellen Bewegungslehre, 3. Aufl. Springer, Berlin Heidelberg New York Tokyo
Klein-Vogelbach S (1995) Gangschulung zur Funktionellen Bewegungslehre. Springer, Berlin Heidelberg New York Tokyo

2.6.2 Funktionelles Atemtraining

Die funktionelle Fehlatmung (Abschn. 2.1.2) ist eine Störung, die häufig mit falschen Übungen behandelt wird. Durch kräftiges Ein- und Ausatmen beispielsweise wird die Fehlatmung eher unterstützt als behoben. Man kann Fehler nicht überwinden, indem man sie verstärkt. Wichtig ist, daß der Übende lernt, die muskulären Aktivitäten, die während der Atmung in Ruhe und Belastung erforderlich sind, besser zu koordinieren.

Mit der Übung „Reaktive Atmung" lernt der Übende in einzelnen Phasen, die muskulären Aktivitäten für die normale Atmung zu koordinieren. Mit der Übung „Zeitlupenatmung" lernt er, sein Atemvolumen zu vergrößern, ohne die Atemfrequenz zu erhöhen. So kann der erhöhte Sauerstoffbedarf bei vermehrter Kreislaufbelastung oder in Streßsituationen ausgeglichen werden.

FÜR DEN THERAPEUTEN

Orientierungshilfen
Folgende Punkte, Linien und Zeiger sind wichtig (Abb. 2.146a, b):
- Frontotransversaler Brustkorbdurchmesser [I].
- Sagittotransversaler Brustkorbdurchmesser [II].
- Schambein (Symphyse) [1].
- Epigastrischer Winkel [2].
- Punkt seitlich am unteren Rippenbogen [3].
- Mitte Oberbauch [4].
- Punkt Mitte Sternum [5].
- Halsgrübchen [6].
- Kinn [7].

Übung 28: „Reaktive Atmung"

Mit Hilfe der folgenden Übung soll der Patient lernen,

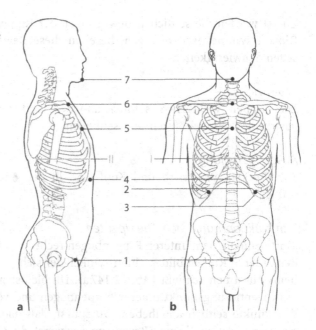

Abb. 2.146 a, b
Orientierungshilfen für die
Bewegungen während der
Ein-/Ausatmung

- die Muskelaktivitäten zu koordinieren, die die Rippen und das Zwerchfell während der Ein- und Ausatmung bewegen;
- Unterdruck im Brustkorbraum zu erzeugen, damit die Luft reaktiv angesogen wird;
- die Brustwirbelsäule in ihrer Nullstellung dynamisch zu stabilisieren;
- die normale Ruheatmung wieder zu erlangen.

Nach einigen wenigen Bewegungen ist eine Unterbrechung der Übung angezeigt, um eine Hyperventilation zu vermeiden. Der Übende hält sich Nase und Mund zu. Erst wenn er wieder das Bedürfnis zum Einatmen verspürt, können die Bewegungen wiederholt werden.

Der Übende lernt in folgenden Schritten, die Rippen in die gewünschte Richtung zu bewegen und mit den Bewegungen des Zwerchfells zu koordinieren:

- mit seitlichen Bewegungen der Rippen (frontotransversale Erweiterung),
- mit Bewegungen der Rippen nach vorn oben (sagittotransversale Erweiterung),
- durch Koordination der Rippenbewegungen mit den Bewegungen des Zwerchfells (frontosagittale Erweiterung).

■ 1. Arbeitsgang: Seitliche Bewegungen der Rippen (frontotransversale Erweiterung und Verschmälerung)

Zuerst werden die seitlichen Bewegungen der Rippen eingeübt. Da sich die Rippen symmetrisch bewegen, bereiten diese Bewegungen dem Übenden selten Schwierigkeiten.

● *Lernziel*
Die Rippen willkürlich seitlich anheben und senken und den ◆epigastrischen Winkel öffnen und schließen.

Ausgangsstellung
Sitz. Becken, Brustkorb und Kopf sind in die ◆Körperlängsachse eingeordnet.

● *Instruktion durch den Therapeuten*
„Taste entlang dem unteren Rippenbogen rechts und links zur Mitte. Die beiden unteren Rippen bilden einen Winkel, der sich beim Einatmen öffnet und beim Ausatmen schließt (Abb. 2.147 a). Du bleibst mit den Händen seitlich am Orientierungspunkt unterer Rippenbogen und versuchst nun, diese beiden Punkte seitlich anzuheben. Du spürst, daß dabei die Luft automatisch einströmt. Am Ende der Bewegung verharrst du einen Moment, und der Winkel bleibt weit offen. Dann gehen die Rippen von alleine zurück, deine Hände werden mittransportiert. Sobald du die Ausgangsstellung wieder er-

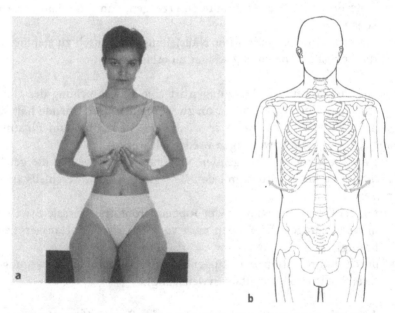

Abb. 2.147. a Tasten des unteren Rippenbogens rechts/links, **b** Bewegung der Rippen in der Frontalebene

reicht hast, versuchst du, den Winkel noch weiter zu schließen, indem du die Punkte am unteren Rippenbogen in Richtung Bauchnabel ziehst. Der Oberbauch wird dabei schmal. Am Ende verharrst du wieder einen Moment in der Stellung, bis du das Bedürfnis zum Einatmen verspürst.

● *Variante*
Die Bewegungen können auch aus der Rückenlage ausgeführt werden. Die Belastung auf die Rückenmuskulatur ist in dieser Ausgangsstellung geringer, und der Übende kann Becken, Brustkorb und Kopf mühelos in die ◆Körperlängsachse einordnen.

● *Analyse (Inspiration)*
Primärbewegung
Die kritischen Distanzpunkte der Primärbewegung, die Punkte am unteren Rippenbogen rechts und links, bewegen sich nach lateral und geringfügig nach oben. Sie vergrößern den epigastrischen Winkel und spannen das sich senkende Zwerchfell (Abb. 2.147 b).

Bedingungen
Der Abstand Kinnspitze – Incisura jugularis bleibt gleich groß. Der Kopf muß bei der Inspiration dorsaltranslatorisch/flexorisch im Bewegungsniveau Halswirbelsäule/obere Kopfgelenke stabilisiert werden.
Der Druck unter dem rechten/linken Tuber ischii darf sich nicht verändern. Flexorische/extensorische Bewegungen des Beckens in den Hüftgelenken müssen stabilisiert werden.

■ 2. Arbeitsgang: Vergrößerung und Verkleinerung des Tiefendurchmessers des Brustkorbs (sagittotransversale Erweiterung und Verschmälerung)

● *Lernziel*
Die Tiefe des Brustkorbs erweitern und verschmälern.

Ausgangsstellung
Sitz. Becken, Brustkorb und Kopf sind in die ◆Körperlängsachse eingeordnet.

● *Instruktion durch den Therapeuten*
„Taste mit einer Hand den Orientierungspunkt in der Mitte des Brustbeins und mit der anderen Hand auf derselben Höhe einen Dornfortsatz an der Brustwirbelsäule (Abb. 2.148 a, b). Diese beiden Punkte entfernen sich von-

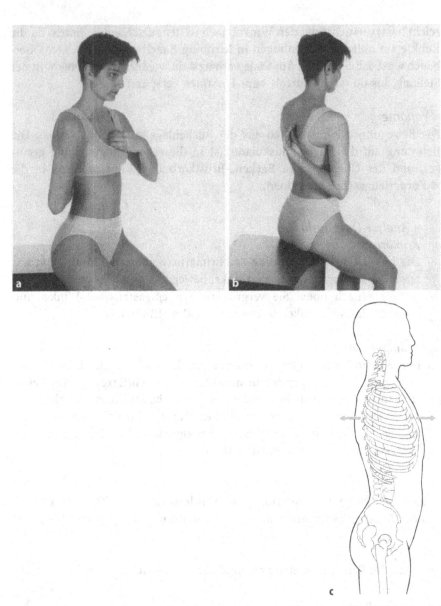

Abb. 2.148. a Tasten des Brustkorbdurchmessers vorn, **b** Tasten des Brustkorbdurchmessers hinten, **c** Bewegung der Rippen und der BWS in der Sagittalebene

einander. Dabei strömt die Luft ein. Bevor du die Bewegungsrichtung umkehrst, verharrst du für einen Moment in der ‚weiten' Stellung. Dann nähern sich die beiden Orientierungspunkte an, die Luft strömt aus. Du versuchst, die beiden Punkte so nah wie möglich zusammenzubringen, dein

Brustkorb wird dabei ganz flach. Du bleibst wieder einen Moment in der Endstellung. Sobald du das Bedürfnis zum Einatmen verspürst, entfernen sich die beiden Punkte wieder voneinander."

FÜR DEN THERAPEUTEN

• Analyse (Inspiration)
Primärbewegung

Der kritische Distanzpunkt der Primärbewegung, Mitte Sternum, bewegt sich nach vorn und wenig nach oben, rippenhebend in den Kostovertebralgelenken. Der zweite kritische Distanzpunkt der Primärbewegung, Dornfortsatz Th5, bewegt sich geringfügig nach dorsal, flexorisch in der Brustwirbelsäule (Abb. 2.148 c).

Bedingungen

Der Abstand Kinnspitze – Incisura jugularis bleibt gleich groß. Der Kopf muß bei der Inspiration dorsaltranslatorisch/flexorisch im Bewegungsniveau HWS/obere Kopfgelenke stabilisiert werden.

Der Abstand zwischen S1 und L1 darf sich nicht verändern. Flexorische Bewegungen der Lendenwirbelsäule während der Inspiration müssen extensorisch stabilisiert werden.

• Hinweise
⇒ Ausgangsstellung Seitlage: Der Therapeut gibt am Dornfortsatz einen leichten flexorischen Widerstand und gleichzeitig am Manubrium einen leichten Widerstand für die Bewegung nach vorn oben.

■ 3. Arbeitsgang: Kombination der Bewegungen des Zwerchfells und der Rippen

• Lernziel
Die Bewegungen der Rippen während der Einatmung mit dem Vorwölben des Oberbauchs und während der Ausatmung mit dem Abflachen des Oberbauchs koordinieren.

Ausgangsstellung
Sitz. Becken, Brustkorb und Kopf sind in die ◆Körperlängsachse eingeordnet.

• Instruktion durch den Therapeuten
„Um die Bewegungen der Rippen mit den Bewegungen des Oberbauchs koordinieren zu können, tastest du mit einer Hand die vorderen Orientie-

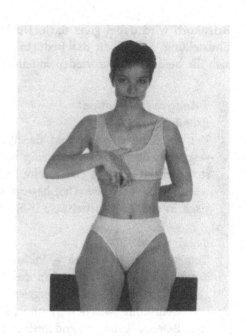

rungspunkte. Dazu legst du den Daumen auf den Orientierungspunkt Mitte Brustbein. Dieser soll sich nach vorn und etwas nach oben bewegen. Mit dem Mittelfinger tastest du den Orientierungspunkt auf dem Oberbauch. Dieser wird sich nach vorn bewegen. Mit dem kleinen Finger tastest du den Orientierungspunkt seitlich am untersten Rippenbogen. Dieser wird sich seitlich nach oben bewegen. Mit der anderen Hand tastest du den Orientierungspunkt an der Wirbelsäule, den Dornfortsatz, auf gleicher Höhe mit dem Orientierungspunkt Mitte Brustbein. Dieser wird sich nach hinten bewegen (Abb. 2.149). Nun kannst du die Richtung jedes Orientierungspunktes während der Bewegung kontrollieren. Während sich der Orientierungspunkt Mitte Brustbein etwas nach vorn oben bewegt, wölbt sich der Oberbauch vor. Gleichzeitig hat sich der Orientierungspunkt am Dornfortsatz etwas nach hinten bewegt, und der Orientierungspunkt unter dem kleinen Finger bewegt sich seitlich nach oben."

Übung 29: „ Die Zeitlupenatmung" (Klein-Vogelbach 1993)

● *Lernziel*
Training der Atemvorgänge, die in Belastung auftreten.

Ausgangsstellung
Sitz. Becken, Brustkorb und Kopf sind in die ◆Körperlängsachse eingeordnet. Die Hände ruhen auf den Oberschenkeln.

- *Instruktion durch den Therapeuten*

„Beim Einatmen durch die Nase nimmst du den kühlen Luftstrom wahr. Stell dir vor, du riechst an einer Rose. Dein Brustkorb ist voll mit Luft, dein Bauch ist locker, du hast das Gefühl, du schwebst. In diesem Schwebezustand darfst du solange verweilen, wie es dir beliebt. Dann strömt die Luft langsam aus. Achte darauf, daß der Luftstrom nicht schwächer wird, sondern daß er bis zum Schluß dieselbe Intensität hat. Du spürst, daß sich der Bauch dabei mehr und mehr anspannt; das ist gut so. Dein Rücken wird dabei etwas länger. Wenn der Luftstrom versiegt, hälst du die Spannung einen Moment lang im Bauch. Dann läßt du sachte den Bauch los, und du spürst, daß die Luft wieder durch die Nase einströmt."

- *Hinweise für den Patienten*

⇒ Nach 5 Zyklen Zeitlupenatmung ist eine Unterbrechung der Übung angezeigt, um eine Hyperventilation zu vermeiden.

- *Analyse*

Für die Analyse unterscheiden wir 6 Phasen:

- *Phase 1:* Die Einatmung beginnt in der Atemmittlage, isotonisch-konzentrisch. Die Rippen heben sich, das Zwerchfell senkt sich, die Glottis bleibt offen. Die flexorische Widerlagerung in der Brustwirbelsäule setzt ein.
- *Phase 2:* Die Atempause auf der Höhe der Inspiration erfordert das Halten der erreichten Weite (sagittotransversal, frontotransversal und frontosagittal) durch die Interkostalmuskulatur und das Zwerchfell.
- *Phase 3:* Isotonisch-exzentrische Ausatmung, gebremst durch das Nachlassen der inspiratorischen Muskulatur bis zur Atemmittellage. Die Rippen senken sich, und der Bauch fällt zusammen. Die Brustwirbelsäule muß extensorisch widerlagert werden.
- *Phase 4:* Isotonisch-konzentrische Ausatmung. Damit der Luftstrom nicht schwächer wird, ist die konzentrische Aktivität der Bauchmuskulatur und der exspiratorischen Muskulatur nötig. Der Oberbauch verschmälert sich, der Unterbauch verkürzt sich wenig. Die extensorische Aktivität in der Brustwirbelsäule nimmt zu.
- *Phase 5:* Die Atempause nach der Exspiration erfordert eine hohe Aktivität der exspiratorischen Muskulatur.
- *Phase 6:* Isotonisch-exzentrische Einatmung, gebremst durch das Nachlassen der exspiratorischen Muskulatur bis zur Atemmittellage.

Weitere Übungen zum funktionellen Atemtraining
- „Die Löwenübung", Klein-Vogelbach 1993,
- „Rhythmische Atmung", Klein-Vogelbach 1993,
- „Der Luftschlucker", Klein-Vogelbach 1993.

Literatur

Klein-Vogelbach S (1993) Therapeutische Übungen zur funktionellen Bewegungslehre, 3. Aufl. Springer, Berlin Heidelberg New York Tokyo
Klein-Vogelbach S (1995) Gangschulung zur funktionellen Bewegungslehre, Springer, Berlin Heidelberg New York Tokyo

2.6.3 Geschicklichkeitstraining der Muskulatur der oberen Extremität

Die Hände, die das Instrument halten und zum Klingen bringen, sind der äußerste Teil des ◆Körperabschnitts Arm. Für die erforderliche Präzision und Geschicklichkeit ist es äußerst wichtig, daß alle Gelenke des Körperabschnitts Arm nahtlos funktionieren und daß die dafür zuständige Muskulatur einen adäquaten Trainingszustand aufweist.

Mit Hilfe der folgenden Übungen soll der Patient lernen,
- die Gelenke der Oberextremität frei zu bewegen;
- kleine Bewegungen in einzelnen Gelenken mit Stabilisation in den benachbarten Gelenken zu koordinieren;
- die Durchblutung der Muskulatur und der Strukturen um die Gelenke herum zu verbessern;
- den Tonus der Muskulatur des Körperabschnitts Arm zu normalisieren;
- die Geschicklichkeit der ◆Feinmuskulatur zu erlangen.

Orientierungshilfen

FÜR DEN THERAPEUTEN

Für die Beobachtung der Bewegungen des ◆Körperabschnitts Arm sind folgende Punkte, Linien und Achsen wichtig (Abb. 2.150 a, b):
- Bauchnabel [1].
- Untere Brustbeinspitze (Processus xiphoideus) [2].
- Halsgrübchen (Incisura jugularis) [3].
- Kinn [4].
- Ohrläppchen [5].
- Scheitelpunkt [6].
- Orientierungspunkt Schulterhöhe (Akromion) [7].

- Schlüsselbein (Klavikula) [8].
- Schulterblatt (Skapula) [9].
- Orientierungspunkt ventral am Oberarmkopf [10].
- Ellbogenspitzchen [11].
- Processus styloideus ulnae [12].
- Processus styloideus radii [13].
- Daumengrundgelenk [14].
- Grundgekelenke II–V [15].

Abb. 2.150 a, b
Orientierungshilfen für die
Bewegungen mit dem Kör-
perabschnitt Arm

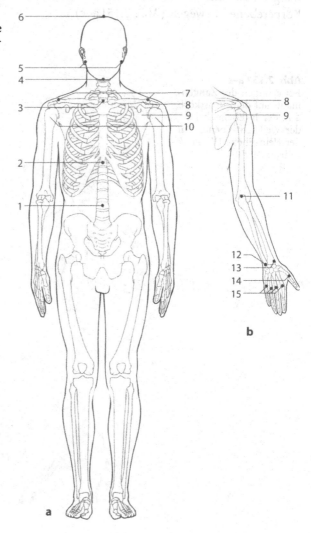

Geschicklichkeitstraining der Muskulatur zwischen Schultergürtel und Brustkorb

➡ Der Schultergürtel wird in der Funktionellen Bewegungslehre Klein-Vogelbach *„Zangenmaul"* genannt.

Das *„Zangenmaul"* wird von Schulterblatt und Schlüsselbein gebildet. Im „Zangen-*Maul*" (Maul=Mund) steckt der Brustkorb. Das Öffnen und Schließen des Zangenmauls findet im Akromioklavikulargelenk statt.

Das Zangenmaul ist im Sternoklavikulargelenk am Brustkorb befestigt. Zangenmaul und Brustkorb können sich in diesem Gelenk in allen drei Körperebenen bewegen (Abb. 2.151 a–c).

Abb. 2.151 a–c
Bewegungen des Zangen-
mauls auf dem Brustkorb
a in der Ja-Ebene, **b** in
der Vielleicht-Ebene, **c** in
der Nein-Ebene (Klein-Vo-
gelbach 1990)

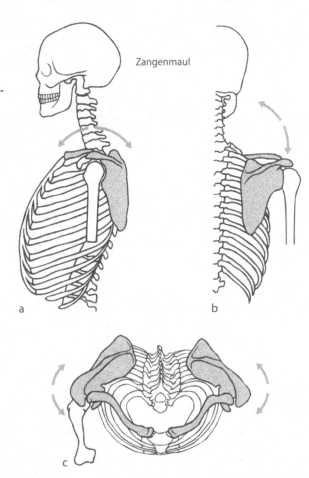

Zangenmaul

a

b

c

Je besser Brustkorbform und Zangenmaul zueinander passen, um so leichter gleitet das Zangenmaul auf dem Brustkorb bzw. der Brustkorb im Zangenmaul. Das rechte Zangenmaul kann sich unabhängig vom linken bewegen und umgekehrt.

Die Muskeln, die das Zangenmaul mit dem ◆Körperabschnitt Brustkorb und dem ◆Körperabschnitt Kopf verbinden, haben vielfältige Funktionen. Prinzipiell können sie entweder den Brustkorb im Zangenmaul oder das Zangenmaul auf dem Brustkorb hin- und herbewegen.

Das Hin- und Herbewegen des Zangenmauls auf dem Brustkorb ist dem Menschen geläufiger als das Bewegen des Brustkorbs im Zangenmaul. Das Bewegen des Brustkorbs im Zangenmaul hat innerhalb des Basistrainings eine Schlüsselfunktion, denn mit Hilfe entsprechender Übungen gelingt es, die Muskulatur, die das Zangenmaul mit dem Brustkorb und dem Körperabschnitt Kopf verbindet, auf Geschicklichkeit zu trainieren.

Bewegungen in der Vielleicht-Ebene (Frontalebene)

Das Zangenmaul kann auf dem Brustkorb bzw. der Brustkorb kann im Zangenmaul fuß-/kopfwärts verschoben werden.

Übung 30

● Lernziel
Das Zangenmaul auf dem Brustkorb in der Vielleicht-Ebene kopfwärts und fußwärts bewegen.

Ausgangsstellung
Sitz. Becken, Brustkorb und Kopf sind in die ◆Körperlängsachse eingeordnet, die Hände liegen auf den Oberschenkeln.

● Instruktion durch den Therapeuten
„Taste mit den Fingern die Orientierungspunkte Schulterhöhe rechts und links. Diese beiden Punkte werden sich Richtung Ohr und wieder zurück bewegen. Die Finger entfernen sich und zeigen die Bewegung in der Luft. Du kehrst mit den Fingern auf die Schulterhöhe zurück, und die Bewegung hat bereits begonnen. Später darfst du die Hände wieder auf die Oberschenkel legen, während sich die beiden Punkte weiter zum Ohr hin und vom Ohr weg bewegen. Dein Scheitel strebt stets zur Decke, der Hals bleibt lang" (Abb. 2.152 a–c).

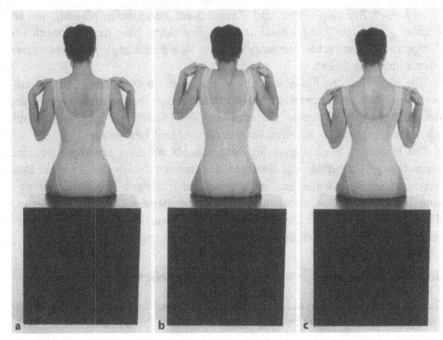

Abb. 2.152. a Ausgangsstellung für die Bewegung des Zangenmauls auf dem Brustkorb in der Vielleicht-Ebene, **b** rechte/linke Schulterhöhe bewegen sich kopfwärts, **c** rechte/linke Schulterhöhe bewegen sich fußwärts

● *Hinweise für den Patienten*
⇒ Die Orientierungspunkte Schulterhöhe dürfen nur in Richtung Ohr und nicht nach vorn oder nach hinten bewegt werden. Ein Spiegel hilft, die Bewegungsrichtung zu kontrollieren.
⇒ Die Bewegung fußwärts soll möglichst endgradig, d.h. bis zum Ende ausgeführt werden, damit sich die Nackenmuskulatur entspannt.

● *Variante*
Bei Schmerzen oder Verspannung der Nackenmuskulatur sollte die Übung erst in Rückenlage ausgeführt werden, um die Belastung auf die Muskulatur zu reduzieren. Der Bewegungsablauf erfolgt wie im Sitz.

• *Analyse (Kranialduktion/Elevation)*
Primärbewegung
Die kritischen Distanzpunkte der Primärbewegung rechtes/linkes Akromion bewegen sich nach kranial und medial, ◆kranialduktorisch im Sternoklavikulargelenk und adduktorisch im Humeroskapulargelenk. Das Zangenmaul schließt sich.

Bedingungen
Die Distanzpunkte rechtes und linkes Akromion dürfen während der Bewegung die Frontalebene nicht verlassen. ◆Ventral-/dorsalduktorische Bewegungen müssen stabilisiert werden.

Der Abstand Incisura jugularis-Kinnspitze verändert sich nicht. Flexorische/extensorische Bewegungen müssen in der Halswirbelsäule stabilisiert werden.

Übung 31

• *Lernziel*
Den Brustkorb im Zangenmaul in der Vielleicht-Ebene kopfwärts und fußwärts verschieben.

Ausgangsstellung
Rückenlage. Die Beine sind angestellt (Abb. 2.153 a).

• *Instruktion durch den Therapeuten*
„Taste mit der linken Hand einen Punkt auf dem Brustbein und mit der rechten Hand den Orientierungspunkt rechte Schulterhöhe. Das Brustbein wird sich kopfwärts und fußwärts verschieben, während dein Orientierungspunkt Schulterhöhe ruhig bleibt. Du erreichst dies, indem du das Gesäß leicht in Richtung der Füße ziehst (Abb. 2.153 b) und wieder zurückschiebst. Nun berührst du die linke Schulterhöhe und wiederholst die Bewegung mit dem Brustkorb, während das linke Zangenmaul ruhig bleibt. Dann legst du beide Arme wieder seitlich auf die Liege, die Handflächen nach unten. Der Brustkorb bewegt sich nun simultan im rechten und linken Zangenmaul. Sobald sich der Brustkorb kopfwärts bewegt, wird der Hals ganz lang. Wenn du den Brustkorb fußwärts bewegst, verschwindet der Hals zwischen den Schultern. Denk an eine Schildkröte, die den Kopf einzieht oder den Hals lang macht. Das Tempo ist anfangs gemächlich, mit der Zeit darfst du es steigern."

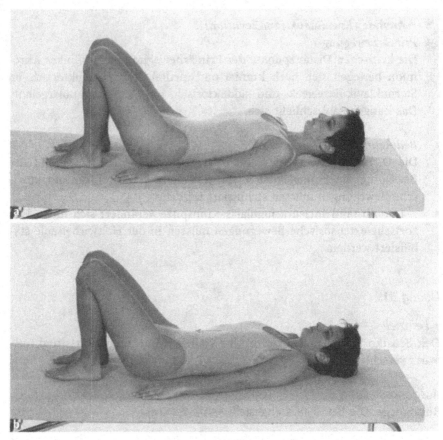

Abb. 2.153. a Ausgangsstellung für die Bewegung des Brustkorbs im Zangenmaul in der Vielleicht-Ebene, **b** Becken, Brustkorb und Kopf bewegen sich zu den Füßen

• *Variante*

Ausgangsstellung Stand. Der Rücken und die Schulterblätter haben Kontakt zur Wand. Bei verstärkter Krümmung der Brustwirbelsäule hat nur ein Schulterblatt Kontakt zur Wand.

Die Bewegung wird durch eine leichte Kniebeuge in Gang gebracht, während die Schultern auf gleicher Höhe bleiben. Der Kontakt mit einer Wand erleichtert die Kontrolle, so daß die Schultern ruhig gehalten werden können.

• *Analyse (Kranialduktion/Elevation)*
Primärbewegung
Der kritische Distanzpunkt der Primärbewegung Steißbein bewegt sich nach kaudal, flexorisch in den Knie- und Hüftgelenken und kranialduktorisch in den Sternoklavikulargelenken. Das Zangenmaul schließt sich.

Bedingungen
Die Abstände zwischen Symphyse und Bauchnabel, Bauchnabel und Processus xiphoideus dürfen sich nicht verändern. Flexorische/extensorische Bewegungen in der Wirbelsäule müssen stabilisiert werden.

Rechtes und linkes Akromion sind absolute räumliche Fixpunkte. Ein Mitbewegen des Zangenmauls nach kaudal muß verhindert werden. Nur so kommt es zu einer Bewegung zwischen Zangenmaul und Brustkorb.

• *Hinweise*
⇒ Zu Beginn sollte die Bewegung des Brustkorbs im Zangenmaul in Rückenlage (hubfrei) geübt werden. So können bremsende Aktivitäten der trunkozingulären Muskulatur vermieden werden.

Bewegungen in der Ja-Ebene (Sagittalebene)

Das Zangenmaul dreht sich um die Längsachse des Schlüsselbeins (siehe Abb. 2.151a), bzw. der Brustkorb bewegt sich unter dem Zangenmaul.

Übung 32

• *Lernziel*
Das Zangenmaul in der Ja-Ebene nach vorn und hinten drehen.

Ausgangsstellung
Sitz. Becken, Brustkorb und Kopf sind in die ◆Körperlängsachse eingeordnet.

• *Instruktion durch den Therapeuten*
„Taste die Orientierungspunkte rechte und linke Schulterhöhe. Diese beiden Punkte werden sich etwas nach vorn unten und hinten oben bewegen. Die Finger entfernen sich geringfügig von den Schultern und zeigen die Bewegung in der Luft. Du kehrst mit den Fingerspitzen wieder auf die Schultern zurück und spürst, wie sich rechtes und linkes Zangenmaul unter den Händen bewegen. Der Arm wird leicht mitbewegt. Während sich

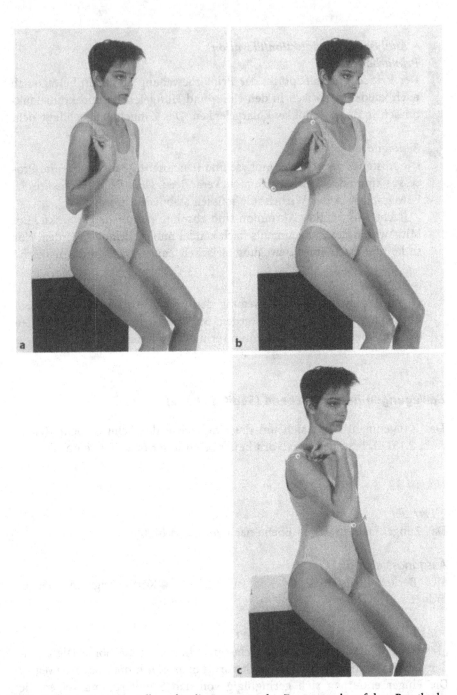

Abb. 2.154. a Ausgangsstellung für die Bewegung des Zangenmauls auf dem Brustkorb in der Ja-Ebene, **b** Drehung des Zangenmauls nach vorn unten, **c** Drehung des Zangenmauls nach hinten oben, **d, e** Therapeutin unterstützt die Bewegungen des Zangenmauls auf dem Brustkorb (Schnorrenberger 1994)

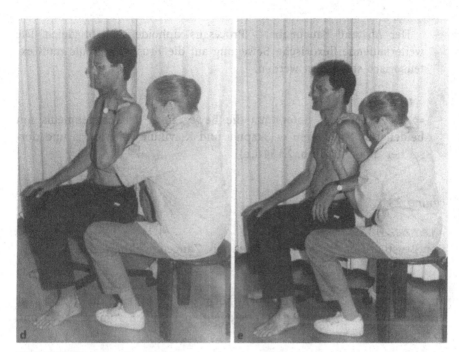

Abb. 2.154 d, e (Legende siehe S. 342)

die Schulterpunkte nach vorn unten bewegen, bewegen sich die Ellbogen-spitzchen geringfügig nach hinten oben. Dann drehen sich rechtes und linkes Zangenmaul nach hinten und leicht nach oben, während sich das Ellbogenspitzchen nach vorn oben bewegt" (Abb. 2.154 a–c).

● *Hinweise für den Patienten*
⇒ Die Drehbewegung des Zangenmauls ist sehr klein. Die Arme werden nur mitbewegt.

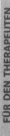
● *Analyse (Ventralrotation)*
Primärbewegung
Der kritische Distanzpunkt der Primärbewegung rechtes Akromion bewegt sich nach ventral/kaudal, ventralrotatorisch im Sternoklavikular-gelenk. Das Zangenmaul schließt sich.

Bedingungen
Die Distanzpunkte rechtes und linkes Akromion dürfen sich nicht nach medial oder lateral bewegen. ◆Ventral-/dorsalduktorische Bewegungen müssen stabilisiert werden.

Der Abstand Bauchnabel – Processus xiphoideus bleibt gleich. Die weiterlaufende flexorische Bewegung auf die Brustwirbelsäule muß extensorisch stabilisiert werden.

● *Hinweise*
⇒ Der Therapeut unterstützt die Bewegungen des Zangenmauls mit beiden Händen, indem er Skapula und Klavikula von ventral und dorsal her umgreift (Abb. 2.154 d, e).

Übung 33

● *Lernziel*
Den Brustkorb in der Ja-Ebene unter dem Zangenmaul bewegen.

Ausgangsstellung
Sitz auf einem Ball. Becken, Brustkorb und Kopf sind in die ◆Körperlängsachse eingeordnet. Der Therapeut sitzt seitlich vom Übenden und fixiert das Zangenmaul.

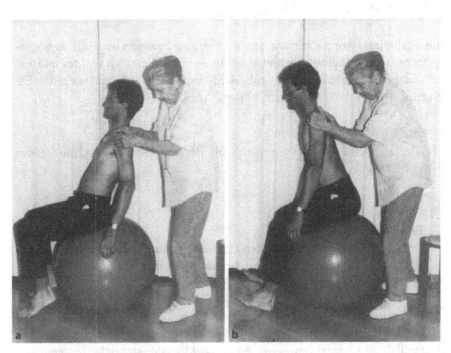

Abb. 2.155 a, b. Bewegungen des Brustkorbs im Zangemaul, unterstützt durch die Therapeutin (Schnorrenberger 1994)

- *Instruktion durch den Therapeuten*

„Taste die Orientierungspunkte rechte und linke Schulterhöhe. Der Ball rollt ein kurzes Stück in Richtung der Füße, während sich das ◆Türmchen nach hinten neigt. Anschließend rollt der Ball von den Füßen weg, das ◆Türmchen neigt sich dabei leicht nach vorn. Die Orientierungspunkte rechte und linke Schulterhöhe bleiben ruhig. Die Finger ruhen wie Schmetterlinge auf den Schultern. Versuch nicht, die Schultern festzuhalten" (Abb. 2.155 a, b).

- *Analyse (Ventralrotation)*
Primärbewegung

Der Ball wird zu den Füßen gezogen, dorsalextensorisch in den oberen Sprunggelenken, flexorisch in den Kniegelenken. Reaktiv neigt sich das ◆Türmchen extensorisch in den Hüftgelenken nach hinten. Der proximale Hebel ◆Türmchen führt im Sternoklavikulargelenk eine Ventralrotation aus, das Zangenmaul schließt sich.

Bedingungen

Das Akromion ist ein absoluter räumlicher Fixpunkt.

Der Abstand zwischen Bauchnabel und Processus xiphoideus darf sich nicht verändern. Flexorische/extensorische Bewegungen in der Brustwirbelsäule müssen stabilisiert werden.

Bewegungen in der Nein-Ebene (Transversalebene)

Das Zangenmaul kann auf dem Brustkorb nach vorn/hinten verschoben werden, bzw. der Brustkorb dreht unter dem Zangenmaul nach rechts und links.

Übung 34

- *Lernziel*

Das Zangenmaul auf dem Brustkorb in der Nein-Ebene nach vorn und hinten verschieben.

Ausgangsstellung

Sitz. Becken, Brustkorb und Kopf sind in die ◆Körperlängsachse eingeordnet.

- *Instruktion durch den Therapeuten*

„Taste die Schulterhöhe rechts und links. Diese beiden Punkte werden sich nach vorn und etwas aufeinander zu bewegen. Anschließend bewegen sie

FÜR DEN THERAPEUTEN

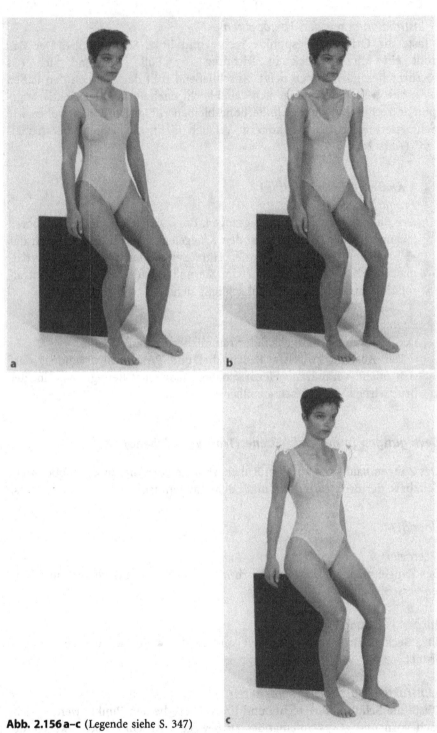

Abb. 2.156 a–c (Legende siehe S. 347)

Vorbeugung: Primäre Prävention

◄ Abb. 2.156. a Ausgangsstellung für die Bewegungen des Zangenmauls auf dem Brustkorb in der Nein-Ebene, **b** Bewegung des Zangenmauls nach vorn, **c** Bewegung des Zangenmauls nach hinten

sich nach hinten und etwas auseinander. Die Finger entfernen sich geringfügig von den Schultern und zeigen die Hin- und Herbewegungen in der Luft. Sobald du mit den Fingern auf die Orientierungspunkte Schulterhöhe zurückkehrst, spürst du, daß die Bewegung bereits begonnen hat. Die Finger werden mittransportiert. Anschließend läßt du die Arme wieder hängen, ohne die Bewegung zu unterbrechen."

- *Hinweise für den Patienten*
⇒ Sobald die Arme hängen, sollen die Hände immer unterhalb der Schulter stehen (Abb. 2.156 a–c).

- *Analyse (Ventralduktion/Protraktion)*
Primärbewegung
Die kritischen Distanzpunkte der Primärbewegung, rechtes und linkes Akromion, bewegen sich nach ventral/medial, ◆ventralduktorisch im Sternoklavikulargelenk. Das Zangenmaul schließt sich.

Bedingungen
Das rechte/linke Akromion darf die Transversalebene nicht verlassen. Eine Bewegung nach ◆kranial muß verhindert werden.
    Der Abstand zwischen Bauchnabel und Processus xiphoideus darf sich nicht verkleinern. Eine weiterlaufende flexorische Bewegung auf die Brustwirbelsäule muß extensorisch stabilisiert werden.

Übung 35

- *Lernziel*
Den Brustkorb in der Nein-Ebene unter dem Zangenmaul nach rechts und links drehen.

Ausgangsstellung
Sitz auf einem Hocker. Becken, Brustkorb und Kopf sind in die ◆Körperlängsachse eingeordnet.

- *Instruktion durch den Therapeuten*
„Taste mit der linken Hand das Brustbein und mit der rechten Hand den Orientierungspunkt rechte Schulterhöhe. Der Brustkorb wird sich nach

rechts und links drehen, ohne daß die Schulter mittransportiert wird. Der Orientierungspunkt Schulterhöhe bleibt ruhig. Die Hände entfernen sich geringfügig vom Brustkorb. Die linke Hand zeigt die Richtung der Brustkorbbewegung, während die rechte Hand stehenbleibt. Die Hände kehren zurück auf den Körper, und du spürst, daß der Brustkorb bereits mit der Drehbewegung unter dem Zangenmaul begonnen hat. Er dreht leicht nach rechts und links, während die rechte Schulter ruhig bleibt.

● *Hinweise für den Patienten*
⇒ Ein Drehhocker erleichtert das Drehen des ◆Türmchens.

● *Variante*
Die Übung wird im Stand ausgeführt. Der ganze Körper dreht nach rechts bzw. nach links, während die Füße kleine Schritte im Kreis machen. Das Schulterblatt hat Kontakt mit einer Wand, um das Zangenmaul fixieren zu können.

● *Analyse (Ventralduktion/Protraktion)*
Primärbewegung
Der kritische Distanzpunkt Mitte Brustbein bewegt sich nach rechts/lateral/dorsal, positiv rotatorisch in der unteren BWS. Im rechten Sternoklavikulargelenk kommt es zu einer Ventralduktion vom Brustkorb her. Das Zangenmaul schließt sich.

Bedingungen
Der Abstand zwischen Bauchnabel und Processus xiphoideus darf sich nicht verkleinern. Eine weiterlaufende flexorische Bewegung in der Brustwirbelsäule muß extensorisch stabilisiert werden.

● *Hinweise*
⇒ Der Therapeut fixiert das Zangenmaul (Abb. 2.157 a, b).

Geschicklichkeitstraining für die Schultergelenksmuskulatur (Bewegungen mit dem Oberarmkopf)

Treten im Bereich der Feinmuskulatur um das Schultergelenk Schmerzen oder Störungen des Bewegungsapparates auf, ist der ökonomische Gebrauch der Arme bei zeitlich langer Beanspruchung nicht mehr gewährleistet. Anstelle der Feinmuskulatur mit ihrer abgestimmten Aktivität wird

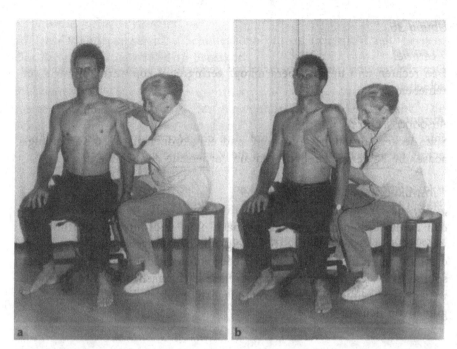

Abb. 2.157 a, b. Bewegungen des Brustkorbs im Zangemaul, die Therapeutin fixiert das Zangenmaul und unterstützt die Bewegungen des Brustkorbs (Schnorrenberger 1994)

nun die Grobmuskulatur eingesetzt. Dies kann zu einer mangelnden Zentrierung des Oberarmkopfes in der Gelenkpfanne führen.

Ziel der folgenden Übungen ist die Verbesserung der Koordination der Feinmuskulatur um das Schultergelenk, um eine bessere Zentrierung des Oberarmkopfes in der Pfanne zu erreichen.

Der Oberarmkopf kann in den drei Ebenen (Vielleicht-, Ja- und Nein-Ebene) kleine Hin- und Herbewegungen (Translationen) oder Kreisbewegungen ausführen. Die Hin- und Herbewegungen bzw. Verschiebungen finden jeweils in zwei Ebenen statt. In den folgenden drei Übungen ist das Verschieben der Orientierungspunkte des rechten und linken Oberarmkopfes kopf-/fußwärts der Vielleicht-Ebene zugeordnet. Das Verschieben nach vorn/hinten ist der Ja-Ebene, das Verschieben nach rechts und links der Nein-Ebene zugeordnet.

Bewegungen in der Vielleicht-Ebene (Frontalebene)

Die Orientierungspunkte bewegen sich geringfügig kopfwärts und fußwärts.

Übung 36

● *Lernziel*
Den rechten und linken Oberarmkopf geringfügig kopfwärts/fußwärts verschieben.

Ausgangsstellung
Sitz. Becken, Brustkorb und Kopf sind eingeordnet in die ◆Körperlängsachse, die Fingerspitzen berühren die Vorderseite der Schultern.

● *Instruktion durch den Therapeuten*
„Taste die Orientierungspunkte Oberarmkopf rechts und links. Diese beiden Punkte sollen nun geringfügig nach oben und unten (kopf-/fußwärts) verschoben werden (Abb. 2.158). Zeig mit den Fingern die Bewegung in der Luft. Dann kehren die Finger wieder auf den Oberarmkopf zurück und spüren, wie sich die Orientierungspunkte leicht nach oben und unten bewegen. Nach einigen Bewegungen machst du eine kleine Pause und beginnst von neuem."

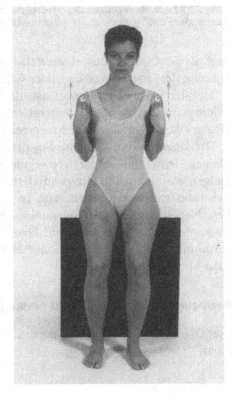

Abb. 2.158
Bewegung der Orientierungspunkte rechter/linker Oberarmkopf kopfwärts/fußwärts

- *Hinweise für den Patienten*
⇒ Die Orientierungspunkte Schulterhöhe dürfen sich nicht mitbewegen. Das Zangenmaul ruht auf dem Brustkorb.

- *Variante*
Ausgangsstellung Rückenlage. Der Bewegungsablauf ist wie im Sitz. Die Schulterblätter ruhen auf der Unterlage.

- *Analyse (Bewegung nach kranial)*
Primärbewegung
Die kritischen Distanzpunkte der Primärbewegung, rechter und linker Oberarmkopf, bewegen sich nach kranial, translatorisch im Humeroskapulargelenk.

Bedingungen
Das Akromion ist ein absoluter räumlicher Fixpunkt. Die weiterlaufende Bewegung kranialduktorisch im Sternoklavikulargelenk muß verhindert werden.

Das Ellbogenspitzchen bewegt sich nur nach kranial/kaudal. Eine Abduktion des Oberarms im Humeroskapulargelenk muß verhindert werden.

Bewegungen in der Ja-Ebene (Sagittalebene)

Die Orientierungspunkte bewegen sich geringfügig nach vorn und hinten.

Übung 37

- *Lernziel*
Den linken und rechten Oberarmkopf nach vorn/hinten verschieben.

Ausgangsstellung
Sitz. Becken, Brustkorb und Kopf sind in die ◆Körperlängsachse eingeordnet, die Fingerspitzen berühren die Vorderseite der Schultern.

- *Instruktion durch den Therapeuten*
„Taste die Orientierungspunkte Oberarmkopf rechts und links. Diese sollen nun geringfügig nach vorn/hinten bewegt werden, ohne daß sie sich annähern (Abb. 2.159). Die Finger entfernen sich etwas vom Körper und zeigen die Bewegung in der Luft. Die Bewegung ist klein. Nun kehren die Finger

Abb. 2.159
Bewegungen der Orientierungspunkte
rechter/linker Oberarmkopf nach vorn/
hinten

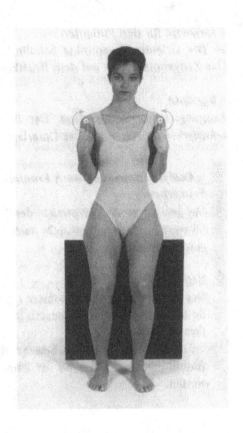

auf die Orientierungspunkte Oberarmkopf zurück, und du spürst, wie diese ein wenig vor- und zurückgleiten. Das Tempo ist gemächlich."

FÜR DEN THERAPEUTEN

• *Analyse (Bewegung nach vorn)*
Primärbewegung
Der kritische Distanzpunkt der Primärbewegung, der rechte/linke Oberarmkopf, bewegt sich translatorisch nach ventral im Humeroskapulargelenk.

Bedingungen
Das Akromion ist ein absoluter räumlicher Fixpunkt. Die weiterlaufende Ventralduktion (Protraktion) im Sternoklavikulargelenk muß verhindert werden.

Der Ellbogen ist immer unter dem Humeroskapulargelenk. Flexorische/extensorische Bewegungen des Oberarms im Humeroskapulargelenk müssen stabilisiert werden.

Bewegungen in der Nein-Ebene (Transversalebene)

Die Orientierungspunkte rechter/linker Oberarmkopf bewegen sich alternierend zur Seite und wieder zur Mitte.

Übung 38

● *Lernziel*
Den linken und rechten Oberarmkopf seitwärts bewegen.

Ausgangsstellung
Sitz. Becken, Brustkorb und Kopf sind in die ◆Körperlängsachse eingeordnet, die Fingerspitzen berühren die Vorderseite der Schultern.

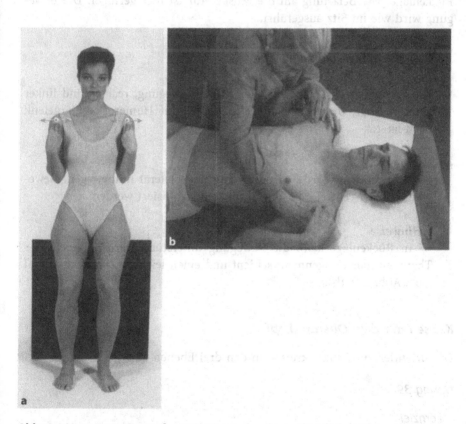

Abb. 2.160. a Bewegungen der Orientierungspunkte rechter/linker Oberarmkopf auseinander und zusammen, **b** Therapeutin zieht die Orientierungspunkte rechter/linker Oberarmkopf auseinander

- *Instruktion durch den Therapeuten*

„Taste die Orientierungspunkte Oberarmkopf rechts und links. Diese willst du voneinander entfernen, indem du sie zur Seite bewegst. Dann kehren sie zur Mitte zurück und nähern sich wieder an (Abb. 2.160 a). Die Hände entfernen sich geringfügig von den Schultern und zeigen die Bewegung in der Luft. Sobald die Finger auf den Oberarmkopf zurückkehren, werden sie mittransportiert. Die Bewegung ist sehr klein. Laß dir Zeit."

- *Hinweise für den Patienten*

⇒ Die Bewegung ist kaum beobachtbar, unter den Fingern jedoch gut spürbar.

⇒ Die Bewegung darf nicht vom Zangenmaul, von der Schulterhöhe oder vom Ellbogen her eingeleitet werden.

- *Variante*

Rückenlage. Die Belastung auf die Muskulatur ist hier geringer. Die Bewegung wird wie im Sitz ausgeführt.

- *Analyse (Translation nach lateral)*
Primärbewegung

Die kritischen Distanzpunkte der Primärbewegung, rechter und linker Humeruskopf, bewegen sich translatorisch im Humeroskapulargelenk nach lateral.

Bedingungen

Das Zangenmaul darf sich nur wenig nach lateral mitbewegen. Bewegungen nach ventral oder dorsal müssen stabilisiert werden.

- *Hinweise*

⇒ In Rückenlage kann die Bewegung unterstützt werden, indem der Therapeut das Zangenmaul schient und einen leichten Zug nach lateral gibt (Abb. 2.160 b).

Kreisen mit dem Oberarmkopf

Die Orientierungspunkte kreisen in den drei Ebenen.

Übung 39

- *Lernziel*

Den Oberarmkopf in den drei Ebenen (Vielleicht-, Ja- und Nein-Ebene) kreisen.

Ausgangsstellung

Sitz. Becken, Brustkorb und Kopf sind in die ◆Körperlängsachse eingeordnet, die Fingerspitzen berühren die Vorderseite der Schultern.

● *Instruktion durch den Therapeuten*

„Taste die Orientierungspunkte Oberarmkopf rechts und links. Diese
Punkte sollen nun kleine Kreise ausführen. Sie können in den drei Ebenen
(Vielleicht-/Ja-/Nein-Ebene) kreisen (Abb. 2.161 a).

1. Arbeitsgang:
Wir beginnen in der Vielleicht-Ebene (Abb. 2.161 b). Die Kreise gehen
nach oben, zur Seite, nach unten und zurück zur Ausgangsposition.
Zeig die Richtung mit den Daumen in der Luft. Dann kehren die Daumen auf die Orientierungspunkte Oberarmkopf zurück, und du spürst,
daß diese Punkte ganz kleine Kreise beschreiben. Die Bewegung stoppt.
Nun kreisen die Punkte in die entgegengesetzte Richtung.

2. Arbeitsgang:
Nun probierst du, in der Ja-Ebene zu kreisen (Abb. 2.161 c). Die Punkte
bewegen sich jetzt nach vorn, geringfügig nach unten, dann nach hinten
und etwas nach oben, bis du wieder in der Ausgangsposition bist. Du
zeigst die Bewegung zuerst in der Luft. Die Bewegung beginnt. Sobald
das Kreisen mühelos geht, stoppst du und beginnst, in die andere Richtung zu kreisen.

3. Arbeitsgang:
Zuletzt probierst du, in der Nein-Ebene zu kreisen (Abb. 2.161d). Die
Punkte bewegen sich seitwärts, etwas nach vorn, dann nach hinten und
wieder zurück in die Ausgangsposition. Zeig die Bewegung zuerst mit
den Daumen in der Luft, bevor diese wieder auf den rechten/linken
Oberarmkopf zurückkehren und mittransportiert werden. Anschließend
versuchst du, in die entgegengesetzte Richtung zu kreisen.“

Geschicklichkeitstraining für die Muskulatur zwischen Schultergürtel und Brustkorb und für die Schultergelenksmuskulatur

Die Bewegungen des Zangenmauls auf dem Brustkorb vergrößern den Aktionsradius des Arms. Wird der Arm seitlich nach oben gehoben, bewegt
sich auch das Zangenmaul nach oben. Dadurch kann der Arm ganz nach
oben bewegt werden. Bei Störungen oder Schmerzen im Bereich des Schultergelenks wird das Zangenmaul viel früher und ausgiebiger mitbewegt,
um die fehlende Beweglichkeit im Schultergelenk zu kompensieren. Infolge

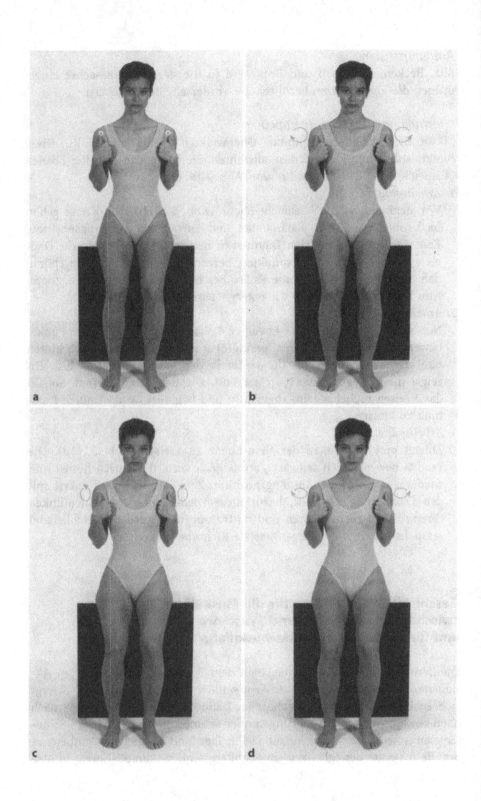

◄ Abb. 2.161. a Tasten der Orientierungpunkte rechter/linker Oberarmkopf, **b** Kreisen in der Vielleicht-Ebene, **c** Kreisen in der Ja-Ebene, **d** Kreisen in der Nein-Ebene

dessen wird die Bewegung weniger differenziert. Es kommt zu Verspannungen im Bereich der Schultergürtel- und Nackenmuskulatur oder auch zu Bewegungseinschränkungen im Schultergelenk.

Diese Art von Kompensationsbewegungen werden in der Funktionellen Bewegungslehre ◆Ausweichmechanismen genannt. Sie werden schon nach kurzer Zeit als normal empfunden, und der Körper verliert das Gefühl für die normale Bewegung (siehe Abschn. 1.2).

Ziel der folgenden Übungen ist das Wiedererlangen der normalen Bewegung von Arm und Zangenmaul. Mit Hilfe von ◆Gegenbewegungen zwischen Arm und Zangenmaul werden die ◆Ausweichmechanismen korrigiert, und das Zangenmaul kann die Bewegungen der Arme mühelos auf den Brustkorb übertragen. Der Übende erreicht dadurch eine Verbesserung in den Bereichen Geschicklichkeit, Kraft und Schnelligkeit. Die ◆Gegenbewegungen werden in den drei Ebenen (Vielleicht-/Ja-/Nein-Ebene) geübt.

Bewegungen in der Vielleicht-Ebene (Frontalebene)

In der Frontalebene kann der Humerus im Schultergelenk entweder ab-/adduziert oder in 90-Grad-Flexion innen-/außenrotiert werden.

Übung 40

● *Lernziel*
Das Zangenmaul und den Oberarm in der Vielleicht-Ebene ◆gegensinnig bewegen.

Ausgangsstellung
Sitz. Becken, Brustkorb und Kopf sind in die ◆Körperlängsachse eingeordnet. Die Arme hängen neben dem Körper.

● *Instruktion durch den Therapeuten*
„Taste die Orientierungspunkte Schulterhöhe rechts und links. Während sich diese beiden Punkte zum Ohr bewegen, nähern sich die Ellbogenspitzchen dem Brustkorb. Sobald sich die Orientierungspunkte Schulterhöhe vom Ohr weg bewegen, entfernen sich die Ellbogenspitzchen vom Brustkorb seitlich nach oben. Zu Beginn wählst du ein langsames Tempo, dann steigerst du langsam, bis ein ‚Andante' erreicht ist" (Abb. 2.162 a–c).

Abb. 2.162
a Ausgangsstellung für die
Gegenbewegung von Ober-
arm und Schultergürtel in
der Vielleicht-Ebene, **b** die
Orientierungspunkte rechte/
linke Schulterhöhe werden
kopfwärts, die Ellbogen-
spitzchen zum Körper be-
wegt, **c** die Orientierungspunkte rechte/linke Schulterhöhe werden fußwärts,
die Ellbogenspitzchen seitlich nach oben bewegt

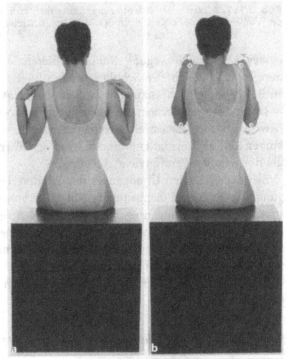

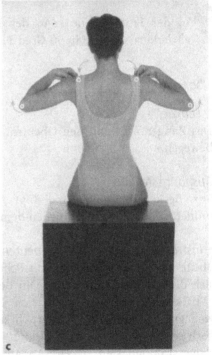

- *Hinweise für den Patienten*

⇒ Bei auftretenden Schmerzen sollte die Bewegung des Arms nur in kleinem Ausmaß erfolgen. Die Hauptbewegung wird mit dem Zangenmaul ausgeführt.

⇒ Während der Bewegungen von Zangenmaul und Arm bleibt der Rücken lang. Simultane Bewegungen von rechtem und linkem Arm verhindern, daß es zu seitlichen Bewegungen der Wirbelsäule kommt.

- *Variante*

Die Übung kann zu Beginn auch in Rückenlage durchgeführt werden. Die Belastung auf die Rückenmuskulatur ist dann wesentlich geringer, weil keine Gewichte gehoben werden müssen. Der Arm gleitet dabei auf der Unterlage entlang.

- *Analyse (Abduktion)*
Primärbewegung
Der proximale Distanzpunkt Akromion bewegt sich nach kaudal/lateral, ◆kaudalduktorisch im Sternoklavikulargelenk, während sich der distale Distanzpunkt Ellbogenspitzchen nach kranial/lateral bewegt, abduktorisch im Humeroskapulargelenk.

Bedingungen
Ober- und Unterarm dürfen die Frontalebene nicht verlassen. Flexorische/extensorische Bewegungen müssen stabilisiert werden.

Die Wirbelsäule bleibt in der Nullstellung. Weiterlaufende lateralflexorische Bewegungen müssen verhindert werden. Werden die Bewegungen gleichzeitig mit dem rechten und linken Arm ausgeführt, begrenzen sie sich gegenseitig.

FÜR DEN THERAPEUTEN

Übung 41

- *Lernziel*
In der Vielleicht-Ebene das Zangenmaul kopf-/fußwärts bewegen und den Oberarm nach innen und außen drehen.

Ausgangsstellung
Rückenlage. Die Beine sind bei Bedarf angestellt. Die Arme stehen rechtwinklig zum Körper, die Handflächen weisen zueinander (Abb. 2.163 a).

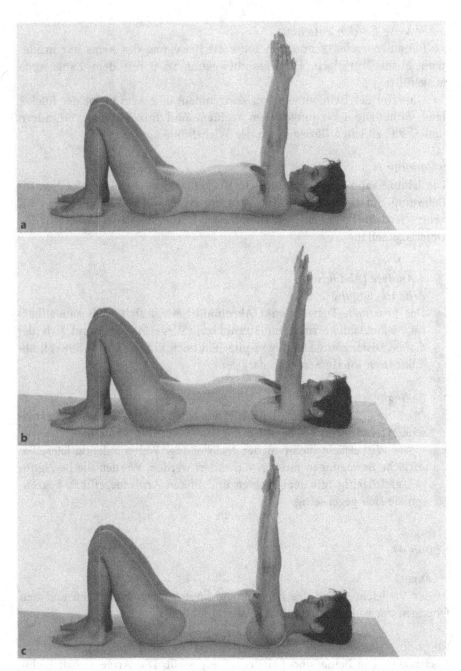

Abb. 2.163. a Ausgangsstellung, **b** Bewegung der Orientierungspunkte rechte/linke Schulterhöhe zum Ohr mit Drehung des Arms nach außen, **c** Bewegung der Orientierungspunkte rechte/linke Schulterhöhe vom Ohr weg mit Drehung des Arms nach innen

- *Instruktion durch den Therapeuten*

„Die Hände und Ellbogen stehen über den Schultergelenken. Die Handflächen weisen zueinander. Während sich die Orientierungspunkte rechte/linke Schulterhöhe zum Ohr bewegen, drehen sich die Ellbogenspitzchen fußwärts (Abb. 2.163 b). Sobald sich die Schultern vom Ohr entfernen, drehen sich die Ellbogenspitzchen kopfwärts (Abb. 2.163 c). Das Schulterblatt gleitet auf der Unterlage hin und her. Das Tempo dieser Bewegung ist gemächlich. Sobald die Bewegung mühelos geht, kannst du ein ,Andante' anstreben. Ellbogen und Hand stehen immer in einer Linie über der Schulter."

- *Hinweise für den Patienten*

⇒ Die Hände müssen immer über den Ellbogen und den Schultergelenken stehen.

- *Analyse (Außenrotation)*
Primärbewegung

Der proximale Distanzpunkt Akromion bewegt sich nach kranial/medial, ◆kranialduktorisch im Sternoklavikulargelenk, während sich der distale Distanzpunkt Ellbogenspitzchen nach kaudal/medial bewegt, außenrotatorisch im Humeroskapulargelenk.

Bedingungen

Proximaler und distaler Distanzpunkt bewegen sich nur in frontalen Ebenen. Flexorische/extensorische/abduktorische/adduktorische Bewegungen des Arms müssen stabilisiert werden.

- *Hinweise*

⇒ Während der Bewegung muß die Armlängsachse immer parallel verschoben werden. Der Therapeut kann diese Verschiebung zu Beginn unterstützen.

Bewegungen in der Nein-Ebene (Transversalebene)

In der Transversalebene kann der Humerus innen-/außenrotiert oder transversalflektiert/transversalextendiert werden.

Übung 42

● *Lernziel*
In der Nein-Ebene das Zangenmaul nach vorn/hinten bewegen und den Oberarm nach innen/außen drehen.

Ausgangsstellung
Sitz. Becken, Brustkorb und Kopf sind in die ◆Körperlängsachse eingeordnet, die Arme hängen seitlich neben dem Körper.

● *Instruktion durch den Therapeuten*
„Die Orientierungspunkte Schulterhöhe bewegen sich simultan nach vorn und etwas zur Mitte. Gleichzeitig drehen die Ellbogenspitzchen nach hinten. Dann bewegen sich die Orientierungspunkte Schulterhöhe nach hinten. Gleichzeitig drehen sich die Ellbogenspitzchen nach vorn. Der Arm wird mittransportiert. Laß dir am Anfang Zeit, um von einer Endstellung zur anderen zu gelangen. Wenn sich die Bewegung leicht anfühlt, darfst du das Tempo etwas steigern" (Abb. 2.164 a–c).

● *Analyse (Außenrotation)*
Primärbewegung
Der proximale Distanzpunkt Akromion bewegt sich nach ventral/medial, ventralduktorisch im Sternoklavikulargelenk, während der distale Distanzpunkt Ellbogenspitzchen nach dorsal/medial dreht, außenrotatorisch im Humeroskapulargelenk.

Bedingungen
Die Oberarmlängsachse bleibt immer vertikal eingestellt. Flexorische/ extensorische Bewegungen im Humeroskapulargelenk müssen stabilisiert werden.

Eine weiterlaufende Bewegung auf die Brustwirbelsäule im Sinne einer Rotation kann vermieden werden, wenn die Bewegungen simultan mit dem rechten und linken Arm ausgeführt werden.

● *Hinweise*
⇒ Der Therapeut unterstützt die Parallelverschiebung des Arms.

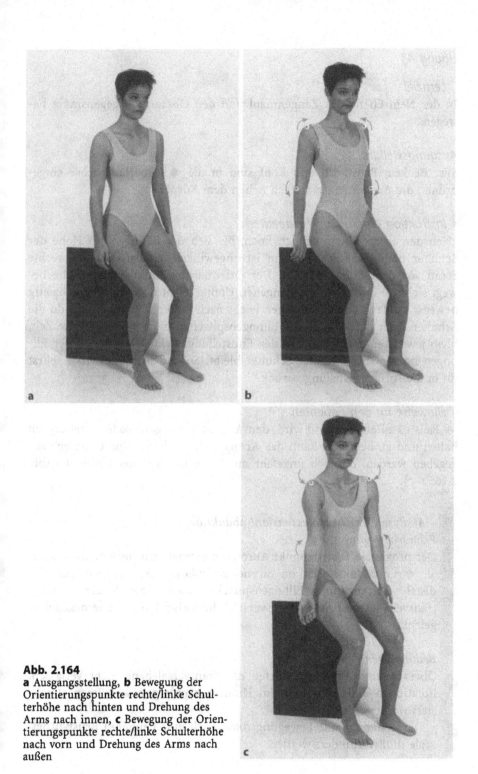

Abb. 2.164
a Ausgangsstellung, b Bewegung der
Orientierungspunkte rechte/linke Schulterhöhe nach hinten und Drehung des
Arms nach innen, c Bewegung der Orientierungspunkte rechte/linke Schulterhöhe
nach vorn und Drehung des Arms nach
außen

Übung 43

● *Lernziel*
In der Nein-Ebene das Zangenmaul und den Oberarm ◆gegensinnig bewegen.

Ausgangsstellung
Sitz. Becken, Brustkorb und Kopf sind in die ◆Körperlängsachse eingeordnet, die Arme hängen seitlich neben dem Körper.

● *Instruktion durch den Therapeuten*
„Heb den rechten Arm seitlich hoch, bis sich der Ellbogen auf Höhe der Schulter befindet. Der Unterarm ist angewinkelt, so daß sich die rechte Hand vor dem Ellbogen steht. Der Orientierungspunkt Schulterhöhe bewegt sich wie in der vorangegangenen Übung leicht nach vorn, gleichzeitig bewegst du das Ellbogenspitzchen leicht nach hinten. Dann bewegst du die Schulter nach hinten und das Ellbogenspitzchen nach vorn. Laß dir Zeit, bleib jeweils einen Moment in der Endstellung. Achte darauf, daß der Ellbogen immer auf Höhe der Schulter bleibt. Sobald du müde wirst, kehrst du in die Ausgangsstellung zurück.“

● *Hinweise für den Patienten*
⇒ Falls es zu anstrengend wird, den Arm in der abgewinkelten Stellung zu halten und zu bewegen, kann das Armgewicht auch auf eine Unterlage abgegeben werden, die sich ungefähr auf Höhe der Schulter befindet (Abb. 2.165 a–c).

● *Analyse (Transversalextension/-abduktion)*
Primärbewegung
Der proximale Distanzpunkt Akromion bewegt sich nach ventral/medial, ◆ventralduktorisch im Sternoklavikulargelenk, während sich der distale Distanzpunkt Ellbogenspitzchen nach dorsal/lateral bewegt, transversalextensorisch (transversalabduktorisch) im Humeroskapulargelenk.

Bedingungen
Oberarm und Unterarm dürfen die Transversalebene nicht verlassen. Rotationen und Adduktion im Humeroskapulargelenk müssen stabilisiert werden.

Die weiterlaufende Bewegung rotatorisch in der unteren Brustwirbelsäule muß verhindert werden.

FÜR DEN THERAPEUTEN

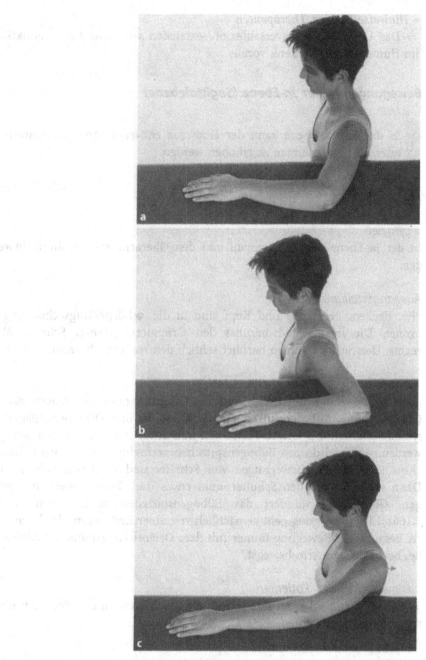

Abb. 2.165. a Ausgangsstellung, der Arm liegt auf einer Unterlage, **b** Bewegung des Orientierungspunkts rechte Schulterhöhe nach vorn und des Ellbogenspitzchens nach hinten, **c** Bewegung des Orientierungspunkts rechte Schulterhöhe nach hinten und des Ellbogenspitzchens nach vorn

⇒ Das Üben der Transversalflexion/-extension setzt eine freie Abduktion im Humeroskapulargelenk voraus.

Bewegungen in der Ja-Ebene (Sagittalebene)

In der Sagittalebene kann der Humerus entweder innen-/außenrotiert oder nach vorn/hinten angehoben werden.

Übung 44

• *Lernziel*

In der Ja-Ebene das Zangenmaul und den Oberarm ◆gegensinnig bewegen.

Ausgangsstellung

Sitz. Becken, Brustkorb und Kopf sind in die ◆Körperlängsachse eingeordnet. Die linke Hand berührt den Orientierungspunkt Schulterhöhe rechts. Der rechte Daumen berührt seitlich den rechten Oberarm.

• *Instruktion durch den Therapeuten*

„Die rechte Hand tastet den rechten Orientierungspunkt Oberarmkopf (Abb. 2.166a). Mit der linken Hand tastest du den Orientierungspunkt rechte Schulterhöhe. Dieser Punkt soll nun etwas nach vorn unten bewegt werden, während du das Ellbogenspitzchen geringfügig nach vorn anhebst (Abb. 2.166b). Die Bewegungen von Schulter und Arm sind sehr klein. Dann versuchst du, den Schulterpunkt etwas nach hinten oben zu bewegen. Gleichzeitig wandert das Ellbogenspitzchen nach hinten (Abb. 2.166c). Die Bewegung geht gemächlich von einer Endstellung in die andere. Beginne die Bewegung immer mit dem Orientierungspunkt Schulterhöhe, bevor du den Arm bewegst."

• *Hinweise für den Patienten*

⇒ Das Zangenmaul kann nur geringfügig nach vorn unten oder nach hinten oben gedreht werden.

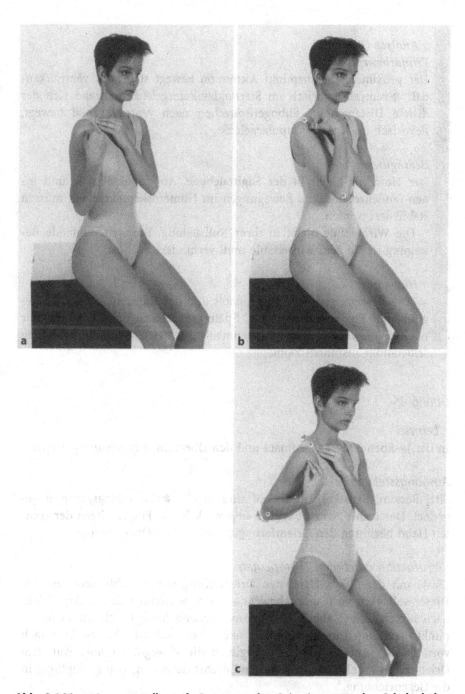

Abb. 2.166. a Ausgangsstellung, **b** Bewegung des Orientierungspunkts Schulterhöhe nach vorn unten und des Ellbogenspitzchens nach vorn oben, **c** Bewegung des Orientierungspunkts Schulterhöhe nach hinten oben/unten und des Ellbogenspitzchens nach hinten

● *Analyse (Flexion)*
Primärbewegung
Der proximale Distanzpunkt Akromion bewegt sich nach ventral/kaudal, ◆ventralrotatorisch im Sternoklavikulargelenk, während sich der distale Distanzpunkt Ellbogenspitzchen nach ventral/kranial bewegt, flexorisch im Humeroskapulargelenk.

Bedingungen
Der Humerus bleibt in der Sagittalebene. Ab-/adduktorische und innen-/außenrotatorische Bewegungen im Humeroskapulargelenk müssen stabilisiert werden.
    Die Wirbelsäule bleibt in ihrer Nullstellung. Die weiterlaufende Bewegung in die Brustwirbelsäule muß verhindert werden.

● *Hinweise*
⇒ Die Bewegungen des Zangenmauls und des Humerus werden zu Beginn vom Therapeuten geführt. Später unterstützt der Therapeut nur noch die Bewegungen des Zangenmauls, bis der Übende die Bewegung selbständig ausführen kann.

Übung 45

● *Lernziel*
In der Ja-Ebene das Zangenmaul und den Oberarm ◆gegensinnig drehen.

Ausgangsstellung
Sitz. Becken, Brustkorb und Kopf sind in die ◆Körperlängsachse eingeordnet. Der rechte Arm ist seitlich abgewinkelt, die Fingerspitzen der rechten Hand berühren den Orientierungspunkt rechter Oberarmkopf.

● *Instruktion durch den Therapeuten*
„Taste mit der linken Hand den Orientierungspunkt rechte Schulterhöhe. Dieser soll nach vorn unten bewegt werden, während sich der Arm leicht nach hinten dreht (Abb. 2.167a). Anschließend bewegt sich der Schulterpunkt nach hinten und geringfügig nach oben, während du den Arm nach vorn drehst (Abb. 2.167b). Du beginnst die Bewegung immer mit dem Orientierungspunkt Schulterhöhe und drehst dann den Arm geringfügig in die Gegenrichtung.“

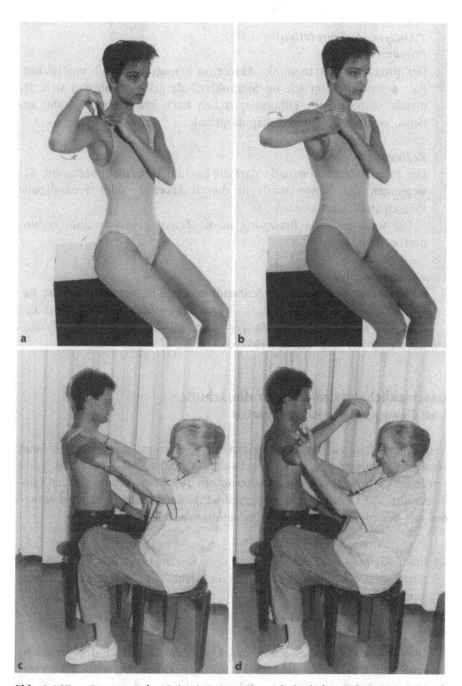

Abb. 2.167. a Bewegung des Orientierungspunkts Schulterhöhe nach vorn unten und Drehung des Arms nach außen, **b** Bewegung des Orientierungspunkts Schulterhöhe nach hinten oben und Drehung des Arms nach innen, **c, d** Therapeutin unterstützt die Gegenbewegung von Zangenmaul und Arm (Schnorrenberger 1994)

- *Analyse (Außenrotation)*

Primärbewegung

Der proximale Distanzpunkt Akromion bewegt sich nach ventral/kaudal, ◆ventralrotatorisch im Sternoklavikulargelenk, während sich der distale Distanzpunkt Ellbogenspitzchen nach kaudal/unten dreht, außenrotatorisch im Humeroskapulargelenk.

Bedingungen

Der proximale Distanzpunkt darf die Sagittalebene nicht verlassen. Bewegungen des Zangenmauls in der Transversal- oder Frontalebene müssen stabilisiert werden.

Die weiterlaufende Bewegung in die Brustwirbelsäule muß verhindert werden.

- *Hinweise*

⇒ Die Bewegungen des Zangenmauls und des Humerus werden zu Beginn vom Therapeuten geführt. Später unterstützt der Therapeut nur noch die Bewegungen des Zangenmauls, bis sie der Übende selbständig ausführen kann (Abb. 2.167 c, d).

Geschicklichkeitstraining für die Schulter- und Ellbogengelenksmuskulatur

Von den vielfältigen Bewegungen zwischen Unterarm und Oberarm beim Musizieren müssen vor allem die Drehbewegungen des Unterarms geübt werden. Der Unterarm kann annähernd um 180 Grad gedreht werden (siehe Abschn. 2.2.1), wenn er angewinkelt ist. Je nach Instrument wird entweder die ◆Supination oder die ◆Pronation verstärkt benötigt.

Beim Geigenspiel befindet sich der Spielarm vermehrt in ◆Supination und Beugung, der Bogenarm vermehrt in ◆Pronation Streckung.

Die pronatorische Bewegung des Unterarms während des Abstrichs muß vom Oberarm außenrotatorisch begrenzt werden, weil eine weiterlaufende Innenrotation eine ◆Ventralduktion der Schulter zur Folge hätte. Diese Ausweichbewegung stört das Führen des Bogens.

Die folgenden Übungen haben zum Ziel, die Drehbewegung des Unterarms gegen den Oberarm zu verbessern und die Aktivitäten der ◆Feinmuskulatur von Schulter und Ellbogen zu koordinieren. Anschließend wird die Drehung des Unterarms in Kombination mit Beugung und Streckung im Ellbogen geübt.

Übung 46

● *Lernziel*
Den Oberarm und den Unterarm gegeneinander drehen.

Ausgangsstellung
Sitz. Becken, Brustkorb und Kopf sind in die ◆Körperlängsachse eingeordnet. Die Handflächen ruhen auf den Oberschenkeln, die Ellbogen bleiben leicht gebeugt.

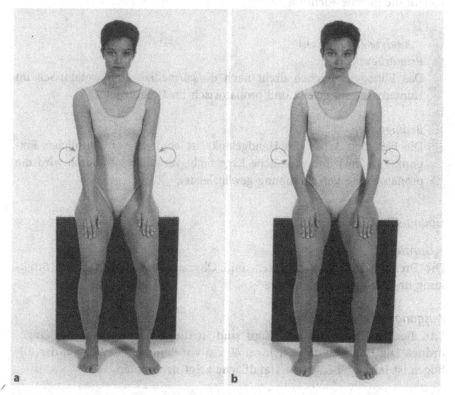

Abb. 2.168 a,b. Drehung des Ellbogenspitzchens **a** nach hinten (Außenrotation/Pronation), **b** zur Seite (Innenrotation/Supination)

- *Instruktion durch den Therapeuten*

„Übe mit den Handflächen einen leichten Druck auf die Oberschenkel aus. Die Ellbogenspitzchen drehen nach hinten gegen den Bauch, der Druck unter den Händen darf sich dabei nicht verändern. Der Ellbogen hat sich dabei leicht gestreckt. Nun drehen sich die Ellbogenspitzchen zur Seite, der Arm knickt wieder etwas ein. Der Druck unter den Händen darf sich dabei nicht verändern" (Abb. 2.168 a, b).

- *Hinweise für den Patienten*

⇒ Der von den Händen ausgeübte Druck erleichtert das Fixieren der Hand. Die Hand kann auch auf dem Tisch oder an der Wand abgestützt werden.

- *Variante*

Als Steigerung stellt man sich den Kontakt zur Umwelt vor, die Hand befindet sich in der Luft. Sobald sich das Ellbogenspitzchen nach hinten dreht, wird der Arm etwas länger, die Handfläche zeigt dabei jedoch immer in die gleiche Richtung.

FÜR DEN THERAPEUTEN

- *Analyse (Pronation)*

Primärbewegung

Das Ellbogenspitzchen dreht nach dorsal/medial, außenrotatorisch im Humeroskapulargelenk und pronatorisch im Unterarm.

Bedingungen

Die Flex-/Ext-Achse des Handgelenks ist ein relativer räumlicher Fixpunkt, sie darf ihre räumliche Lage nicht verändern. Dadurch wird die pronatorische Verschraubung gewährleistet.

Übung 47

- *Lernziel*

Die Drehbewegungen von Unter- und Oberarm mit Beugung und Streckung im Ellbogen kombinieren.

Ausgangsstellung

Sitz. Becken, Brustkorb und Kopf sind in die ◆Körperlängsachse eingeordnet. Die Hand befindet sich ca. 40 cm vor dem Schultergelenk, der Ellbogen ist leicht gebeugt, die Handfläche zeigt nach unten.

- *Instruktion durch den Therapeuten*

„Taste mit der linken Hand den Orientierungspunkt rechte Schulterhöhe. Dieser bleibt während der folgenden Bewegungen in Ruhe. Die Hand bewegt sich nach vorn, dabei dreht sich auch die Handfläche nach vorn. Die Fingerspitzen sind nach oben gerichtet. Das Ellbogenspitzchen dreht sich nach unten. Der Arm wird länger (Abb. 2.169 b). Dann dreht das Ellbogenspitzchen zur Seite und verschiebt sich seitwärts nach hinten, während sich die Handfläche gegen die Schulter dreht und sich dieser annähert. Der Arm verkürzt sich (Abb. 2.169 a)."

- *Hinweise für den Patienten*

⇒ Die Hand bewegt sich geradlinig nach vorn/hinten und bleibt immer im gleichen Abstand zum Boden.

- *Variante*

Der Arm befindet sich in ◆Nullstellung. Während sich der Ellbogen seitlich nach oben bewegt, dreht sich die Handfläche in Richtung Achselhöhle und nähert sich der Schulter an. Anschließend dreht sich die Handfläche in Richtung Boden, und während sich die Hand Richtung Boden bewegt, dreht sich das Ellbogenspitzchen nach hinten.

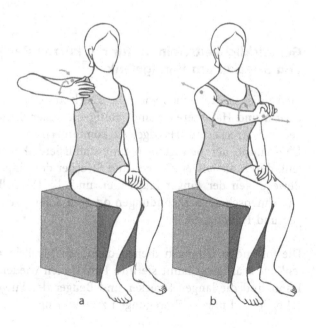

Abb. 2.169 a, b
Drehung des Unter- und Oberarms **a** kombiniert mit Beugung im Ellbogen, **b** kombiniert mit Streckung im Ellbogen (Klein-Vogelbach 1990)

• *Analyse (Extension/Pronation)*
Primärbewegung
Der kritische Distanzpunkt Processus styloideus bewegt sich gradlinig nach vorn, extensorisch durch Drehpunktverschiebung im Ellbogengelenk. Nach distal weiterlaufend bewegt sich der Unterarm pronatorisch und radialadduktorisch im Handgelenk vom proximalen Hebel her. Nach proximal weiterlaufend hat sich der Arm als distaler Hebel transversalflexorisch und außenrotatorisch im Humeroskapulargelenk bewegt.

Bedingungen
Das Akromion ist ein räumlicher Fixpunkt. Dies bedingt eine dorsalduktorische Stabilisation des Zangenmauls auf dem Brustkorb.
Der Abstand Handgelenk – Boden darf sich nicht verändern. Dies bedingt eine feine flexorische/extensorische Anpassung der Bewegung in Humeroskapulargelenk und Ellbogen.

• *Hinweise*
⇒ Extensorische Endstellung: Der Therapeut gibt mit einer Hand einen extensorischen Widerstand an der Hand in die Längsachse des Arms und gleichzeitig einen Widerstand für die ◆Dorsalduktion an der Skapula.
⇒ Flexorische Endstellung: Der Therapeut gibt am Unterarm einen flexorischen Widerstand und ventral am Zangenmaul einen Widerstand für die ◆Ventralduktion.

Geschicklichkeitstraining für die kurzen Beuger und Strecker am Handgelenk

Medizinische Problemen wie z. B. Überlastungsschmerzen in Ellbogen, Unterarm und Handbereich sind häufig mit einer Schwäche der kurzen Beuger und Strecker am Handgelenk kombiniert. Der Grund dafür liegt in der Übernahme der bewegenden und stabilisierenden Aufgaben am Handgelenk durch die langen Beuger und Strecker der Finger. Dadurch werden die Bewegungen der Finger langsamer, und die Doppelbelastung führt häufig zu Sehnenscheidenentzündungen oder zu Schmerzen im Bereich von Ellbogen und Handgelenk.

Die folgenden Übungen dienen dazu, die Muskeln rund um das Handgelenk zu kräftigen, damit sie ihre Funktionen wieder wahrnehmen können. Dann sind die langen Strecker und Beuger der Finger wieder in der Lage, schnelle und präzise Bewegungen zu vollbringen.

Man unterscheidet zwischen Beugern und Streckern am Handgelenk. Arbeiten jeweils Beuger und Strecker derselben Seite (Daumen- oder Kleinfingerseite) gleichzeitig, so entsteht eine seitliche Bewegung der Hand gegen den Unterarm.

Die Muskulatur kann durch Widerstände an der Hand aktiviert werden. In den folgenden Übungen wird gezeigt, wie der Übende die Muskeln durch Widerstand an der Hand einzeln oder zusammen aktivieren kann. Wichtig ist, daß Unterarm und Hand bei jedem Arbeitsgang so gehalten werden, wie jeweils im Abschnitt „Ausgangsstellung" beschrieben. Dann kann der Widerstand wie gezeigt gesetzt werden. Die Pfeile in den Abbildungen zeigen, in welche Richtung die Hand bewegt werden soll. Die Intensität des Widerstandes soll so hoch sein, daß eine gleichmäßige Bewegung möglich ist.

Zur Aktivierung der Handgelenksmuskulatur sind folgende Arbeitsgänge sinnvoll:
- M. extensor carpi ulnaris,
- M. extensor carpi radialis,
- M. palmaris longus,
- M. flexor carpi radialis,
- M. flexor carpi ulnaris,
- M. flexor und M. extensor carpi radialis,
- M. flexor und M. extensor carpi ulnaris.

Übung 48

• Lernziel
Durch gezielte Widerstände die fünf kurzen Handgelenksmuskeln aktivieren und kräftigen.

Ausgangsstellung
Sitz an einem Tisch. Becken, Brustkorb und Kopf sind in die Körperlängsachse eingeordnet, Unterarm und Hand ruhen auf dem Tisch.

• Instruktion durch den Therapeuten
„Taste die beiden knöchernen Orientierungspunkte am Handgelenk auf der Daumen- und Kleinfingerseite. Stell dir eine Verbindungslinie dieser beiden Punkte vor. Wir nennen sie ◆Spießchen (Abb. 2.170a). Das Spießchen mußt du jedesmal, wenn du einen der Handgelenksmuskeln aktivieren willst, richtig einstellen. Um alle möglichen Bewegungen auszuführen, unterteilen wir die Übung in 7 Arbeitsgänge:

1. Arbeitsgang:
Zur Aktivierung des Streckers auf der Kleinfingerseite gibst du einen Widerstand in der Nähe des 5. Knöchels, während du die Hand nach vorn/oben ziehst (Abb. 2.170 b).

2. Arbeitsgang:
Zur Aktivierung des Streckers auf der Daumenseite drehst du die Handfläche etwas gegen den Bauch, das ◆ Spießchen durch dein Handgelenk steht schräg, d. h. ungefähr in einem Winkel von 45 Grad zur Horizontalen. Mit der linken Hand gibst du nun Widerstand in der Nähe des Knöchels des 2. Fingers, während du die Hand nach oben bewegst (Abb. 2.170 c).

3. Arbeitsgang:
Zur Aktivierung der Beuger drehst du die Handfläche gegen die Decke, das ◆ Spießchen sollte nach Möglichkeit wieder horizontal stehen (Abb. 2.170 d). Zur Aktivierung des mittleren Beugers gibst du im Bereich des Grundgelenks des 3. Fingers einen leichten Widerstand, während du die Hand nach oben anwinkelst (Abb. 2.170 e). Du siehst dabei über dem Handgelenk eine Sehne, die sehr stark hervorspringt.

4. Arbeitsgang:
Zur Aktivierung des Beugers auf der Kleinfingerseite gibst du im Bereich des Grundgelenks des kleinen Fingers einen Widerstand und bewegst die Hand etwas nach oben und in Richtung Bauch (Abb. 2.170 f).

5. Arbeitsgang:
Zur Aktivierung des Beugers auf der Daumenseite drehst du die Handfläche leicht gegen den Bauch, das ◆ „Spießchen" steht schräg, ungefähr in einem Winkel von 45 Grad zur Horizontalen. Während du nun die Hand zur Decke bewegst, gibst du einen leichten Widerstand im Bereich des Grundgelenks des Zeigefingers (Abb. 2.170 g). Achte darauf, daß du die ganze Hand hebst und nicht nur den Daumen.

6. Arbeitsgang:
Zur gleichzeitigen Aktivierung von Beuger und Strecker auf der Daumenseite legst du die Handfläche wieder auf den Tisch (Abb. 2.170 h). Nun gibst du seitlich vom Grundgelenk des Zeigefingers einen Widerstand und ziehst die Hand gegen dich (Abb. 2.170 i).

7. Arbeitsgang:
Zum Schluß gibst du einen Widerstand seitlich im Bereich des Grundgelenks des kleinen Fingers, und die Hand zieht von dir weg (Abb. 2.170 k)."

● *Hinweise für den Patienten*
⇒ Während der Aktivierung der Strecker sind die Finger leicht gebeugt und bleiben möglichst entspannt (1. und 2. Arbeitsgang).
⇒ Während der Aktivierung der Beuger bleiben die Finger entspannt (3. bis 5. Arbeitsgang).

⇒ Der mittlere Beuger des Handgelenks kann fehlen oder nicht sichtbar sein.
⇒ Der Unterarm darf sich nicht mitbewegen.

● *Variante*
Sobald der Übende die Aktivierung der kurzen Handgelenksmuskeln in den beschriebenen Ausgangsstellungen beherrscht, kann er die Übungen in beliebigen Ausgangsstellungen des Unterarms durchführen. Wichtig ist, daß der Unterarm bei den Bewegungen der Hand nie mitbewegt wird und die Finger entspannt bleiben.

FÜR DEN THERAPEUTEN

● *Analyse*
Da es verständlicher ist, wenn für die Richtung der Bewegung auch die räumliche Komponente angegeben wird, beziehen sich in der folgenden Analyse alle Angaben auf die oben genannten Ausgangsstellungen.

Primärbewegung
1. *Arbeitsgang:* Der kritische Distanzpunkt der Primärbewegung, das 5. Fingergrundgelenk, bewegt sich nach vorn und weg vom Körper, dorsalextensorisch, ulnarabduktorisch im Handgelenk.
2. *Arbeitsgang:* Der kritische Distanzpunkt der Primärbewegung, das 2. Fingergrundgelenk, bewegt sich nach oben, dorsalextensorisch, radialabduktorisch im Handgelenk.
3. *Arbeitsgang:* Der kritische Distanzpunkt der Primärbewegung, das 3. Fingergrundgelenk, bewegt sich nach oben, volarflexorisch im Handgelenk.
4. *Arbeitsgang:* Der kritische Distanzpunkt der Primärbewegung, das 5. Fingergrundgelenk, bewegt sich nach oben und etwas in Richtung Bauch, flexorisch, ulnarabduktorisch im Handgelenk.
5. *Arbeitsgang:* Der kritische Distanzpunkt der Primärbewegung, das 2. Fingergrundgelenk, bewegt sich nach oben, flexorisch, radialabduktorisch im Handgelenk.
6. *Arbeitsgang:* Der kritische Distanzpunkt der Primärbewegung, das 2. Fingergrundgelenk, bewegt sich gegen den Bauch, radialabduktorisch im Handgelenk.
7. *Arbeitsgang:* Der kritische Distanzpunkt der Primärbewegung, das 5. Fingergrundgelenk, bewegt sich weg vom Bauch, ulnarabduktorisch im Handgelenk.

Bedingungen
Der Kontakt zwischen Unterarm und Unterlage darf sich während der einzelnen Bewegungsabläufe nicht verändern. Weiterlaufende Bewegungen im Ellbogen- oder Schultergelenk müssen verhindert werden.

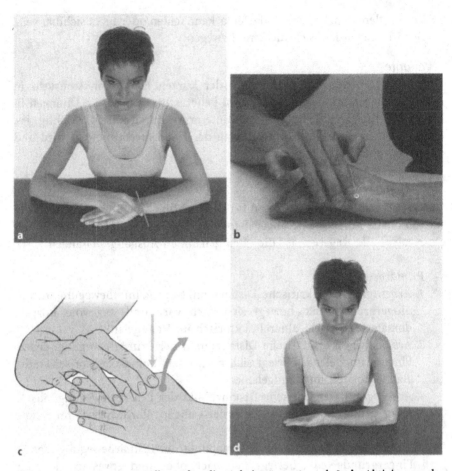

Abb. 2.170. a Ausgangsstellung für die Arbeitsgänge 1 und 2, **b** Aktivierung des Streckers auf der Kleinfingerseite, **c** Aktivierung des Streckers auf der Daumenseite, **d** Ausgangsstellung für die Arbeitsgänge 3, 4 und 5, **e** Aktivierung des mittleren Beugers, **f** Aktivierung des Beugers auf der Kleinfingerseite, **g** Aktivierung des Beugers auf der Daumenseite, **h** Ausgangsstellung für die Arbeitsgänge 6 und 7, **i** Aktivierung des Beugers und Streckers auf der Daumenseite, **k** Aktivierung des Beugers und Streckers auf der Kleinfingerseite

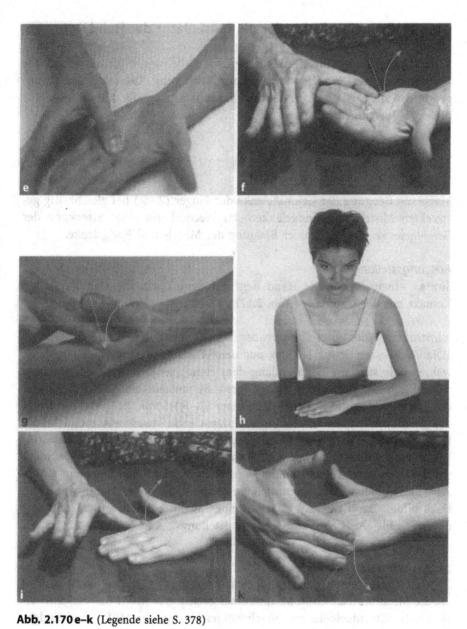

Abb. 2.170 e–k (Legende siehe S. 378)

Geschicklichkeitstraining für die Muskulatur der Hand

Viele Musiker haben ihr eigenes Repertoire an Übungen für die Finger zur Verbesserung der Koordination und zur Kräftigung. Die folgenden Übungen bilden die Basis für das Geschicklichkeitstraining der Handmuskulatur für jeden Instrumentalisten.

Übung 49

● *Lernziel*
Maximale Beugung der Grundgelenke der Finger (2.–5.) bei gleichzeitig gestreckten Mittel- und Endgelenken, im Wechsel mit einer Streckung der Grundgelenke und maximaler Beugung der Mittel- und Endgelenke.

Ausgangsstellung
Sitz an einem Tisch. Die Hand liegt auf dem Tisch, die Handfläche hat Kontakt mit der Unterlage (Abb. 2.171 a).

● *Instruktion durch den Therapeuten*
„Die Hand wird etwas leichter auf dem Tisch. Die Finger bleiben lang, während sie sich am Tisch entlang dem Handgelenk nähern. Der Daumen nähert sich der Spitze des Zeigefingers. Es entsteht ein Dach, die Spitze des Dachs bilden die Knöchel der Finger (2.–5.) (Abb. 2.171 b). Nun flacht das Dach wieder ab, der Daumen entfernt sich soweit wie möglich, der Handteller öffnet sich. Gleichzeitig beginnst du, die Fingerspitzen einzurollen, bis sie die Grundgelenke berühren. Vergiß nicht, auch die Daumenspitze einzurollen. Diese Stellung wird auch ‚Krokodilhand‘ genannt (Abb. 2.171 c). Du hältst die Spannung einen Moment, bevor die Hand wieder ein Dach bildet. Dann wechselst du von einer Stellung in die andere und verharrst jeweils einen Moment in der Endstellung."

● *Analyse*
Durch die Flexion der Grundgelenke mit extendierten Fingern werden die M. lumbricales und M. interossei gezielt gekräftigt. Bei der Extension der Grundgelenke mit gleichzeitiger Flexion der Mittel- und Endgelenke wird vor allem der M. flexor digitorum profundus im Zusammenspiel mit dem M. extensor digitorum geübt. Gleichzeitig werden die Grund-, Mittel- und Endgelenke endgradig bewegt.

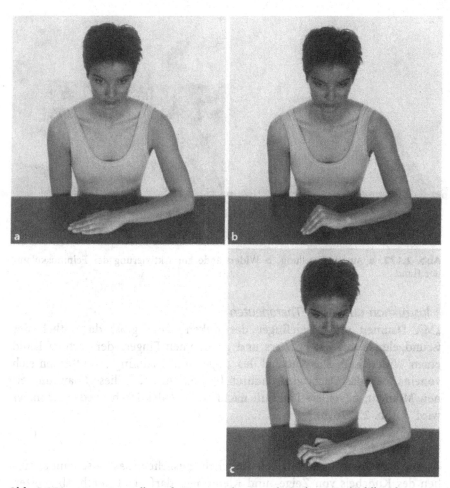

Abb. 2.171. a Ausgangsstellung, **b** Beugung der Grundgelenke, **c** Krokodilhand

Übung 50

• *Lernziel*
Die Feinmuskulatur der Hand zur maximalen Öffnung des Handtellers aktivieren.

Ausgangsstellung
Sitz an einem Tisch. Die rechte Hand liegt auf dem Tisch und bildet ein Dach (siehe Abb. 2.171 b).

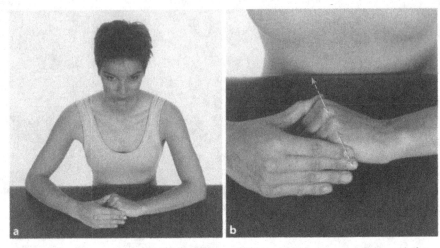

Abb. 2.172. a Ausgangsstellung, **b** Widerstände zur Aktivierung der Feinmuskulatur der Hand

● *Instruktion durch den Therapeuten*
„Mit Daumen und Zeigefinger der linken Hand gibst du seitlich der Grundgelenke des Zeigefingers und des kleinen Fingers der rechten Hand einen Widerstand. Die Knöchel des Zeige- und Kleinfingers entfernen sich voneinander, das Dach wird dadurch breiter. Du hältst diese Spannung einen Moment, bevor sie langsam nachläßt und das Dach wieder schmäler wird" (Abb. 2.172 a, b).

● *Hinweise für den Patienten*
⇒ Die Bewegung muß von den Knöcheln ausgehen, das Auseinanderstreben des Knöchels von Zeige- und Kleinfinger darf nicht durch Abspreizen eingeleitet werden.

● *Variante*
Die Widerstände können auf jeden Knöchel ausgeübt werden. Der Zeigefinger kann vom Mittelfinger, der Ringfinger vom Mittelfinger, der Kleinfinger vom Ringfinger entfernt werden. Punktum fixum bleibt der Knöchel des Mittelfingers.

• *Analyse*

Durch die Widerstände seitlich an den Grundgelenken werden die M. interossei selektiv aktiviert. Die Grundgelenke des 4. und 5. Fingers bewegen sich nach ulnar, während sich das Grundgelenk des 2. Fingers nach radial bewegt, abduktorisch in den Karpometakarpalgelenken.

• *Hinweise*

⇒ Die Finger müssen in den Grundgelenken maximal flektiert bleiben, damit die Abduktion nicht mit Hilfe der Extensoren ausgeführt wird.

Übung 51

• *Lernziel*

Die Mittel- und Endgelenke ◆dynamisch stabilisieren.

• *Ausgangsstellung*

Sitz an einem Tisch. Die rechte Hand bildet auf dem Tisch ein Dach. Die Finger sind in den Mittel- und Endgelenken gestreckt (aber nicht überstreckt) und in den Grundgelenken maximal gebeugt.

• *Instruktion durch den Therapeuten*

„Du hebst den Unterarm an, bis die Fingerspitzen ungefähr 20 cm vom Tisch entfernt sind. Hand und Finger dürfen sich dabei nicht bewegen. Nun läßt du den Unterarm fallen und landest auf der Fingerkuppe des 3. Fingers, ohne daß dieser einknickt. Der Unterarm bewegt sich sofort wieder nach oben, und du beginnst, in raschem Tempo auf den Tisch zu klopfen. Du landest alternierend auf dem 2., 3., 4. oder 5. Finger, die Reihenfolge ist beliebig. Wichtig ist, daß die Finger nie einknicken."

• *Variante*

Statt mit den Fingern auf den Tisch zu klopfen, kann auch gegen die Handfläche der anderen Hand geklopft werden.

• *Analyse für den Therapeuten*

Durch die Stauchung in die Längsachse des Fingers müssen die Mittel- und Endgelenke flexorisch/extensorisch und die Grundgelenke flexorisch stabilisiert werden.

Übung 52

● *Lernziel*

Durch verschiedene Varianten von Klatschen die Geschicklichkeit der Handmuskulatur verbessern. Die folgenden Varianten werden geübt:

● Klatschen „à l'air comprimé",
● Klatschen mit den Fingerspitzen,
● Klatschen mit den Handtellern.

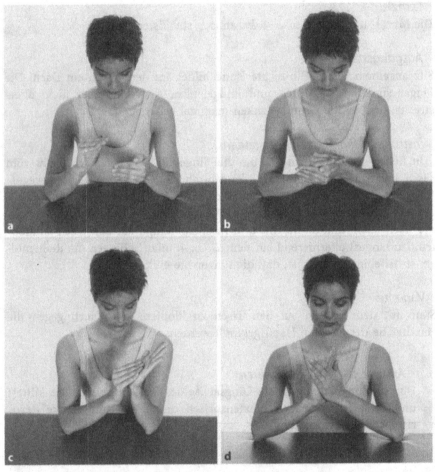

Abb. 2.173. a, b Klatschen „à l'air comprimé", **c** Klatschen mit gebeugten Fingergrundgelenken, **d** Klatschen mit maximal geöffnetem Handteller

• *Ausgangsstellung*

Sitz. Die Ellbogen sind auf dem Tisch abgestützt, die Handflächen berühren sich.

• *Instruktion durch den Therapeuten*

„Du beginnst mit dem *Klatschen ‚à l'air comprimé'*: Dazu formst du mit beiden Händen ein Dach und klatschst in die Hände, ohne daß das Dach abflacht (Abb. 2.173 a, b). Durch die komprimierte Luft entsteht ein dumpfes Klatschen, im Französischen ‚à l'air comprimé' genannt. Eine weitere Variante ist das *Klatschen mit den Fingerspitzen:* Die linke Hand ist im Handgelenk leicht abgewinkelt, die Finger sind offen. Du beginnst nun mit den Finger der rechten Hand gegen die linke zu klatschen, indem du die Finger in den Grundgelenken anwinkelst, ohne sie in den Mittel- und Endgelenken zu beugen (Abb. 2.173 c). Die dritte Variante ist das *Klatschen mit dem Handteller:* Öffne die Hände so weit wie möglich, die Daumen sind weit abgespreitzt. Nun klatschen die Handflächen gegeneinander. So kannst du am lautesten klatschen (Abb. 2.173 d)."

FÜR DEN THERAPEUTEN

• *Analyse*

- Beim *Klatschen à l'air comprimé* werden die Grundgelenke flexorisch und die Mittel- und Endgelenke extensorisch dynamisch stabilisiert.
- Beim *Klatschen mit den Fingern* werden die Mittel- und Endgelenke dynamisch stabilisiert, während in den Grundgelenken flexorische/extensorische Bewegungen stattfinden.
- Beim *Klatschen mit dem Handteller* muß die Hand maximal geöffnet und die Spannweite dynamisch stabilisiert werden.

Übung 53

• *Lernziel*

Den Daumen maximal abspreizen.

• *Ausgangsstellung*

Sitz an einem Tisch. Die rechte Hand hat mit der Kleinfingerkante Kontakt mit der Unterlage. Die Finger sind lang, der Daumen ist entspannt und im Endgelenk leicht gebeugt (Abb. 2.174 a).

• *Instruktion durch den Therapeuten*

„Mit der linken Hand gibst du an der Basis des Daumens einen leichten Widerstand, während du den Daumen vom Zeigefinger entfernst. Der Daumen bleibt dabei im Endgelenk gebeugt" (Abb. 2.174 b).

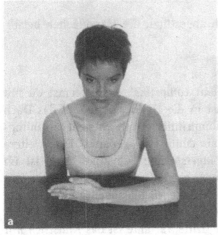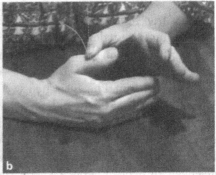

Abb. 2.174. a Ausgangsstellung, **b** Widerstände am Daumen

FÜR DEN THERAPEUTEN

● *Analyse*
Primärbewegung
Der Daumen bewegt sich extensorisch im Sattelgelenk, gleichzeitig bewegt sich der Drehpunkt Sattelgelenk volarwärts, pronatorisch im Unterarm.

Bedingungen
Das Daumenendgelenk bleibt flektiert. Dadurch gelingt eine selektive Kontraktion der M. abductor pollicis brevis et extensor pollicis brevis.

Literatur

Klein-Vogelbach S (1990) Funktionelle Bewegungslehre, 4. Aufl. Springer, Berlin Heidelberg New York Tokyo
Klein-Vogelbach S (1993) Therapeutische Übungen zur funktionellen Bewegungslehre, 3. Aufl. Springer, Berlin Heidelberg New York Tokyo

2.6.4 Haltungsschulung im Sitzen und Stehen

Viele Musiker spielen sowohl im Sitzen als auch im Stehen. Generell ist es günstig, bei längerem Sitzen oder Stehen die Haltung immer wieder zu verändern, um einer Ermüdung der Muskulatur vorzubeugen.

Kriterien für ein ökonomisches Sitzen

Die Sitzhöhe

Für die Bestimmung der Sitzhöhe ist in erster Linie die Länge der Unterschenkel relevant. Die Höhe der Sitzgelegenheit sollte mindestens der Länge der Unterschenkel entsprechen, damit der Abstand zwischen Kniegelenk und Boden geringer ist als der Abstand zwischen Hüftgelenk und Boden. Die Oberschenkel fallen leicht nach vorn ab, und die Beugung im Hüftgelenk beträgt weniger als 90 Grad. Dadurch balanciert das Becken auf den Sitzbeinknochen (Tuber ischii) und hat genügend ◆Bewegungstoleranzen in den Hüftgelenken für die Bewegungen nach vorn und hinten. Der ◆Tonus der Muskulatur von Lendenwirbelsäule und Hüftgelenken ist niedrig, um so höher ist allerdings deren ◆Bewegungsbereitschaft. Die Balance des Beckens wird nicht durch ◆bremsende Muskelaktivitäten gestört.

Es ist günstig, auf der Kante eines Stuhls oder auf einem flachen Hocker über Eck zu sitzen. So haben die Oberschenkel mehr Raum und liegen nicht auf der Unterlage auf. Anatomische Besonderheiten der Sitzbeinhökker oder Bewegungseinschränkungen in den Hüft- und Lendenwirbelsäulengelenken (◆strukturelle Sitzkyphose) können u.U. die Feineinstellung des Beckens beeinträchtigen. In diesen Fällen hilft eine nach vorn abflachende Sitzfläche, z.B. ein Sitzkeil (siehe Abschn. 2.5.2, Abb. 2.107b).

Befindet sich das Becken in einer Mittelstellung, so können Brustkorb und Kopf bei ausreichenden ◆Bewegungstoleranzen der Wirbelsäule mühelos eingeordnet werden. Becken, Brustkorb und Kopf lassen sich mit drei „Klötzchen" vergleichen, die genau übereinander stehen (Abb. 2.175a). Sobald eines der drei Klötzchen nicht mehr richtig eingeordnet ist, muß es von der Muskulatur gehalten werden, und es kommt zu fallverhindernden Muskelaktivitäten. Im Idealfall balancieren Becken und Kopf in einer Mittelstellung, und die Brustwirbelsäule ist ◆dynamisch stabilisiert (siehe Abschn. 2.1.2).

Die Sitzhaltung mit rundem Rücken (Abb. 2.175b) führt zu Überlastungen in der Lenden- und Halswirbelsäule und zu Verspannung der Nacken- und Schultergürtelmuskulatur. Der Schultergürtel liegt nicht mehr gut auf dem Brustkorb auf, und die Hände arbeiten an einem „zu langen Hebel". Das Gewicht des Instruments verstärkt die Fehlbelastung.

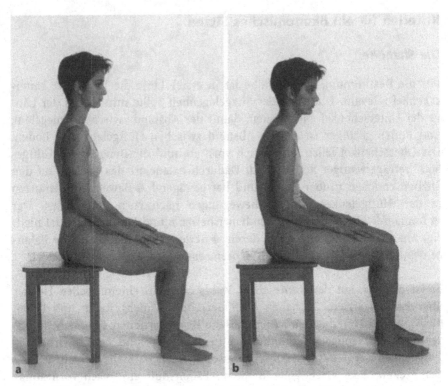

Abb. 2.175. a Korrekte Sitzhaltung, **b** Sitzhaltung mit rundem Rücken

Symmetrische und asymmetrische Haltung der Beine

Die Beine können *symmetrisch* oder *asymmetrisch* plaziert werden (Abb. 2.176 a, b). Bei der symmetrischen Haltung stehen die Füße nebeneinander, während bei der asymmetrischen Haltung der Beine ein Fuß weiter vorn steht. Der vordere Fuß steht unterhalb des Kniegelenks, die Fußsohle hat Bodenkontakt. Der hintere Fuß steht unterhalb vom Gesäß und hat nur mit dem Vorfuß Bodenkontakt. Die ◆Spurbreite ist relativ schmal. Die Fußspitzen weisen leicht nach außen.

Stehen die Beine *symmetrisch*, so kann die Vor- und Rückneigung des ◆Türmchens nur vom Rumpf her eingeleitet werden. Dabei geraten die Beine während der Vorneigung in Stützfunktion. Bei der Rückneigung des ◆Türmchens kann es zu ◆Abscherbelastungen auf die Bandscheiben und zu einer Verspannung der Rückenmuskulatur kommen, wenn sich die Beine an das Becken hängen und Bauch- und Rückenmuskulatur die Wirbelsäule nicht in der ◆Nullstellung halten können.

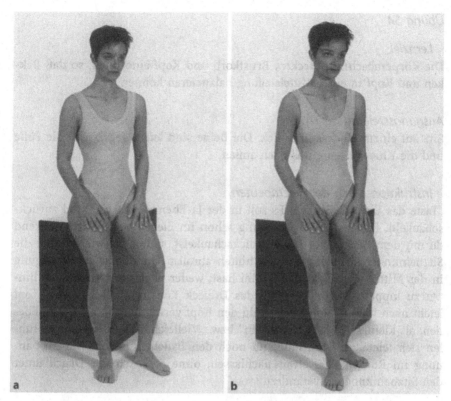

Abb. 2.176. a Symmetrische Stellung der Füße, **b** asymmetrische Stellung der Füße

Werden die Beine *asymmetrisch* plaziert, so kann die Vorneigung des ◆Türmchens durch einen leichten Druck vom hinten stehenden Fuß gegen den Boden eingeleitet werden. Die Rückneigung des Türmchens wird durch leichten Druck des vorn stehenden Fuß gegen den Boden eingeleitet.

> **Die Wahrung der Stabilität des ◆Türmchens wird einfacher, wenn es von den Füßen und nicht vom Rumpf her in Bewegung versetzt wird.**

Mit Hilfe der folgenden Übungen soll der Übende lernen, Becken, Brustkorb und Kopf in die ◆Körperlängsachse einzuordnen und sein ◆Türmchen von den Beinen her leicht nach vorn und hinten zu neigen.

Übung 54

● *Lernziel*

Die Körperabschnitte Becken, Brustkorb und Kopf einordnen, so daß Becken und Kopf in einer Mittelstellung balancieren können.

Ausgangsstellung

Sitz auf einem Hocker über Eck. Die Beine sind leicht gegrätscht, die Füße und die Knie weisen etwas nach außen.

● *Instruktion durch den Therapeuten*

„Taste das Dreieck Becken. Es soll in der Ja-Ebene leicht vor- und zurückschaukeln. Du hast diese Bewegung schon im Liegen ausgeführt. Während du mit dem Becken vor- und zurückschaukelst, spürst du, wie du über die Sitzbeinknochen nach vorn und hinten abrollst. Du stoppst die Bewegung in der Mitte, so daß du das Gefühl hast, weder nach vorn noch nach hinten zu kippen. Dann tastest du das Dreieck Kopf und schiebst den Kopf leicht nach hinten. Nun bewegst du den Kopf geringfügig in allen drei Ebenen, als kleines „Ja-Ja", „Nein-Nein" bzw. „Vielleicht". Die Bewegungen fühlen sich leicht an. Nun mußt du noch den Bauch loslassen. Die Anspannung im Rücken darf etwas nachlassen, ohne daß sich der Druck unter den Sitzbeinknochen verändert."

● *Hinweise für den Patienten*

⇒ Um das Nach-vorn- und Nach-hinten-Rollen besser spüren zu können, tastet man mit den Händen die beiden Sitzbeinknochen.

⇒ Während das Becken nach vorn und hinten schaukelt, liegt eine Hand auf dem Bauch und die andere auf dem Kreuzbein.

● *Analyse*
Primärbewegung

Das Einordnen von Becken, Brustkorb und Kopf ist in folgende Phasen unterteilt:

● *Phase 1:* Flexorische/extensorische Bewegungen des Beckens in den Hüftgelenken und in der Lendenwirbelsäule zum Einpendeln in die Mittelstellung.

● *Phase 2:* Dorsaltranslation des Kopfes und weiterlaufende Extension in die Brustwirbelsäule.

● *Phase 3:* Kleine Bewegungen mit dem Kopf in allen drei Ebenen; flexorisch/extensorisch, lateralflexorisch und rotatorisch in den oberen Kopfgelenken.

FÜR DEN THERAPEUTEN

• *Phase 4:* Loslassen des Bauchs, bis die Ruheatmung einsetzt, sichtbar an den Bewegungen der Rippen und des Oberbauchs.

Bedingungen
Der Abstand zwischen Bauchnabel und Processus xiphoideus wird in Phase 2, während der Dorsaltranslation des Kopfes, etwas länger. Während der Kopfbewegungen und dem Loslassen des Bauchs darf er sich nie verringern. Ein konstanter Abstand bedingt eine dynamische extensorische Stabilisation der Brustwirbelsäule.

• *Hinweise*
⇒ Verhindern Teilsteifigkeiten der Wirbelsäule das Einordnen der drei Körperabschnitte, muß eine individuelle Mittelstellung gesucht werden, aus der Becken, Brustkorb und Kopf mühelos in alle Richtungen bewegt werden können.
⇒ Das Zangenmaul ruht auf dem Brustkorb. Die Schultergürtelmuskulatur darf nicht für die Stabilisation der Brustwirbelsäule eingesetzt werden. Zur Kontrolle hebt der Therapeut die Schultern des Patienten leicht an und läßt sie fallen oder verschiebt das Zangenmaul in unterschiedliche Richtungen.
⇒ Gelingt dem Patienten das Loslassen des Bauchs nicht, kann der Therapeut den Brustkorb so lange halten, bis die sternokostalen Atembewegungen einsetzen.

Übung 55

• *Lernziel*
Das ◆Türmchen durch alternierenden Druck von den Füßen her nach vorn und hinten neigen.

• *Ausgangsstellung*
Sitz auf einem Hocker. Die Füße stehen asymmetrisch.

• *Instruktion durch den Therapeuten*
„Das in sich stabile Türmchen beginnt hin- und herzupendeln, indem du abwechselnd mit dem vorderen und dem hinteren Fuß Druck ausübst. Stell dir dabei vor, du möchtest den hinteren Fuß nach hinten unten in den Boden drücken. Das Türmchen neigt sich dabei etwas nach vorn. Dann übst du mit dem vorderen Fuß Druck gegen den Boden aus, und das Türmchen neigt sich sofort wieder nach hinten. Bei abwechselndem Druck rechts und links pendelt das Türmchen gemächlich nach vorn und hinten. Jetzt legst

du eine Hand auf den Bauch und die andere Hand auf den Rücken, oberhalb des Beckens. Du spürst, daß die Bauchmuskeln jedesmal reagieren, wenn sich das Türmchen nach hinten neigt, und daß die Rückenmuskeln reagieren, wenn sich das Türmchen nach vorn neigt. Dazwischen gibt es einen Moment, zu dem alle Muskeln weich sind: nämlich dann, wenn dein Türmchen vertikal steht. Du kannst auch am Hals vorn und hinten die Muskeln tasten und spürst, wie sie im Wechsel arbeiten: während der Rückneigung die vorderen, während der Vorneigung die hinteren Halsmuskeln."

● *Varianten*
Während der Vor- und Rückneigung beliebige Bewegungen mit den Armen ausführen oder auf dem Instrument spielen.

● *Hinweise für den Patienten*
⇒ Es spielt keine Rolle, welches Bein vorn und welches hinten plaziert wird. Die Beinhaltung darf die Bewegungen der Arme während des Spielens nicht behindern.

● *Analyse (Vorneigung des Türmchens)*
Primärbewegung
Der kritische Distanzpunkt der Primärbewegung, der rechte Vorfuß, erhöht den Druck an der Kontaktstelle mit dem Boden. Dabei neigt sich das Türmchen flexorisch in den Hüftgelenken nach vorn.

Bedingungen
Der Abstand zwischen Symphyse und Bauchnabel bzw. zwischen Bauchnabel und Processus xiyphoideus bleibt gleich. Flexorische/extensorische Bewegungen in der Lenden- und Brustwirbelsäule müssen stabilisiert werden.
Die Kontaktstellen Fuß – Boden sind absolute räumliche Fixpunkte. Das Bewegungsausmaß der Primärbewegung wird dadurch begrenzt.

Bewegungsverhalten im Stand

Im Stand können die Füße entweder symmetrisch oder asymmetrisch gestellt werden.

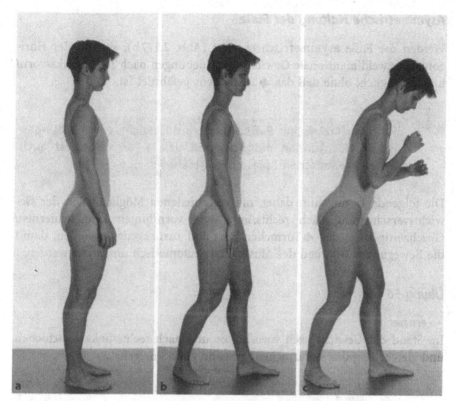

Abb. 2.177. a Stand mit symmetrischer Stellung der Füße, **b** Stand mit asymmetrischer Stellung der Füße, **c** Vorneigung des Türmchens bei asymmetrischer Stellung der Füße

Symmetrische Haltung der Füße

Die symmetrische Haltung der Füße (Abb. 2.177 a) erlaubt in erster Linie eine ausgiebige Gewichtsverschiebung von rechts nach links. Vor-/Rückneigungen des ◆Türmchens sind nur in kleinem Ausmaß möglich, ohne daß dabei das Gleichgewicht gefährdet wird. Die Kniegelenke sollten deblokkiert sein und während der Bewegungen mit dem ◆Türmchen kleine Bewegungen zulassen.

Häufig werden die Kniegelenke während des Spielens überstreckt und steif gehalten. In der Folge kommt es zum Verlust der Beckenbalance (◆potentielle Beweglichkeit), und eine optimale Haltung des ◆Türmchens ist nicht mehr gewährleistet. Fehlbelastungen der Wirbelsäule sind die Konsequenz.

Asymmetrische Haltung der Füße

Werden die Füße asymmetrisch plaziert (Abb. 2.177b), sind in der Horizontalen zweidimensionale Gewichtsverschiebungen nach rechts/links/vorn/ hinten möglich, ohne daß das ◆Türmchens gefährdet ist.

 Bei asymmetrischer Fußhaltung sind Gewichtsverschiebungen in alle Richtungen möglich, und das ◆Türmchens ist auch beim dynamischen Spiel nicht gefährdet.

Die folgende Übung hilft dabei, die verschiedenen Möglichkeiten der Gewichtsverschiebung nach rechts/links und vorn/hinten kennenzulernen. Gleichzeitig kann das ◆Türmchen vor- und zurückgeneigt werden, damit die Bewegungen während des Musizierens automatisch umgesetzt werden.

Übung 56

● *Lernziel*
Im Stand das Gewicht nach vorn/hinten und nach rechts/links verschieben und gleichzeitig das ◆Türmchen vor- und zurückneigen.

● *Ausgangsstellung*
Stand. Die Füße stehen asymmetrisch.

● *Instruktion durch den Therapeuten*
„Der Druck unter den Füßen ist gleichmäßig verteilt. Du knickst ganz wenig in den Knien ein. Die Knie bleiben während der ganzen Bewegung immer leicht gebeugt. Durch leichten Druck des hinteren Fußes auf den Boden verschiebst du das Türmchen nach vorn, bis das Gewicht auf dem vorderen Bein ruht und das hintere Bein nur noch entspannt auf dem Boden steht. Dann drückst du dich vom vorderen Bein etwas nach hinten ab, bis das Gewicht auf das hintere Bein verlagert ist. Jetzt ruht das vordere Bein auf dem Boden. Du wechselst vom einen Bein auf das andere, das Türmchen verschiebt sich dabei nicht nur nach vorn und hinten, sondern auch etwas seitwärts. Sobald dein Gewicht wieder auf dem vorderen Bein ruht, neigst du das Türmchen etwas nach vorn, gleichzeitig knickt das Knie etwas ein. Dann versuchst du das Türmchen nach vorn zu neigen, wenn du auf dem hinteren Bein stehst. Wichtig ist, daß das Türmchen immer erhalten bleibt."

• *Varianten*

Während des Belastungswechsels und der Vor- und Rückneigung beliebige Bewegungen mit den Armen ausführen oder auf dem Instrument spielen (Abb. 2.177 c).

• *Analyse für den Therapeuten*

Primärbewegung

Gewichtsverschiebung: Der Belastungswechsel von rechts auf links wird durch einen leichten Druck mit dem hinteren Fuß eingeleitet, ohne daß der Fuß den Kontakt zum Boden verliert.

Vorneigung des Türmchens: Das Türmchen neigt sich flexorisch in den Hüftgelenken nach vorn.

Bedingungen

Das Türmchen bleibt erhalten, flexorische/extensorische Bewegungen der Wirbelsäule müssen stabilisiert werden.

Die Knie bewegen sich in einer auf die funktionellen Fußlängsachsen projizierten Ebene. Valgisches oder varisches Einknicken muß stabilisiert werden.

Glossar zur Physiotherapie: Wichtige Begriffe der Funktionellen Bewegungslehre

Irene Spirgi-Gantert

In diesem Kapitel werden wichtige Begriffe der Funktionellen Bewegungslehre erläutert. In den Physiotherapie-Abschnitten im Buch sind sie mit dem Rautensymbol (◆) gekennzeichnet.

Abduktionssyndrom der Schultergelenke: Die Arme hängen nicht entspannt neben dem Körper, sondern sind vom Körper abgespreizt. In der Folge verspannt sich die Schultergürtel-/Nackenmuskulatur.

Abscherbelastungen: Scherkräfte auf die Bandscheibengelenke.

Abstützvorrichtung: eine Wand oder ein Möbelstück, das dem Körper zum Abstützen dient.

Atemmittellage: Zustand der Atmung am Ende einer normalen Ausatmung.

Ausgleichende Gewichte: körpereigene Gewichte, z. B. Extremitäten, die zur Wahrung des Gleichgewichts eingesetzt werden können.

Ausweichmechanismus: unerwünschte Bewegungen, Kompensationsmechanismen.

Balancieren von Becken und Kopf: Sind im aufrechten Stand Becken, Brustkorb und Kopf übereinander zentriert, befindet sich das Becken auf den Hüftköpfen und der Kopf auf der Halswirbelsäule im Gleichgewicht.

Bewegungsbereitschaft: Die Bewegungsbereitschaft eines Körperabschnitts hängt von der Spannung der Muskulatur und der Stellung der Gelenke ab. Wenn die Spannung der Muskulatur rund um das Gelenk ausgeglichen ist und Bewegungen in alle Richtungen möglich sind, so ist die Bewegungsbereitschaft hoch.

Bewegungsreaktionen: automatisch einsetzende Bewegungen bei einer Gefährdung des Gleichgewichts.

Bremsaktivitäten der Muskulatur: Die Muskulatur hindert Körperteile am Fallen.

Dorsalduktion (Retraktion): Die Schulterblätter werden an die Wirbelsäule angenähert.

Dorsalrotation: Drehung der Klavikula um die eigene Längsachse nach hinten.

Dysbalancen: Die Spannung der Muskulatur rund um ein Gelenk ist nicht ausgeglichen.

Dynamisch stabilisieren: Die muskuläre Fixierung eines Gelenks geschieht über verschiedene Muskeln, deren Spannungsintensität ständig wechselt, um sich den gegebenen Voraussetzungen optimal anzupassen.

Einatmungsvolumen: Menge an Luft, die eingeatmet wird.

Epigastrischer Winkel: der Winkel, der durch die unteren Rippen rechts/ links gebildet wird.

Fallverhindernde Muskelaktivitäten: siehe *Bremsaktivitäten.*

Fehlatmung (funktionell): ungenügende Erweiterung des Brustkorbraums. Der Brustkorb wird mit Hilfe der Schultergürtel-/Nacken-/Halsmuskulatur während der Einatmung angehoben und während der Ausatmung gesenkt, ohne daß sein Volumen zu- oder abnimmt.

Feinbewegungen: kleinste Bewegungen in einem Gelenk mit minimalem Kraftaufwand.

Feinmuskulatur: tiefliegende Muskulatur um ein Gelenk, die die Zentrierung der Gelenkpartner gewährleistet.

Funktioneller Status: Befundaufnahme von Haltung und aktiver Bewegung.

Gegenbewegungen: Bewegungsimpulse, die in bezug auf die primäre Bewegung in die entgegengesetzte Richtung gehen.

Gegensinnig: Die Distanzpunkte der an einer Bewegung beteiligten Gelenke bewegen sich alternierend in die entgegengesetzte Richtung.

Geschicklichkeitsmuskulatur: siehe *Feinmuskulatur.*

Grobmuskulatur: Muskulatur, die für kraftvolle Bewegungen zuständig ist.

Hängevorrichtung: Gegenstand, an dem sich der Körper anhängen kann.

Hubarm: Die Muskulatur arbeitet als Beweger, hebt oder senkt körpereigene Gewichte bei reduzierter Belastung.

Hubbelastungstraining: Der Patient lernt in verschiedenen Übungen, mit seinen körpereigenen Gewichten umzugehen; die Belastung wird zunehmend gesteigert.

Hubfrei: Die Muskulatur arbeitet als Beweger, ohne Gewichte gegen die Schwerkraft zu heben.

Hubstark/hubvoll: Die Muskulatur arbeitet als Beweger, hebt oder senkt körpereigene Gewichte.

Inspirationsstellung der Rippen: Stellung der Rippen am Ende der Einatmung.

Kaudalduktion (Depression): Der Schultergürtel wird auf dem Brustkorb fußwärts bewegt, d. h., die Schulterhöhen entfernen sich von den Ohren.

Kinesthätisch-taktiles Wahrnehmungspotential: die Möglichkeit, Bewegung und Berührung wahrzunehmen.

Konstitution: Körperbau.

Körperlängsachse: Einordnung von Becken, Brustkorb und Kopf in eine gemeinsame virtuelle Achse.

Körperabschnitt (KA): funktionelle Einheit. Die fünf KA sind Beine, Becken, Brustkorb, Arme und Kopf.

Kostovertebrale Atembewegungen: Bewegung der Rippen in den Rippenwirbelgelenken.

Kranialduktion (Elevation): Der Schultergürtel wird auf dem Brustkorb kopfwärts verschoben, die Schulterhöhen nähern sich den Ohren.

Kritischer Distanzpunkt: ein körpereigener Punkt, der die Bewegungsrichtung am eindeutigsten anzeigt.

Lumbosakrale Verankerung: Fixierung des Übergangs Wirbelsäule-Kreuzbein.

Manipulativ-didaktische Hilfen: Der Therapeut fördert durch Berührungskontakt einen geplanten Bewegungsablauf.

Nullstellung: Aufrechter Stand, die Füße stehen unter den Hüftgelenken, Becken, Brustkorb und Kopf sind in die Körperlängsachse eingeordnet, die Arme hängen neben dem Körper, die Daumen weisen nach vorn.

Ökonomische Aktivität: Bei einer beliebigen Haltung oder Bewegung ist die Intensität der geleisteten Muskelaktivität weder zu hoch noch zu niedrig.

Passive Strukturen: Kapsel-/Bandapparat.

Perzeptiv-didaktische Hilfen: Hilfen, die an die Wahrnehmung appellieren.

Potentielle Beweglichkeit: siehe *Balance von Becken und Kopf.*

Pronation: Drehung des Unterarms um seine Längsachse.

Punkte: wahrnehmbare oder sichtbare, für den Patienten gut nachvollziehbare körpereigene Punkte, die für die Instruktion oder für die Beobachtung einer Bewegung hilfreich sind.

Selbstpalpation: Der Übende tastet an sich selbst Punkte, die er bewegen soll oder die nicht bewegt werden dürfen.

Sitzkyphose: Verformung der Lendenwirbelsäule im Sinne einer Beugung.

Spießchen: virtuelle Achse durch das Handgelenk.

Spurbreite: Abstand Mitte Sprunggelenk rechts-links im Stand.

Stabilisation: muskuläre Fixierung eines Gelenks.

Statische Probleme der WS: haltungsbedingte Beschwerden im Bereich der Wirbelsäule.

Strukturelle Sitzkyphose: knöcherne Verformung der Lendenwirbelsäule im Sinne einer Beugung.

Supination: Drehung des Unterarms um seine Längsachse.

Tastsinn: Fähigkeit, etwas durch Berühren wahrzunehmen.

Tiefensensibilität: Fähigkeit, zu spüren, wo sich ein Körperteil befindet, wie weit Distanzpunkte voneinander entfernt sind, wie sich eine Distanz zwischen zwei Punkten verändert oder in welche Richtung sich die Distanzpunkte bewegen.

Tonus: Spannungszustand der Muskulatur.

Türmchen: Die eingeordneten Körperabschnitte Becken/Brustkorb und Kopf werden als Ganzes mit einem Türmchen verglichen, das sich neigen kann, ohne sich zu verformen.

Ventralduktion (Protraktion): Verschieben des Schultergürtels auf dem Brustkorb nach vorn.

Ventralrotation: Drehung der Klavikula um ihre eigene Längsachse nach vorn.

Verbal-didaktische Hilfen: Der Therapeut fördert einen Bewegungsablauf verbal.

Weiterlaufende Bewegung: Wenn ein beliebiger Punkt des Körpers durch einen Bewegungsimpuls in eine bestimmte Richtung geleitet wird und in den benachbarten Gelenken Bewegungsausschläge stattfinden, entsteht eine weiterlaufende Bewegung.

Zeiger: Zeiger sind gut sichtbare Linien oder Längsachsen von Körperabschnitten, mit deren Hilfe eine Bewegung beobachtet werden kann.

Zielsehnsucht: Der Übende muß ein Ziel vor Augen haben; dieses setzt dann die Programmierung für die nötigen Muskelaktivitäten in Gang.

Sachverzeichnis

C

D

E

L

O

P

W

X